Die innere Freiheit

EUROPÄISCHE STUDIEN ZUR IDEEN- UND WISSENSCHAFTSGESCHICHTE
EUROPEAN STUDIES IN THE HISTORY OF SCIENCE AND IDEAS

Herausgegeben von / edited by Georg Gimpl und Juha Manninen

Band 9

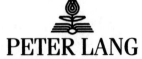

PETER LANG
Frankfurt am Main · Berlin · Bern · Bruxelles · NewYork · Oxford · Wien

Risto Nurmela

Die innere Freiheit
Das jüdische Element
bei Viktor E. Frankl

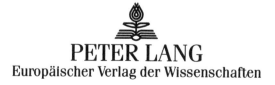

PETER LANG
Europäischer Verlag der Wissenschaften

Die Deutsche Bibliothek - CIP-Einheitsaufnahme

Nurmela, Risto:

Die innere Freiheit : das jüdische Element bei Viktor E. Frankl /
Risto Nurmela. - Frankfurt am Main ; Berlin ; Bern ; Bruxelles ;
New York ; Oxford ; Wien : Lang, 2001
(Europäische Studien zur Ideen- und
Wissenschaftsgeschichte ; Bd. 9)
ISBN 3-631-37171-3

Gedruckt auf alterungsbeständigem,
säurefreiem Papier.

ISSN 0948-7255
ISBN 3-631-37171-3
© Peter Lang GmbH
Europäischer Verlag der Wissenschaften
Frankfurt am Main 2001
Alle Rechte vorbehalten.

Das Werk einschließlich aller seiner Teile ist urheberrechtlich
geschützt. Jede Verwertung außerhalb der engen Grenzen des
Urheberrechtsgesetzes ist ohne Zustimmung des Verlages
unzulässig und strafbar. Das gilt insbesondere für
Vervielfältigungen, Übersetzungen, Mikroverfilmungen und die
Einspeicherung und Verarbeitung in elektronischen Systemen.

Printed in Germany 1 2 3 4 6 7

IN MEMORIAM ERIK SAXÉN

1932-1997

Vorwort

Das Zustandekommen der vorliegenden Untersuchung ist drei Umständen zu verdanken. Erstens, daß das Institut für Exegetik an der Åbo Akademi-Universität, an dem ich tätig bin, zu seinen Fächern auch die Judaistik zählt. Durch diese Verbindung wurde mein Interesse für das Judentum geweckt, und das Vorhanden-sein judaistisch gelehrter Kollegen machte es mir als in erster Linie alttestamentlichem Exegeten leichter, mich mit einem judaistischen Forschungsthema zu befassen. Zweitens konnte ich mich durch die Unterstützung der Akademie von Finnland ab August 1997 zwei Jahre lang auschließlich der Forschung widmen. Drittens wurde mein Interesse für Viktor E. Frankl schon früher geweckt, und ich hatte ein paar Bücher von ihm gelesen.

Beim Abschluß meiner Arbeit mit diesem Buch möchte ich einigen Personen für deren Hilfe herzlich danken. Dr. Siv Illman und Prof. Karl-Johan Illman haben mein Manuskript gelesen und mir wichtige Hinweise gegeben. Teile des Manuskripts wurden auch an Seminaren behandelt, an denen Dozent Svante Lundgren mein Opponent war und in dieser Eigenschaft wesentlich zu meiner Arbeit beitrug.

Ich habe Viktor E. Frankl leider nie persönlich getroffen; er verstarb genau an dem Tag, an dem ich anfing, Judaistik zu studieren, um besser imstande zu sein, meine Untersuchung über ihn durchzuführen. Ich bin aber Frau Eleonore Frankl äußerst dankbar, daß sie mich in der Franklschen Wohnung in Wien empfing, meine Fragen beantwortete und mir Frankls Bibliothek zeigte. Das Viktor-Frankl-Institut in Wien war mir auch vielfach behilflich, besonders dadurch, daß es mir das Urmanuskript der „Ärztlichen Seelsorge" von 1941 zugänglich machte.

Schließlich hat Dr. Renate Bekmann-Appelqvist mein Deutsch korrigiert und verbessert; durch ihren unermüdlichen Einsatz hat sie das Buch für den Leser wesentlich genießbarer gemacht.

Ich widme das Buch meinem lieben Verwandten Erik Saxén, dem ich es so gern überreicht hätte, der aber in den Tagen, wo ich mit der Arbeit anfing, verstorben ist.

Pargas, im Juli 2000
Risto Nurmela

Inhaltsverzeichnis

1. Einleitung 11
1.1. Viktor E. Frankl: Leben und Werk 12
1.2. Quellen 16
1.3. Frankl und der Holocaust 18
1.3.1. Der Holocaust und Frankls Einstellung zur Religion 22
1.3.2. Der Holocaust als Ausdruck des Antisemitismus 28
1.3.3. Der Holocaust als Realität 32
2. Das Menschenbild Viktor E. Frankls 39
Exkurs: Logotherapie und Existenzanalyse 39
2.1. Abgrenzung gegen Psychoanalyse und Individualpsychologie 43
2.2. Die zentralen Themen bei Frankl 46
2.2.1. Der Sinn 47
2.2.2. Der Geist 56
2.2.2.1. Der Mensch – eine Einheit bestehend aus Leib, Seele und Geist 63
2.2.3. Die Verantwortlichkeit 67
2.2.4. Die Freiheit 73
2.2.5. Das Gewissen 76
2.2.6. Schöpferische, Erlebnis- und Einstellungswerte 81
2.2.7. Die Vergangenheit 86
2.2.8. Die tragische Trias 90
2.2.9. Das Leiden 93
2.2.10. Das Leben als eine Aufgabe 97
2.2.11. Ich – Du 99
2.2.12. Der Selbstmord (und die Euthanasie) 103
2.2.13. Der Tod 108
2.2.14. Schlußfolgerungen 113
3. Frankl und der Gottesglaube 115
3.1. Gott 118
3.1.1. Die Personalität Gottes 120
3.1.2. Die Bezogenheit des Menschen auf Gott 121
3.1.3. Gott als Überperson 125
3.1.4. Der Zugang zu Gott vom Menschen her 127
3.1.5. Die Duhaftigkeit Gottes 129
3.1.6. Die Freiheit des Menschen gegenüber Gott 131

3.1.7.	Die Theodizee	132
3.1.8.	Der eine Gott	135
3.2.	Die Konfessionen	138
3.2.1.	Das Christentum	141
3.3.	Die Bibel	143
3.3.1.	Die hebräische Bibel	143
3.3.2.	Das Neue Testament	179
3.4.	Der Talmud und das Gebetbuch	182
3.5.	Schlußfolgerungen	187
4.	Zusammenfassung	189
5.	Quellenverzeichnis	193
6.	Abkürzungen	207
7.	Autorenverzeichnis	209

1. Einleitung

Viktor E. Frankl ist als der Vater der *Logotherapie* bzw. der *Existenzanalyse* berühmt geworden. Diese sogenannte Dritte Wiener Richtung der Psychotherapie hat er in 30 Büchern sowie zahlreichen Buchkapiteln, Artikeln und Vorträgen dargelegt. Außerdem ist er als Überlebender der Konzentrationslager bekannt. Er hat bis 1942 Wien nicht verlassen, und damit war sein Schicksal besiegelt, als das nazistische Programm für die Vernichtung aller Juden immer schonungsloser durchgeführt wurde. Über den Holocaust hat er sich in Büchern und Vorträgen immer wieder geäußert, zum ersten Mal schon im Jahre 1946 und zum letzten Mal 1995. Seine Erfahrungen in den Konzentrationslagern haben auch für sein psychologisches und philosophisches Denken eine große Bedeutung gehabt; er ist „ein jüdischer Nervenarzt aus Wien, dessen Theorien in Auschwitz und Dachau getestet worden sind..."[1]

In der vorliegenden Arbeit befasse ich mich mit Viktor E. Frankl vorwiegend als einem religiösen Denker und einem Juden. Zwar bin ich mir dessen bewußt, daß die Logotherapie eine Richtung innerhalb der Psychotherapie ist und damit keine religiöse Erscheinung, etwas, was Frankl auch selbst betont hat. Trotzdem hat er sich mehrfach über die Religion geäußert, und sein ganzes Gedankengebäude setzt sich mit Fragen auseinander, die auch transzendente Kategorien einbeziehen. Es ist m. E. auch schwer vorstellbar, daß der Begründer der Logotherapie bzw. Existenzanalyse in dieser seiner Eigenschaft von seinem jüdischen Hintergrund unbeeinflußt geblieben wäre.[2] Auch die Tatsache, daß Frankl vom Holocaust so tief betroffen wurde und sich den ganzen Rest seines Lebens mit damit verbundenen Fragen auseinandergesetzt hat, läßt es angebracht erscheinen, sein Denken und seine Verfasserschaft in hohem Grad als eine jüdische Erscheinung zu betrachten.[3]

---

[1] Fleckenstein 1975, 112.

[2] Vgl. Beller (1989, 13) zu den Wiener Juden um die letzte Jahrhundertwende: „It is my contention that the presence in the family past of Jewish ancestors was liable to mean that one started with a view of the world which was substantially different from that of others who were not of Jewish descent"

[3] Vgl. Tweedie 1965, eine Arbeit, die die Bedeutung der Logotherapie für die christliche Weltanschauung erläutern soll (S. 25), die aber überhaupt nicht das Judentum oder die Tatsache, daß Frankl Jude ist, einbezieht, sondern dies im Gegenteil ganz und gar verschweigt; und Böschemeyer 1977, wo zwar ganz kurz erwähnt wird, daß Frankl Jude ist (S. 5), aber darüber hinaus das Judentum mit keinem Wort berührt wird – dagegen wird die Logotherapie einerseits für „einen geistigen ‚Bundesgenossen' der christlichen Theologie"

Es ist zu bemerken, daß der Gegenstand meiner Untersuchung eigentlich nicht die Logotherapie oder Existenzanalyse, sondern der Mensch Viktor E. Frankl ist. Zwar handelt sich beinahe alles, was er geschrieben hat, um seine Lehre. Ich versuche aber, zum Menschen Frankl hinter diesem Gedankengebäude durchzudringen, um zu verstehen, ob und wie er von seinem Gottesglauben und seiner jüdischen Umgebung, mit der ja bis zu seinem 40. Lebensjahr bzw. bis 1945 (die letzten drei Jahre im Konzentrationslager) zu rechnen ist, beeinflußt war, und wie dies in seinem Schrifttum zum Ausdruck kommt.

Meine Wahl, die Untersuchung unter den Themen *Menschenbild* (Kapitel 2) und *Gottesglaube* (Kapitel 3) zusammenzufassen, beruht darauf, daß m. E. diese beiden zusammengenommen die zentralsten Aspekte einer jeden Religion darstellen. Ist doch Religion ohne eine Verbindung zwischen der Gottheit und dem Menschen letzten Endes keine Religion. Außerdem bezieht besonders das Menschenbild Frankls in hohem Grad gerade das Transzendente mit ein.

1.1. Viktor E. Frankl: Leben und Werk

Viktor E. Frankl ist am 26. März 1905 in Wien geboren und dort am 2. September 1997 auch verstorben. Obwohl er sein ganzes Leben in Wien wohnhaft blieb, hat er an mehreren amerikanischen Universitäten gearbeitet, was zu zahlreichen längeren Aufenthalten in den USA Anlaß gab.[4]

Frankls Familie war jüdisch und wohnte in Wien, und zwar im zweiten Bezirk, der 1910 von allen Bezirken den höchsten Anteil an Juden hatte, nämlich 33,95 Prozent bzw. 56.779 Personen. Als Frankl geboren wurde, wohnten in Wien etwa 175.000 Juden, die aber beinahe alle unter der zweiten Hälfte des 19. Jahrhunderts dorthin gezogen waren; früher war dies wegen bestehender Restriktionen nicht möglich gewesen.[5] Seine Mutter stammte aus einem Prager Patriziergeschlecht und sein Vater aus Südmähren. Nicht ohne Stolz erwähnt er,

---

gehalten (S. 130-131), andererseits einer zum Teil auf den paulinischen Schriften basierenden theologischen Anthropologie gegenübergestellt (S. 132). In anderem Zusammenhang (1979, 301) schreibt Böschemeyer jedoch: „Zweifellos trägt das Franklsche Person-Verständnis (Frankl ist ja Jude) charakteristische Züge des jüdischen Menschenbildes (zu denken wäre z. B. an sein Verständnis der ‚geistigen Tiefenperson' und damit seine These vom ‚unbewußt Geistigen')."

[4]Offenbar aus diesem Grund zählt Berkley (1988, 341 Anm.) Frankl unrichtig unter berühmten nach Amerika emigrierten Wiener Juden auf.

[5]Frankl 1995b, 31; Berkley 1988, 35; Beller 1989, 44; Wistrich 1990, 41-42, 57.

daß seine Mutter sowohl von Raschi als auch von dem „Hohen Rabbi Löw" von Prag, dem „Maharal", abstammt: „Und zwar wäre ich die 12. Generation nach dem ‚Maharal'." In seiner autobiographischen Skizze ist ganz am Anfang ein Bild vom Grabmal des Rabbi Löw wiedergegeben. Nach Frankls Beschreibung war besonders sein Vater religiös. Von der Religiosität seiner Mutter berichtet er eigentlich nichts – nur, daß er sie bei seinem Abtransport von Theresienstadt nach Auschwitz, als der Vater schon tot war, um ihren Segen gebeten hatte, den sie ihm auch willig gab. Während er die Mutter als einen seelensguten und herzensfrommen Menschen bezeichnete, war nach ihm der Vater „charakterologisch eher das Gegenteil". Frankl beschreibt seinen Vater als

> zwar religiös, aber nicht ohne sich kritische Gedanken zu machen. Es hätte nicht viel gefehlt, und er wäre der erste und führende liberale Jude in Österreich geworden beziehungsweise ein Repräsentant dessen, was später in Amerika als „Reformjudentum"[6] bezeichnet worden ist.

Er erwähnt, daß die Familie Frankl bis zum Ersten Weltkrieg „tatsächlich" nur rituelle Kost zu sich genommen hat. Der Vater sei einmal, als er in einem österreichischen Ministerium arbeitete, mit einer Disziplinarstrafe belegt worden, weil er es abgelehnt hatte, am „Jom Kippur" zu arbeiten. Er und sein Bruder seien am Freitagabend von ihrem Vater gezwungen worden, ein hebräisches Gebet vorzulesen. Andererseits schreibt er m. W. nirgends, daß er die Synagoge besucht hätte, womit nicht angedeutet sein soll, daß er es tatsächlich niemals getan hätte. Laut Alfried LÄNGLE hat er niemals eine Toraschule besucht, Hebräisch aber beim Vater zu Hause erlernt. Obwohl der Vater ihn gewaltsam prügeln konnte, habe er „in ihm immer die Personifikation der Gerechtigkeit gesehen." Er meint auch, daß sein Vater den Kindern immer Geborgenheit vermittelt habe.[7]

---

[6] Eine in der ersten Hälfte des 19. Jahrhunderts entstandene jüdische Richtung, die die Berechtigung der Veränderung im Judentum betont und die ewige Gültigkeit jeder Formulierung des jüdischen Glaubens oder Kodifizierung des jüdischen Gesetzes verneint. Fragen, wie die Beachtung des Sabbatsgebots und die Ehe und Scheidung betreffenden Gesetze, wurden in den 1840er Jahren auf Zusammenkünften von Rabbinern erörtert. (Petuchowski 1971, 23-28; Martin 1974, 232-244.) Diese Richtung war die beherrschende in der jüdischen Gemeinde in Wien und auch unter den böhmischen und mährischen Juden in Wien, zu denen ja die Eltern Frankls gehörten (Berkley 1988, 45-46).

[7] Frankl 1988, 158; 1995b, VI, 1-5, 10, 31; 1996b, 144-146; Längle 1998, 24.

Obwohl die Angaben darüber, wie religiös die Erziehung, die Frankl von seinen Eltern empfangen hat, etwas knapp sind, kann man aus ihnen darauf schließen, daß er in einer deutlich religiöseren Atmosphäre aufgewachsen ist, als es notwendigerweise bei einem Wiener Juden zu Anfang des zwanzigsten Jahrhunderts der Fall war. Ein großer Teil von ihnen war damals mehr oder minder irreligiös.[8]

Nach Frankls eigener Aussage war er bereits im Alter von drei Jahren entschlossen, Arzt zu werden, und so erwarb er im Jahre 1930 ein medizinisches Doktorat. 1926 waren 33,84 Prozent der Medizinstudenten an der Universität Wien Juden und 1930 genau 50 Prozent der Wiener Ärzte, und das Feld der Psychologie war eindeutig von Juden dominiert.[9] Schon in seinen Schuljahren begann er, mit Sigmund FREUD zu korrespondieren. 1924 ließ Freud Frankls erste wissenschaftliche Arbeit veröffentlichen. Bald geriet Frankl aber in die Einflußsphäre von Alfred ADLER, der 1925 seine zweite Arbeit veröffentlichte. Schon 1927 brach Adler jedoch den Kontakt zu ihm ab, und einige Monate später wurde er aus Adlers Verein für Individualpsychologie ausgeschlossen.[10]

1926 benutzte Frankl zum erstenmal die Bezeichnung *Logotherapie*, während er von 1933 an auch von *Existenzanalyse* sprach.[11] Diese Bezeichnungen haben sich dann für die von ihm begründete Richtung der Psychotherapie durchgesetzt. Eine konkrete Frage, mit der Frankl sich fast von Anfang an beschäftigte, war der Selbstmord. Zehn Jahre hindurch (1928-38) arbeitete er an einer sogenannten „Lebensmüdenberatung" mit, und vier Jahre lang leitete er den sogenannten „Selbstmörderinnenpavillon" am psychiatrischen Krankenhaus „Am Steinhof", wo alle, die einen Selbstmordversuch überlebt hatten, eingeliefert wurden. Während der letztgenannten Zeitspanne behandelte er 12.000 Fälle. Sogar noch im Konzentrationslager organisierte er heimlich mit einigen Kollegen, die auch Häftlinge waren, eine Art „Lebensmüdenberatung".[12]

---

[8]Vgl. Berkley 1988, 52-54; Beller 1989, 73-74, 84-85.

[9]Beller 1989, 14, 34, 37 (vgl. Berkley 1988, 38).

[10]Frankl 1988, 166; 1995b, 9, 30-31, 41-43; 1996b, 144, 148, 152; Fabry & Lukas 1995, 1. Freud war zwar kein praktizierender Jude, hat aber der Taufe widerstanden und blieb ein treues Mitglied der jüdischen Gemeinschaft (Miller 1971, 163; s. auch Wistrich 1990, 537-539). Adler war auch jüdisch, hatte sich aber, nachdem er geheiratet hat, zum Protestantismus, den er als die liberalste Religion betrachtete, bekehrt (Ansbacher 1971, 271; s. auch Beller 1989, 74, 86-87). Ein Viertel der Wiener Juden, die das Judentum aufgaben, bekehrten sich zu dem in Wien ziemlich unbedeutenden Protestantismus (Berkley 1988, 54).

[11]Frankl 1995b, 44; 1996b, 154-155.

[12]Frankl 1970, 100-102; 1995a, 128; 1995b, 52; 1996a, 56; 1996b, 158; 1998, 207, 287.

Bevor Frankl ins Konzentrationslager deportiert wurde, hatte er noch als Vorstand der neurologischen Station im Rotschild-Spital gearbeitet. Dabei begegnete er übrigens wieder dem Selbstmord: täglich wurden bis zu zehn Selbstmordpatienten eingeliefert, etwas, was die Stimmung unter der jüdischen Bevölkerung in Wien widerspiegelt.[13]

1942 wurde Frankl ins Konzentrationslager Theresienstadt gebracht. Da diese Periode von drei Jahren von einer ganz besonderen Bedeutung für seine weitere Entwicklung war, werden wir diese in einem eigenen Abschnitt (1.3.) behandeln.

Nach dieser schwersten Prüfung kehrte Frankl schon im August 1945 nach Wien zurück. Noch im selben Jahr rekonstruierte er sein erstes Buch, die „Ärztliche Seelsorge" – er hatte es schon 1941 niedergeschrieben, einzelne Kapitel sogar schon in den dreißiger Jahren, das Manuskript aber in Auschwitz verloren. 1945 diktierte er auch seine Schilderung über das Konzentrationslager „Ein Psychologe erlebt das Konzentrationslager", die später in Amerika unter dem Titel „Man's search for meaning" ein Erfolg wurde, deren 2. Auflage aber in Wien makuliert wurde. 1946 wurde er Vorstand der Wiener neurologischen Poliklinik, eine Position, die er bis 1970 innehatte. 1948 erwarb er sein zweites Doktorat, diesmal in der Philosophie, mit einer Dissertation über das Thema „Der unbewußte Gott". 1955 wurde er Professor für Neurologie an der Universität Wien und übernahm damit den ehemaligen Lehrstuhl Sigmund Freuds. Darüber hinaus war er 1961 Visiting Professor an der Harvard University, 1966 an der Southern Methodist University und 1972 an der Duquesne University. 1970 wurde er zum Professor für Logotherapie an der United States International University ernannt. Er unternahm 92 Vortragsreisen in die USA. 27 Ehrendoktorate wurden ihm verliehen. Seine letzte Vorlesung an der Universität Wien hielt er im Jahre 1995.[14]

1941 heiratete Frankl Tilly Grosser, die 1945 im Konzentrationslager Bergen-Belsen starb. 1947 heiratete er seine zweite Frau Eleonore Schwindt, die ihm eine Tochter gebar.[15]

---

[13]Frankl 1995b, 55-57; 1996b, 158.

[14]Frankl 1982a, V; 1995b, 69, 80, 83-85, 110; 1996a, 253; 1996b, 162, 164-166; 1997d; 1998, 250; Frankl/Kreuzer 1997, 13; Fabry & Lukas 1995, 1, 3.

[15]Frankl 1995b, 63-69, 107-109; 1996b, 162; Gimpl 1996, 397.

1.2. Quellen

Viktor E. Frankl hat 50 Jahre lang Bücher herausgebracht. Sein erstes Buch, „Ärztliche Seelsorge", das gleichzeitig das erste nach dem Zweiten Weltkrieg gedruckte Buch in Österreich war, erschien 1946. Die erste Auflage war in drei Tagen ausverkauft.[16] 1995 veröffentlichte er sein 31. Buch, die autobiographische Skizze „Was nicht in meinen Büchern steht". In den Jahren unmittelbar nach dem Krieg war Frankl unerhört produktiv: „Ärztliche Seelsorge" (1946), „Ein Psychologe erlebt das Konzentrationslager" (1946), „...trotzdem Ja zum Leben sagen" (1946), „Die Existenzanalyse und die Probleme der Zeit" (1947), „Zeit und Verantwortung" (1947), „Die Psychotherapie in der Praxis" (1947), „Der unbewußte Gott" (1948), „Der unbedingte Mensch" (1949), „Homo patiens" (1950), „Logos und Existenz" (1951), „Die Psychotherapie im Alltag" (1952).

„Ärztliche Seelsorge", „Ein Psychologe erlebt das Konzentrationslager", „Die Psychotherapie in der Praxis" und „Der unbewußte Gott" sind in zahlreichen Neuauflagen gedruckt worden. Im Hinblick auf den heutigen Leser zitiere ich die heute lieferbaren Auflagen, obwohl es manchmal notwendig ist, auf die ältern hinzuweisen, wenn nämlich die neueren umgearbeitet worden sind oder wenn hervorgehoben werden soll, aus welcher Zeit eine gewisse Äußerung stammt.[17] „Ein Psychologe erlebt das Konzentrationslager" ist seit 1977 unter dem Titel „...trotzdem Ja zum Leben sagen. Ein Psychologe erlebt das Konzentrationslager" gedruckt worden; um der Kürze willen und um eine Verwechslung zu vermeiden, verwende ich bei Hinweisen auf dieses Werk stets den Originaltitel – es gibt ja ein anderes Buch aus demselben Jahr mit dem Titel „...trotzdem Ja zum Leben sagen".

Das ursprüngliche „...trotzdem Ja zum Leben sagen" ist später in „Die Sinnfrage in der Psychotherapie" aufgenommen worden (S. 77-141), ebenso wie „Zeit und Verantwortung" und „Logos und Existenz" in den „Willen zum Sinn" (S. 37-80 bzw. 81-134), und „Der unbedingte Mensch" und „Homo patiens" in den „Leidenden Menschen" (S. 65-160 bzw. 161-241). Außerdem wurde schon vorher „Die Existenzanalyse und die Probleme der Zeit" in das Werk „Logos und Existenz" aufgenommen. Wenn ich auf diese Bücher hinweise, geschieht dies mit

---

[16]Fabry & Lukas 1995, 1.

[17]In der ersten Auflage der „Ärztlichen Seelsorge" sind keine Schlußanmerkungen enthalten und von denjenigen, die in neueren Auflagen hinzugefügt worden sind, sind wieder einige in noch neueren fortgelassen worden. Deshalb weise ich sowohl auf die erste Auflage von 1946, als auch auf die dritte von 1946, die siebente von 1966 und die zehnte von 1982 hin.

den Abkürzungen „Frankl 1996b" für „"...trotzdem Ja zum Leben sagen", „Frankl 1997b" für „Zeit und Verantwortung" und „Logos und Existenz", sowie „Frankl 1996a" für den „Unbedingten Menschen" und den „Homo patiens". Hierbei ist zu beachten, daß in den neueren Titeln auch übriges Material enthalten ist, so daß z. B. „Frankl 1996b" nicht automatisch „...trotzdem Ja zum Leben sagen" aus dem Jahre 1946 bezeichnet. Schließlich sind in „Logotherapie und Existenzanalyse" (3. Auflage 1998), wie der Untertitel es angibt, „Texte aus sechs Jahrzehnten", d. h. von den dreißiger bis neunziger Jahren, in Neudruck veröffentlicht worden, von denen der „Grundriß der Existenzanalyse und Logotherapie" (S. 57-184) vom Jahre 1959 besonders hervorzuheben ist, aber auch die Texte aus den dreißiger Jahren (S. 15-56), da etliche von Frankls Gedanken in ihnen zum ersten Mal dokumentiert sind.

Von Frankls drei amerikanischen Büchern ist nur „The Will to Meaning" (Erstausgabe 1969) heute lieferbar (expanded edition 1988), weshalb ich mich bezüglich der beiden anderen Werke, nämlich „Psychotherapy and Existentialism" (Erstausgabe von 1967) und „The Unheard Cry for Meaning" (Erstausgabe von 1978) auf britische Auflagen stützen muß, die ich in Bibliotheken gefunden habe. Für das erste benutze ich die Auflage von 1970, für das zweite die Auflage von 1979.

Von der obenerwähnten Erstfassung der „Ärztlichen Seelsorge" ist eine Kopie bewahrt worden, die mir das Viktor-Frankl-Institut in Wien zugänglich machte. Dadurch wurde es mir möglich, Frankls Denken unmittelbar vor und nach den KZ-Erlebnissen zu vergleichen, um die Frage, ob und wieweit es von diesen beeinflußt wurde, beleuchten zu können.

Die Quellen über Frankl als Person sind wesentlich spärlicher als die über sein Denken. Eine Sonderstellung in dieser Hinsicht nimmt die autobiographische Skizze „Was nicht in meinen Büchern steht" mit ihrer Vorstufe in der „Sinnfrage in der Psychotherapie" (S. 143-166) ein. Sie umfaßt aber nur 114 Seiten, von denen ein großer Teil Photos sind, weshalb sie eben, wie der Untertitel sagt, auch nur als eine Skizze zu betrachten ist. Für biographische Aufschlüsse kann auch auf den Briefwechsel Frankls mit seinem Mitarbeiter in den dreißiger Jahren Wilhelm BÖRNER[18] und dessen Frau von 1945 bis 1949 hingewiesen werden. Dieser Briefwechsel ist in einer Festschrift, herausgegeben von Georg GIMPL 1996 (*Ego und Alterego. Wilhelm Bolin und Friedrich Jodl im Kampf um die Aufklärung*, S. 391-416), enthalten. Darüber hinaus ist 1998 „Viktor Frankl. Ein Porträt" von Alfried LÄNGLE erschienen. Längle war ein Mitarbeiter Frankls von

---
[18] Siehe Frankl 1996a, 56.

1982 bis 1991. In einer Besprechung über dieses Buch bemerkt aber Franz VESELY, Frankls Schwiegersohn: „Ich habe Viktor Frankl gut gekannt. In diesem Buch finde ich ihn nicht wieder." Andererseits schreibt Vesely, daß die Abschnitte über Frankls Stellung zur Religion und Politik in Längles Buch als „durchaus gelungen hervorzuheben" sind.[19] Nach einem Gespräch mit Frau Eleonore Frankl im April 1999 bin ich meinerseits davon überzeugt worden, daß man nicht für bare Münze nehmen kann, was Längle über Frankl berichtet; seine Aussagen würden einer weiteren Kontrolle bedürfen. Wenn ich trotzdem auf Längle hinweise (wie oben tatsächlich schon einmal geschehen ist), beziehe ich mich auf das, was er über Frankls Verhältnis zur Religion und Politik schreibt.

Über seine Bücher hinaus hat Frankl – wie bereits erwähnt – auch zahlreiche Buchkapitel und Zeitschriftenartikel geschrieben, die aber in der vorliegenden Untersuchung weniger Beachtung finden werden.

1.3. Frankl und der Holocaust

Ihr lastet so auf mir, ihr meine Toten:
ihr seid um mich als schweigende Verpflichtung,
für euch zu sein; so ist mir nun geboten
zu tilgen, was euch schuldet die Vernichtung,
bis ich erfahre, daß in jedem Glühen
der Sonne euer Blick um Ausdruck ringt,
bis ich gewahre, daß in allem Blühen
des Baums ein Toter da ist, der mir winkt,
bis ich vernehme, daß ihr jedem Vogel
zu seinem Zwitschern eure Stimme leiht:
sie will mich grüßen – oder vielleicht sagen,
daß ihr mein Weiterleben mir verzeiht.

Dieses Gedicht hat Frankl 1946 geschrieben und einer Freundin überlassen, die es ihm Jahrzehnte später zurückgesandt hat. In der autobiographischen Skizze „Was nicht in meinen Büchern steht" von 1995 hat er es veröffentlicht. Dieses Gedicht gebe, heißt es dort, seine Stimmungen zu jener Zeit, also kurz nach dem Zweiten Weltkrieg – und dem Holocaust – wieder.[20]

---

[19]Vesely 1998, 109-110.

[20]Frankl 1995b, 77-78.

Als Wiener Jude wurde Frankl selbstverständlich vom Holocaust betroffen. Er verbrachte beinahe drei Jahre in den Konzentrationslagern Theresienstadt, Auschwitz, Kaufering III und Türkheim. Das letztgenannte Lager wurde am 27. April 1945 von amerikanischen Soldaten befreit. Seine Eltern, seine Frau und sein Bruder sind in den Lagern untergegangen – nur seine Schwester hat die Nazizeit überlebt. Sein restliches Leben hindurch träumte Frankl immer wieder, daß er sich in einem Konzentrationslager befände. Neuverheiratet – Frankl und seine Frau Tilly waren das eine von den zwei letzten jüdischen Paaren in Wien, denen es im Dezember 1941 von den nazistischen Behörden erlaubt worden war, zu heiraten – hat seine Frau ihr ungeborenes Kind opfern müssen. Damals war es nämlich den Juden de facto verboten, Kinder zu bekommen – jüdische Frauen, die schwanger wurden, wurden gleich in ein Konzentrationslager verschickt, während die Ärztekammern angewiesen waren, Schwangerschaftsunterbrechungen bei ihnen gesetzlich nichts in den Weg zu legen.[21]

Von seiner ersten Frau hat Frankl schriftlich eigentlich erst in der autobiographischen Skizze von 1995 offen gesprochen. In einer kürzeren Skizze, seiner zweiten Frau zur Silbernen Hochzeit, d. h. 1972, gewidmet, die für die spätere, umfassendere Darstellung eine Vorlage bildet, erwähnt er ihren Tod nur ganz kurz, und in der Konzentrationslagerschilderung, die ursprünglich anonym erscheinen sollte, berichtet er nur, wie er durch einen Freund seinen letzten Gruß an sie gesandt hat. Noch frappanter fällt ein Vergleich aus zwischen der späteren Autobiographie und dem amerikanischen Buch „The Will to Meaning", das Vorlesungen von 1966 wiedergibt: während er im ersterwähnten Buch von seinem letzten Gespräch mit Tilly bei der Ankunft in Auschwitz ohne jede Verschleierung berichtet, heißt es im letzterwähnten: „...the story of a man who, together with his young wife, was imprisoned in Auschwitz. When he came there, he told me after his liberation..."[22]

Der Verlust seiner Frau und besonders die Erinnerungen an die letzte Zeit, die Frankl mit ihr verbracht hat, war offenbar etwas, über das er nur sehr langsam, und ganz sicher nie vollständig hinweggekommen ist.

Beim „Anschluß" im März 1938, als die deutschen Truppen in Österreich einmarschierten, erlebte Frankl die nazistische Unterdrückung ziemlich unmittelbar. Am Abend desselben Tages hielt er einen Vortrag, als ein SS-Mann die Tür des Hörsaales aufriß, offenbar um ihn zum Abbruch seines Vortrags zu zwingen – was ihm jedoch nicht gelang. Frankl hatte sich nämlich entschlossen, die

---

[21] Frankl 1995b, 65-66, 75; 1997d; 1998, 297; Gimpl 1996, 391-392.

[22] Frankl 1988, 63-64; 1995a, 92; 1995b, 68-69; 1996b, 162.

19

Aufmerksamkeit des SS-Mannes durch seine Redekunst zu bannen, und tatsächlich den Vortrag ganz planmäßig beenden können. Dies nannte er „das rhetorische Bravourstück meines Lebens".[23]

Von der Stimmung unter der jüdischen Bevölkerung in Wien notierte Frankl, wie schon oben erwähnt wurde, daß es eine Zeit gab, wo bis zu zehn Selbstmordpatienten pro Tag ins Rothschildspital, dessen Vorstand er war, eingeliefert wurden.[24] Selber war er 1945 offenbar sehr nahe daran, Selbstmord zu begehen.[25]

Durch die Annahme der Position des Vorstands am Rotschildspital meinte Frankl übrigens, sich und seine Familie vor einer Deportation geschützt zu haben. Es wäre ihm möglich gewesen, Österreich zu verlassen. Kurz vor dem Eintritt der Vereinigten Staaten in den Krieg hätte er nämlich ein Visum für die Einreise in die Vereinigten Staaten bekommen können. Wegen seiner Eltern hatte Frankl jedoch das Visum abgelehnt. Im September 1942 wurden jedenfalls Frankl, seine Frau und seine Eltern ins Konzentrationslager Theresienstadt gebracht. Dieses Lager nennt er ein „Musterghetto". Im Oktober 1944 wurde er nach Auschwitz weitergeschickt und nach nur drei Tagen weiter nach Kaufering III, einem Dachauer Filiallager. Schon im Herbst 1945 diktierte er ein Buch über seine Erlebnisse in den Konzentrationslagern: „Ein Psychologe erlebt das Konzentrationslager". In den Vereinigten Staaten hat es sich unter dem Titel „Man's Search for Meaning" in Millionen Exemplaren verkauft. Er wollte es anonym erscheinen lassen – es befand sich schon in der Druckerei, als seine Freunde ihm zuredeten, es doch in seinem Namen zu veröffentlichen.[26]

---

[23]Frankl 1995b, 55; 1996b, 158.

[24]Frankl 1995b, 57.

[25]„...zusammen mit allen anderen Freunden von mir zitterte er [Otto Pötzl] um mein Leben, denn er befürchtete, ich würde Selbstmord begehen" (Frankl 1995b, 81); „Ich hatte schon vorher erfahren, daß der gütigste Mensch, den ich in meinem Leben kennengelernt habe, meine Mutter, dreizehn Minuten benötigte, um in der Gaskammer zu ersticken. [...] Sie müssen in sich irgendwelche Ressourcen haben, die Sie angesichts einer solchen Welt, in der das möglich ist, vor dem sofortigen Selbstmord bewahren und zurückhalten – oder nicht" (Frankl/Kreuzer 1997, 62; vgl. Frankl 1970, 116; 1996b, 134; 1998, 288; Gimpl 1996, 398). „Niemand wird bezweifeln, daß Viktor E. Frankl nach seiner Errettung aus dem Konzentrationslager und seiner Rückkehr nach Wien (bei der er erfahren hat, daß seine Frau getötet worden war) unter Schock gestanden ist", schreibt Elisabeth Lukas (Fabry & Lukas 1995, 154).

[26]Frankl 1988, 58; 1995a, 23; 1995b, 55-57, 61-62; 71; 83-4; 1996b, 164; 1998, 287-288; Gimpl 1996, 391.

In diesem Buch analysiert Frankl sowohl die Stimmungen seiner Mithäftlinge als auch seine eigenen. Erschütternd ist seine Schilderung eines Zugaufenthaltes in Wien während des Transportes von Auschwitz nach Kaufering III:

> Wir passierten einen Wiener Bahnhof nach Mitternacht. Die weitere Strecke führte uns an der Gasse vorbei, in einem deren Häuser ich zur Welt gekommen bin und Jahrzehnte meines Lebens, nämlich bis zum Tage meiner Deportierung gewohnt habe. [...] Was ich, zwischen den Köpfen vor mir und die Gitterstäbe hindurch, auf den Zehenspitzen stehend, von meiner Vaterstadt sehen konnte, wirkte ungemein gespenstisch. Wir alle fühlten uns mehr tot als lebendig. [...] Die Straßen, Plätze, Häuser meiner Kindheit und Heimat sah ich – dies war ein deutliches Gefühl –, als ob ich bereits gestorben wäre und wie ein Toter aus dem Jenseits, selber ein Gespenst, auf diese gespenstisch wirkende Stadt herabsähe. –Jetzt fährt der Zug aus der Station, nach stundenlangem Warten. Jetzt kommt die Gasse – meine Gasse!

Frankl kehrt mehrfach zu dem Bild vom lebendigen Menschen, der sich fühlt, als ob er bereits gestorben wäre, zurück. Interessanterweise notiert er auch, daß sich der schizophrene Mensch nicht mehr eigentlich „existent" fühlen kann, und daß die Schizophrenie als der „antizipierte Tod" hingestellt worden ist.[27]

Zwar selbst nicht von der Schizophrenie betroffen, kam ihm die Welt, veranlaßt durch die äußeren Umstände, trotzdem so vor, wie es der Fall bei einem Schizophrenen ist.

Ein Erlebnis, das Frankl bis 1995 nicht hat publizieren wollen, weil er einfach nicht sicher war, ob er es sich vielleicht eingeredet habe, ist das, was ihm bei der ersten Selektion unmittelbar nach der Ankunft in Auschwitz geschehen war: Dr. Mengele hatte ihn unter diejenigen gestellt, die in die Gaskammer gehen sollten – daß es sich bei jener Selektion darum handelte, wurde ihm erst nachher klar –, aber weil er unter den Leuten, die vor ihm standen, keinen Bekannten hatte ausmachen können, dagegen ein paar Kollegen in der anderen Schlange bemerkte, hatte er hinter dem Rücken von Mengele die Schlange gewechselt.[28]

---

[27]Frankl 1982a, 110, 212; 1995a, 58-59, 117.

[28]Frankl 1995b, 71-72 (vgl. 1995a, 29-30). Noch in einem im Juli 1994 gehaltenen Vortrag hat Frankl nur erzählt, daß er einfach in die Schlange der noch nicht zu vergasenden gestellt wurde (1997d).

Die Jahre in den Konzentrationslagern haben auf Frankls Denken einen ungeheueren Einfluß ausgeübt. Jahrzehnte hindurch ist er ständig in seinen Büchern und Vorträgen auf dieses Thema zurückgekommen. Ein Beispiel dafür macht ein Vortrag von 1977 aus: 42 Jahre nach seiner Befreiung weist er auf 55 Seiten fünfmal auf seine Erfahrungen im KZ hin.[29] In anderem Zusammenhang schreibt er, daß das Konzentrationslager anscheinend seine wahre Reifeprüfung war, und in einem Fernsehinterview, ausgestrahlt 1980, bestätigt er, daß er im Konzentrationslager die Richtigkeit seiner Grundüberzeugung erlebt hat. In einem anderen Interview bezeichnete er sich als einen Nervenarzt, „dessen Theorien in Auschwitz und Dachau getestet worden sind."[30]

Es ist hervorzuheben, daß Frankl im KZ *die Richtigkeit seiner Theorien erlebt hat*. Diese waren also schon vorher entworfen worden und nicht erst im KZ entstanden.[31] Trotzdem kann man nicht vermeiden festzustellen – was auch schon oben erwähnt wurde –: wie oft er nämlich in seinen Büchern und Vorträgen auf die KZ-Erlebnisse zurückkam. Seine Grundhaltungen stellen also das Muster dar, das aber der Anwendungen, eines „Sitzes im Leben" bedarf, der ihm durch den Holocaust mehr als durch alles andere dargeboten wurde.

1.3.1. Der Holocaust und Frankls Einstellung zur Religion

Eine Frage von besonderem Interesse ist, welche Bedeutung die Erlebnisse, die mit dem Holocaust verbunden waren, für Frankls Einstellung zur Religion im allgemeinen und besonders zum Judentum hatten. Er erwähnt, daß er in der Pubertät eine atheistische Phase passierte, und stellt andererseits fest, daß so mancher im Konzentrationslager und durch dieses wieder gelernt hat, an Gott zu glauben.[32] In gewissen Werken schreibt er von „einem Fall" oder „einem Lagerhäftling", was sich jedoch, im Vergleich damit, was er in anderen Werken sagt, als Selbstbekenntnis erweist.[33] Es liegt nahe zu denken, daß sich auch die „so

---

[29] Frankl 1996b, 32, 44, 66, 70.

[30] Fleckenstein 1975, 112; Frankl 1995b, 75; 1996b, 160 (vgl. 1970, 22-23; 1988, 156; 1997a, 26-27); Frankl/Kreuzer 1997, 27. In einer Vorlesung im Wintersemester 1949/1950 verwendet er das Bild von der Reifeprüfung, ohne es explizite auf sich selbst zu beziehen (1996a, 207).

[31] Vgl. Längle 1998, 262.

[32] Frankl 1982a, 113 (vgl. 1970, 99-100; 1991, 116); 1995b, 37; 1998, 201).

[33] Frankl 1982a, 103: „Uns ist folgender Fall bekannt: [...]daß er ein noch unveröffentlichtes wissenschaftliches Buchmanuskript, das ihm im Konzentrationslager fortgenommen worden

manchen", die durch das Konzentrationslager wieder lernten, an Gott zu glauben, eigentlich auf Frankl selbst beziehen. In einem Vortrag, gehalten im Februar 1947, äußerte sich Frankl folgendermaßen:

> Und ich weiß nicht, ob es zum Beispiel einem Menschen, der einmal – sagen wir in einem Konzentrationslager war und im Graben gestanden ist und zu Gott gesprochen hat, ob es diesem Menschen jemals wieder möglich ist, auf einem Katheder zu stehen – sagen wir: in diesem Hörsaal, und *von* Gott zu sprechen *als von demselben, zu* dem er damals im Graben gesprochen hat...[34]

Obgleich Frankl hier nicht explizite sagt, daß er von sich selbst spricht, macht er dies doch in einer subtilen Weise klar: durch die wiederholte Verwendung des Ausdrucks „sagen wir".

Das Kapitel „Zur Psychologie des Konzentrationslagers" in der „Ärztlichen Seelsorge" ist „an Ort und Stelle vorbereitet worden".[35] In weiten Stücken stimmt es mit „Ein Psychologe erlebt das Konzentrationslager" fast wörtlich überein. An einem Punkt ist allerdings ein kleiner Unterschied zwischen zwei im übrigen nahezu parallelen Stellen auffallend: während die letzten Worte im letztgenannten, ursprünglich anonym zu erscheinenden Buch lauten: „...nach all dem Erlittenen nichts mehr auf der Welt fürchten zu müssen – außer seinen Gott", heißt es im erstgenannten: „–außer *vielleicht* seinen Gott."[36]

---

war, [...] rekonstruierte." (Das Manuskript war die „Ärztliche Seelsorge", genau dasselbe Buch, in welchem dieser Fall dargestellt wird!); 1996a, 212, 225; 1998, 144 (vgl. 1995b, 73, 75-77); 1982a, 110-111 (vgl. 1995a, 120; 1995b, 77; 1996b, 161); 1997b, 91: „Denn, wenn auch die Frage der meisten lautete: werde ich überleben? – denn, wenn nicht, dann hätte dieses ganze Leiden keinen Sinn, so gab es doch immer wieder andere, deren Frage anders lautete: hat dieses Leiden, ja dieses Sterben einen Sinn?..." – vgl. 1970, 103: „...while the concern of most people was summed up by the question, 'Will we survive the camp?' – for if not, then this suffering has no sense – the question which in contrast beset *me* was, 'Has this whole suffering, this dying, a meaning?'..." S. auch die Beschreibung und Deutung des Traumes eines Patienten (1982b, 197), der doch ganz offenbar Frankl selber ist.

[34] Frankl 1947b, 42 (=1997b, 67; Kursivdruck von Frankl).

[35] Frankl 1995b, 77; 1996b, 161.

[36] Frankl 1946a 82; 1995a, 148. In späteren Auflagen der „Ärztlichen Seelsorge" ist das Wort „vielleicht" ausgelassen worden (1966, 113).

Es scheint also offenbar, daß Frankls Erlebnisse als Opfer des Holocausts in bedeutendem Maße seinen Gottesglauben geformt haben. Es wäre zwar zuviel zu sagen, daß sie bewirkt haben, *daß* er an Gott glaubte (sagte er doch, daß er eine atheistische Phase in der *Pubertät* passiert habe, und in der vor der Deportation geschriebenen Erstfassung der „Ärztlichen Seelsorge" sind schon mehrere positive Äußerungen über den Gottesglauben enthalten [S. 17, 21-22, 162 Anm. z. S. 38]), aber *wie* er an Gott glaubte, das ist sicher in entscheidendem Maße davon abhängig, was er unter seinen drei Jahren als KZ-Häftling durchlebt hat.

Das bisher Gesagte bezieht sich auf Frankls Gottesglaube im allgemeinen. Uns aber interessiert besonders seine Einstellung zum Judentum. Sagt er doch, daß der Mensch durch das Medium *jeder* Religion hindurch zu Gott oder zur Wahrheit finden kann. Andererseits ist es eine Tatsache, daß Frankl sein Leben lang dem jüdischen Glauben treu blieb und ein praktizierender Jude war. Alfried LÄNGLE erinnert sich, daß Frankl in der Zeit seiner Bekanntschaft (1982-91) „vielleicht ein-, zweimal pro Jahr" in die Synagoge ging. Er betrachtete echte und religiös fruchtbare Konversionen als Ausnahmen, die man von anderen nicht fordern darf, und stellte fest: „...den Glauben des Andersgläubigen respektieren heißt noch lange nicht sich mit dem anderen Glauben identifizieren." In einem Gespräch über das Christentum mit Karl-Heinz FLECKENSTEIN sagte Frankl: „Für Sie soll Herr Frankl ein jüdischer Nervenarzt aus Wien sein, dessen Theorien in Auschwitz und Dachau getestet worden sind..." Als er in einem Brief an die Börners im August 1945 seine Rückkehr nach Wien angekündigt hatte, hatte er angegeben, daß er am besten über das jüdische Spital oder die *Israelitische Kultusgemeinde* erreichbar sein werde.[37]

Zwei Erlebnisse im Anschluß an den Holocaust, die Frankl beschreibt, sind hierbei von besonderem Interesse. Wie vorher erwähnt wurde, hätte Frankl ein Visum für die Einreise in die Vereinigten Staaten erhalten können. Dabei war er jedoch in Gewissensnot geraten: sollte er seine Eltern im Stich lassen? Wenn er Österreich verlassen würde, würden seine Eltern innerhalb von ein paar Wochen in ein Vernichtungslager transportiert werden. „Ist das nicht die typische Situation, in der ein Wink vom Himmel not täte?" hatte er gedacht. Am selben Tag hatte sein Vater ein Marmorstück in den Trümmern der von den Nazis niedergebrannten Synagoge gefunden, das einen hebräischen Buchstaben (offenbar ein *kaf*) trug. Der Vater wußte, daß das Marmorstück ein Splitter von den Gesetzestafeln und der Buchstabe das Initial des Gebotes: „Ehre deinen Vater und deine

---

[37]Fleckenstein 1975, 112; Frankl 1988, 153; 1991, 112; 1992, 23; 1995b, 103; 1996a, 16; 1997a, 29; 1997b, 71; Gimpl 1996, 395; Längle 1998, 194.

Mutter, auf daß du lange lebest im Lande..." war. Damit war Frankl entschlossen, das Visum abzulehnen. Im Lager Theresienstadt ist dann sein Vater beinahe in seinen Armen gestorben.[38] Das *kaf* wurde für Frankl zu einem „Wink vom Himmel". In einem anderen Zusammenhang schreibt er:

> Ich hätte ja nicht [das Konzentrationslager] antreten müssen – ich hätte dem ja entkommen können und rechtzeitig nach Amerika emigrieren können. Ich hätte ja in Amerika die Logotherapie entwickeln können, ich hätte dort mein Lebenswerk vollenden, meine Lebensaufgabe erfüllen können – aber ich tat es eben nicht. Und so kam ich nach Auschwitz.[39]

Das Marmorstück war durch einen hebräischen Buchstaben mit der Synagoge und mit dem Zentrum der Tora verbunden. Die zehn Gebote sind zwar auch für die christliche Religion von zentraler Bedeutung. Dabei aber ist es von Interesse, die Auslegung des Gebots von der Ehrung der Eltern im Katholizismus mit derjenigen im Judentum zu vergleichen. In der katholischen Kirche betont man zwar den Zusammenhang zwischen der Ehrung von Eltern und der von Gott, bezieht aber auch die Untertänigkeit gegenüber der Obrigkeit, ja, allen höherstehenden, leitenden Persönlichkeiten, besonders den Trägern der Autorität in Staat und Kirche mit ein.[40] Im Judentum stellt man dagegen die Ehrung von Eltern nur der Gottesfurcht gleich, weil man die Stellung des Gebots unmittelbar nach den Geboten, die auf Gott, seinen Namen und den Sabbat bezogen sind, beachtet.[41] In der Situation Frankls in den Kriegsjahren mag es von Bedeutung gewesen sein, daß in seiner religiösen Tradition das Gebot von der Ehrung der Eltern nur auf die von Gott, und keineswegs auf eine Untertänigkeit gegenüber der nazistischen Obrigkeit bezogen wurde. So hat die jüdische Religion diesen Entschluß Frankls, der für sein Leben eine höchst verhängnisvolle Bedeutung haben sollte, wesentlich beeinflußt. Noch in einem Brief an die Börners im August 1945 schreibt er über die Zeit nach der Befreiung aus dem Konzentrationslager: „...andererseits war es für mich eine Gewissensfrage, keine Stunde später zu meiner Mutter zurückzukommen, als unbedingt notwendig; sonst hätte

---

[38]Frankl 1970, 34; 1988, 58-59; 1995b, 6, 61-62, 77.

[39]Frankl 1995b, 75.

[40]Mausbach 1953, 26.

[41]*Mechiltha zu Exodus* 20,12; Greenberg 1971, 1442.

ich alle Opfer, die ich meinen Eltern gebracht, indem ich bei ihnen blieb, sinnlos gemacht."[42]

Das andere Erlebnis ist dem ersterwähnten ähnlich. Als Frankl nach Auschwitz kam, hatte er sein eigenes Gewand, in dem er das Manuskript der „Ärztlichen Seelsorge" versteckt hatte, abgeben und einen alten Gehrock übernehmen müssen. In einer Tasche fand er ein Blatt mit hebräischer Schrift. In „Psychotherapy and Existentialism" schreibt er:

> Thus I had to overcome the loss of my spiritual child, as it were, and had to face the question of whether this loss did not make my life void of meaning. An answer to this question was given soon. In exchange for my clothes I was given the rags of an inmate who had already been sent to the gas chamber; in a pocket I found a single page torn from a Hebrew prayer book. It contained the main Jewish prayer *Shema Yisrael*, i.e., the command "Love thy God with all thy heart, and with all thy soul, and with all thy might," or, as one might interpret it as well, the command to say "yes" to life despite whatever one has to face, be it suffering or even dying. A life, I told myself, whose meaning stands or falls on whether one can publish a manuscript would, ultimately, not be worth living. Thus in that single page which replaced the many pages of my manuscript I saw the symbolic call henceforth to live my thoughts instead of merely putting them on paper.[43]

Schema Israel ist das jüdische Hauptgebet, das seit zweitausend Jahren von Juden morgens und abends rezitiert wird und das die jüdischen Märtyrer aussprachen, wenn sie ihrem Tode begegneten.[44] Im etwas früher erschienenen „Man's Search for Meaning" fragt sich Frankl bezüglich des Findens des Blattes: „How should I have interpreted such a 'coincidence'..." Später schreibt Frankl:

---

[42]Gimpl 1996, 394-395. Frankl bemerkt zwar auch: „Mag sein, daß mein Entschluß zu bleiben, im tiefsten Inneren längst feststand und das Orakel in Wirklichkeit nicht als ein Echo der Stimme des Gewissens war. Mit anderen Worten, es handelte sich um einen projektiven Test. Ein andrer hätte an meiner Stelle in dem Marmorstück nichts als $CaCO_3$ (Kalziumkarbonat) gesehen – aber wäre das dann nicht ebenso ein projektiver Test gewesen, wenn auch nur die Projektion – seines existentiellen Vakuums...?" (Frankl 1995b, 62; vgl. 1970, 34-35; 1988, 59).

[43]Frankl 1970, 25-26.

[44]Jacobs 1971, 1373.

„...von nun ab blieb die Gebetbuchseite in meinem Gewand genau so versteckt wie vorher das inzwischen verlorengegangene Buchmanuskript."[45]

Ebenso wie das Gebot, seine Eltern zu ehren, dazu mitgewirkt hat, daß Frankl ins Konzentrationslager gebracht wurde, so hat das *Schema Israel* ihn die Jahre schwerster Prüfungen hindurch getragen. Mag dies die Ursache dafür sein, daß er in seinen Vorträgen und Vorlesungen in den vierziger Jahren wiederholt gerade das *Schema Israel* angeführt hat?[46]

Nehmen wir noch ein Beispiel: in Türkheim, dem Lager aus dem Frankl letzlich befreit wurde, war er durch eine Erkrankung dem Tode nahe. Auch damals hatte er daran gedacht, daß sein Buch wieder nicht erscheinen würde. Er hat sich aber zu einem Verzicht auf dessen Publizierung durchgerungen. Von dieser Leistung verwendet er das Bild von Abrahams Bereitschaft, seinen Sohn zu opfern: wie Abraham, war auch er erst dann würdig, die „Ärztliche Seelsorge" herauszubringen, wenn er bereit war, sein geistiges Kind zu opfern.[47]

Schließlich wäre noch daran zu denken, in welche Worte Frankl seine Stimmungen unmittelbar nach der Befreiung kleidet:

> Dann gehst du eines Tages, ein paar Tage nach der Befreiung, übers freie Feld [...] du hörst in dir nur einen Satz, und immer wieder denselben Satz: „Aus der Enge rief ich den Herrn, und er antwortete mir im freien Raum."[48]

Dieser Satz ist der 5. Vers des 118. Psalms, eines der Hallel-Psalmen, die auch in der jüdischen Pesach-Feier rezitiert werden, und er wird in einer Form zitiert, die wahrscheinlich auf die deutsche Übersetzung des Gebetsbuches von Isaac Noah MANNHEIMER, einem führenden Wiener und reformjüdischen Rabbiner von 1840[49] zurückgeht (eine Ausgabe von diesem Buch von dem Jahre

---

[45]Frankl 1965, 182-183; 1995b, 72. In „Ein Psychologe erlebt das Konzentrationslager" meldet Frankl noch nichts vom Gebetbuchblatt (1995a, 31-32), und wenn er einige Jahre nach der Erscheinung des ebengenannten amerikanischen Buches in deutscher Sprache von diesem Ereignis erzählt, reißt der Faden genau da ab, wo wir doch wissen, daß der Bericht vom Gebetbuchblatt eigentlich folgen sollte: mit seinen Kleidern hatte Frankl auch sein Kletterführer-Abzeichen verloren, was ihn veranlaßt, vom Klettersport, seiner lebenslangen Leidenschaft, zu schreiben (1996b, 159-160; vgl. 1995b, 70-71).

[46]Frankl 1996a, 226; 1997b, 68, 72.

[47]Frankl 1995b, 73.

[48]Frankl 1995a, 143.

[49]Suler / Encyclopaedia Judaica 1971, 890-891.

1906 hat Frau Eleonore Frankl unter dem Nachlaß ihres Mannes gefunden und mir bei einem Besuch im April 1999 gezeigt). Der Psalm wird gegen Ende der Pesach-Feier, in der letzten Abteilung der hierhergehörigen Hallel-Psalmen (115-118) rezitiert. So steht der von Frankl zitierte Vers in der Pesach-Haggada in einem Zusammenhang, wo man sich gerade an die Drangsale der Juden in der Welt, deren Vorbild die Sklaverei in Ägypten ist, und an die Rettung aus ihnen, deren Vorbild der Auszug aus Ägypten ist, erinnert. Wie oben erwähnt wurde, endet Frankls Beschreibung seiner Gefangenschaft mit den Worten „...nach all dem Erlittenen nichts mehr auf der Welt fürchten zu müssen – außer seinen Gott."[50] Obwohl dieses offenbar eine Anspielung auf die Worte Otto von BISMARCKs („Wir Deutsche fürchten Gott und sonst nichts auf der Welt") ist, mag es auch im Lichte der Pesach-Feier zu interpretieren sein: Nachdem Israel von seinen Feinden gerettet worden ist, schließt es am Berg Sinai mit seinem Gott den Bund, dessen Essenz es ja ist, seinen Gott zu fürchten.

So haben, nach Frankls eigenem Erachten, zwei zentrale Aktenstücke der jüdischen Religion eine entscheidende Rolle in den verhängnisvollsten Jahren seines Lebens gespielt. Sein Erlebnis der Befreiung kann man als auf die Pesach-Feier bezogen betrachten, und auch sonst ist er geneigt, seinen existentiellen Kampf in biblische Metaphern einzukleiden. Man kann daher behaupten, daß der Gottesglaube, der, wenn Frankl ihn im Konzentrationslager nicht sogar wiedergelernt hat, doch vom Holocaust in bedeutendem Maße geformt wurde, als just ein *jüdischer* Gottesglaube betrachtet werden muß.

1.3.2. Der Holocaust als Ausdruck des Antisemitismus

Es ist auffallend, daß Frankl, wenn er sich mit dem Holocaust auseinandersetzt, eigentlich nicht den Aspekt einbezieht, daß es sich um einen Krieg gegen die Juden und einen Ausdruck des uralten europäischen Antisemitismus handelt. Wenn die Jahre im Konzentrationslager seinen Gottesglauben in bedeutendem Maße umgeformt haben, scheint er doch dem Gedanken völlig fremd gegenüber zu stehen, daß der Holocaust ein Vorgang gewesen wäre, der sich im Felde des

---

[50]Ich zitiere in dieser Arbeit die Bibel nach der Jerusalemer Bibel; doch verwende ich anstatt des in dieser Übersetzung gebrauchten Gottesnamens „Jahwe" den des „Herrn", da der erstgenannte im jüdischen Zusammenhang ja undenkbar ist.

Religiösen vollzogen hat, und er hebt auch nicht hervor, daß dieser in einer Kette von sich immer wiederholenden Unterdrückungen der Juden einzuordnen wäre.[51]

In einem Brief an die Börners vom Jahre 1946 bemerkt Frankl aber betreffend die von ihm erstrebte (1947 erhaltene) Dozentur: „Der Antisemitismus namentlich in Universitätskreisen scheint mir hier noch nichts weniger als ausgestorben zu sein." Und in einem Artikel von 1961 schreibt er unter Hinweis auf K. KOLLE, daß die Schicksale der wegen ihrer politischen, weltanschaulichen, religiösen Gesinnung Verfolgten denen der Juden nicht ohne weiteres gleichzusetzen sind.[52]

Hierzu wäre zweierlei anzumerken. Die Gefangenschaft war ein Leiden Frankls und seiner Mitinsassen, das er existentiell und nicht als ein Leiden des jüdischen Volkes deutet.[53] Und der Holocaust ist *eine* der zahlreichen Äußerungen des Wahnsinns, zu dem der Totalitarismus immer führt. Hat Frankl doch, als er im von den Nazis annektierten Österreich noch als Arzt wirken konnte, sich im Widerstand gegen die Euthanasie von Geisteskranken engagiert und dabei mit einem Parteianwärter der NSDAP, dem Vorstand der neurologisch-psychiatrischen Universitätsklinik Wien, Otto PÖTZL, zusammengearbeitet. Dieser, merkt Frankl an, war nichts weniger als ein Antisemit. Weiter notiert er, wie verwüstend die Folgen des Krieges für das deutsche Volk waren,[54] und schließlich sieht er auch die psychologische Kettenreaktion des Fanatismus als eine unentbehrliche Voraussetzung für die physikalische Kettenreaktion der Atombombe.[55]

---

[51]Hierbei wäre zu beobachten, daß Frankl einerseits 1995 expressis verbis meldete, nach dem „Anschluß" habe es eine Zeit gegeben, da bis zu zehn Selbstmordpatienten pro Tag ins Rotschild-Spital eingeliefert wurden (1995b, 57), andererseits sich aber in einem Vortrag im März oder April 1946 folgendermaßen äußerte: „...eine ganze Selbstmordepidemie angesichts besonderer, eine ganze Menschengruppe aufs äußerste bedrohender Umstände..." Als seine eigene Assistentin unter denen war, die versuchten, Selbstmord zu begehen (1996b, 121-122) und er 1995 meldete, daß seine Assistentin Frau Dr. Rappaport, als sie den Befehl erhielt, sich zur Deportation einzufinden, einen Selbstmordversuch unternommen hatte (1995b, 58), wird es klar, daß mit der „Selbstmordepidemie" gerade die eben erwähnte unter den Wiener Juden gemeint ist. (Martha Rappaport ist später im KZ gestorben [Frankl 1970, 109].)

[52]Frankl 1998, 206; Gimpl 1996, 402, 408.

[53]Siehe z. B. Frankl 1970, 117; 1979, 39; 1982a, 108-109, 112; 1988, 79; 1995a, 70, 106-112, 118, 124-127, 132; 1996a, 207; 1997a, 34.

[54]Frankl 1950, 90. In einer Neuausgabe, hier unter „Frankl 1996a" aufgenommen, wurde dieser Passus fortgelassen.

[55]Frankl 1995b, 49, 60; 1996a, 198; 1996b, 158-159.

Weiter sind hierbei Frankls Erörterungen über Gemeinschaft und Masse zu bedenken. „Die Masse duldet keine Individualität, geschweige denn, daß die individuelle Existenz in ihr eine Sinnerfüllung finden könnte." Die Flucht des Menschen in die Masse ist eine Flucht vor der individuellen Verantwortung, und dies ist das jedem Kollektivismus zugrundeliegende Motiv. An Stelle von verantwortlichen Personen wird nur ein Typus gesehen; etwas, was auch den Beurteilenden beeinflußt, insofern es diesen zum Teil der Verantwortung zu urteilen enthebt. Der Mensch aber ist nicht durch seine Zugehörigkeit zu irgendeinem Typus bestimmt oder aus ihr zu berechnen wie ein Motor oder ein Hund. „Im Kollektiv ist der Mensch nicht nur unindividuell, sondern überhaupt unmenschlich; als Mensch geht er im Kollektiv unter." Wohin dies schließlich führt – hier weist Frankl auf die Euthanasie im nationalsozialistischen Staat hin.[56]

Wir sehen also, daß das Wesentlichste für Frankl immer das Individuum ist, ob es um dessen Würde oder um dessen Verantwortung geht. Darum war der Holocaust für ihn ein Krieg gegen die *Menschlichkeit* des Menschen und seine Würde; der Krieg war gegen jeden einzelnen und dadurch gegen die ganze Menschheit gerichtet.

Hierbei wäre noch zu bemerken, daß Frankl eigentlich nicht, wie so manche andere Überlebende des Holocausts, ein schlechtes Gewissen deswegen hat, daß gerade er überlebt hat, während andere untergegangen sind. Zwar schreibt er in einem Brief an die Börners vom August 1945:

> Ehrgeiz, Karriere, gutes Leben usw. genießt man gerne, wenn vorhanden; wenn aber gerade nicht – dann stehen vor dem geistigen Auge Gräber unserer Kameraden aus dem KZ, die in einem Wäldchen insgeheim und notdürftig verscharrt wurden: Menschen, so jung wie ich und noch viel jünger, und tüchtiger und besser als ich – der es wie eine Art Scham empfinden muß, noch atmen zu dürfen, während diese prächtigen Menschen und viele Freunde unter diesen Kameraden modern.

Dazu endet das eingangs zitierte Gedicht mit den Worten „daß ihr mein Weiterleben mir verzeiht", und im Schauspiel „Synchronisation in Birkenwald" von Frankl sagt *Franz*, der wahrscheinlich den Autor darstellt, von seinem

---

[56]Frankl 1982a, 88, 90; 1992, 48; 1997b, 95-96 (vgl. 1996a, 117).

getöteten Bruder: „Und gerade er – warum denn nur er? Warum wieder der Falsche – Herrgott, du weißt es, daß ich der Schlechtere bin!"[57] Darüber hinaus scheint Frankl aber keine Gewissensqualen wegen seines Überlebens gehegt zu haben, obwohl es doch mehrfach geschah, daß gerade er verschont wurde, während zahllose andere ums Leben kamen.[58]

Schon im April 1946 hat sich Frankl mit diesem Problem öffentlich auseinandergesetzt. In einem Vortrag an der Volkshochschule Wien-Ottakring hat er das Überleben als unverdiente Gnade bezeichnet, die „nachträglich zu verdienen und ihrer halbwegs würdig zu werden" die Überlebenden den toten Kameraden schuldeten. Diese Schuld sollten sie durch „ein Aufrütteln und Wachhalten des Gewissens der Andern ebenso wie je [ihres] eigenen" abstatten.[59]

Frankl betont auch wiederholt, daß es eher darum geht, was das Leben von uns erwartet, als darum, was wir vom Leben erwarten – eine Entdeckung, die er eine „kopernikanische Wendung" nennt.[60] So betrachtet ist es ja nicht der einzelne Mensch, der sich jeweils dafür entschließt, zu überleben zu versuchen, sondern das Leben, das den Menschen in Anspruch nimmt und ihn deswegen zum Weiterleben bestimmen kann. Auch ist die Entscheidung, wer überleben wird und wer nicht, nicht die des einzelnen, sondern gehört einem höheren Wesen, ob wir es nun Gott oder das Leben nennen. Damit werden auch denkbare Gewissensqualen irgendwie überflüssig. Den Holocaust überlebt zu haben ist zwar eine Gabe, eine Gnade, aber nicht nur das, sondern auch ein Auftrag, der eine Verantwortung einschließt.

Oben haben wir zitiert, was Frankl weniger als ein Jahr nach der Befreiung geäußert hat. In der autobiographischen Skizze aus dem Jahre 1995 kehrt er zu diesem Thema zurück. Er gibt ein Stück aus einem Gespräch mit einem engen Freund im Jahre 1945 wieder:

> Paul, ich muß gestehen, wenn so viel über einen hereinbricht, wenn man so sehr auf die Probe gestellt wird, das muß einen Sinn haben. Ich habe das Gefühl, ich kann es nicht anders

---

[57]Frankl 1995a, 180; Gimpl 1996, 396.

[58]Frankl 1995a, 82, 101-102; 1995b, 73.

[59]Frankl 1946c, 85 (=1996b, 138-139).

[60]Frankl 1991, 14; 1995a, 124-125, 128; 1996a, 241; 1996b, 150; 1997b, 46. Hierbei hat Frankl einen ursprünglich auf das Denken Immanuel Kants bezogenen Ausdruck ziemlich frei angewandt.

sagen, als ob etwas auf mich warten würde, als ob etwas von mir verlangt würde, als ob ich für etwas bestimmt wäre.

Und in etwas, was man als eine Zusammenfassung seiner ganzen Tätigkeit nach den Jahren in den Konzentrationslagern bezeichnen könnte, heißt es:

> Während die anderen nur das sehen, was ich erreicht und errungen haben mag, oder besser gesagt, was mir geglückt und gelungen ist, kommt mir in einem solchen Augenblick erst so recht zu Bewußtsein, was ich hätte tun müssen und *können*, aber nicht getan habe. Mit einem Wort: was ich der Gnade schuldig geblieben bin, die mir, nachdem ich die Tore von Auschwitz hatte durchschreiten müssen, noch 50 Jahre geschenkt hat.[61]

1.3.3. Der Holocaust als Realität

In seinen jungen Jahren war Frankl auch politisch engagiert. Er war Mitglied der Sozialistischen Partei und Funktionär der Sozialistischen Arbeiterjugend. Eine Zeitlang war er auch geschäftsführender Obmann der Sozialistischen Mittelschüler Österreichs. Nach dem Krieg rückte er vom osteuropäischen Kommunismus ab – er war kritisch sowohl gegen den „westlichen Konformismus" als auch gegen den „östlichen Totalitarismus". In Vorlesungen und Vorträgen in den vierziger Jahren hat er sowohl den Marxismus als auch den dialektischen Materialismus verteidigt. „…sollte es die Gesellschaft sein, die krank ist, so werden wir, sobald und solange es möglich ist, zu einer politischen Aktion schreiten", stellte er 1983 fest. Es ist aber auch zu bemerken, daß der erwachsene Frankl laut LÄNGLE „kein Politiker und kein politisch handelnder, oder denkender Mensch" war. Er hat sich in aktuellen politischen Fragen nicht öffentlich geäußert und nie für oder gegen eine Partei, ein politisches Programm oder einen Politiker Stellung genommen.[62]

---

[61] Frankl 1995b, 82, 102.

[62] Frankl 1991, 85, 86; 1992, 23; 1995b, 39; 1996a, 59, 83; 1996b, 150-151, 157; 1997b, 94-95, 96; Frankl/Kreuzer 1997, 51-52 (vgl. Frankl 1997a, 12-13); Längle 1998, 20, 203-206. Die Juden waren in der Sozialistischen Partei zahlreich vertreten (Berkley 1988, 37). Wicki (1991, 4) bemerkt, daß Frankl sich in den sozialistischen Kreisen auch mit Marx und Lenin beschäftigte, daß diese aber auf sein Werk keinen bedeutenden Einfluß ausübten.

Den Nationalsozialismus bezeichnete Frankl als „letzten Endes ein modernes Heidentum". „Wir haben ein ganzes Volk in seinem Zusammenbruch gesehen – vom Schlagwort getroffen." Im Vorbeigehen äußert sich Frankl ziemlich bissig vom deutschen „Einsatz" im Zweiten Weltkrieg:

> Nun, ebenso haftet ein Volk in seiner Gesamtheit, und so auch jeder einzelne unter den diesem Volke Angehörenden, dafür, daß er von einer Tyrannis und einem Terror erst von andern Völkern befreit werden mußte, daß erst andere freiheitsliebende Nationen ihre Jugend auf den Schlachtfeldern aufopfern mußten, um all diese einzelnen Schuldlosen von ihrer Regierung zu befreien – nachdem sie es selber zu tun nicht imstande waren, nachdem sie hiezu zu ohnmächtig waren – wie sie ja selber immer wieder beteuern.

Andererseits warnt er davor, daß eine Nation darüber frohlocke, daß gerade die deutsche und nicht sie dem Nationalsozialismus verfallen war: „denn es war die ganze Menschheit, die da erkrankte."[63]

Das Konzentrationslager betrachtete Frankl als den Gipfelpunkt eines fortschreitenden Degradierungsprozesses, dessen erste Schritte darin bestanden, daß man den Menschen zu kaum mehr als einem Maschinenbestandteil im Produktionsprozeß degradierte und daß man sein ganzes Leben zum bloßen Mittel machte, nämlich zum Kanonenfutter im Krieg. Im Konzentrationslager wurde die Person „versachlicht, vergegenständlicht, objektiviert" wie nie. Was den Holocaust doch im Grunde ermöglicht hat, war nicht der Nationalsozialismus, nicht der Antisemitismus, sondern – das Böse. Das Letzterwähnte hat der Nationalsozialismus nicht geschaffen. „Dies hieße den Nationalsozialismus überschätzen; denn er war nicht schöpferisch – nicht einmal im Bösen." Er hat das Böse nur gefördert „–vielleicht wie kein System zuvor."[64]

Mehrfach hat Frankl sich mit der Kollektivschuld auseinandergesetzt, d. h. der Kollektivschuld an den nazistischen Verbrechen. Er notiert, daß es in erster Linie der Nationalsozialismus war, der den Menschen zum kollektivistischen Denken erzogen hatte: wer Deutscher war, hatte sich damit automatisch ein Verdienst erworben, während es genügte, Jude zu sein, und man hatte Schuld auf sich

---

[63]Frankl/Kreuzer 1997, 50; Frankl 1997b, 97, 99-101 (vgl. 1996b, 138; 1998, 299).
[64]Frankl 1996a, 62, 175; 1996b, 80-81; 1997b, 87-88, 99 (vgl. 1970, 123).

geladen. Frankl bedauert, daß auch diejenigen, die – wie er es nennt – die „geistige Massenerkrankung" hätten behandeln sollen, sich selber angesteckt hätten. Nach ihrer Denkweise genügt es heute wieder, Deutscher zu sein, und man hat *Schuld* auf sich geladen. Wer sich pauschal verächtlich zu den Deutschen äußere, sei demjenigen gleich zu erachten, der sich so gegenüber den Juden verhalte. In diesem Zusammenhang wirft er auch C. G. JUNG vor, er habe, ausgehend von seiner Idee des „Archetypus" wie des „archaischen und kollektiven Unbewußten", eine Kollektivschuld der Deutschen, *aller Deutschen*, stipuliert. Auch ein deutscher Antifaschist sei, nach der Ansicht von Jung, ein *unbewußter* Nationalsozialist. In anderem Zusammenhang stellt Frankl fest, „daß ein anständiger Deutscher nicht im geringsten moralisch minder wert ist als ein anständiger Österreicher und daß, umgekehrt, der irgendwie mitschuldig gewordene Deutsche nicht im geringsten mehr Schuld auf sich geladen hat, als ein irgendwie mitschuldig gewordener Österreicher."[65]

Nach Frankl ist es nicht einmal in dem Fall, daß man einer Partei beigetreten ist, selbstverständlich, daß man daran mitschuldig ist, was die Partei verbrochen hat. Es hänge davon ab, ob man etwa unter Druck gestanden habe, und der Beitritt damit unfreiwillig war und nicht ganz in der Freiheit und *Verantwortung* des Beitretenden gestanden habe.[66]

Mit dieser Bekämpfung der Idee von der Kollektivschuld hat Frankl eigentlich gleich nach dem Krieg angefangen. Schon im April 1946 nahm er in seinem obenerwähnten Vortrag an der Volkshochschule Wien-Ottakring diese Haltung ein.[67] „1946 war es nicht populär, gegen die Kollektivschuld aufzutreten oder gar sich für einen Nationalsozialisten einzusetzen", schrieb er in den siebziger Jahren, und in einer Rede im Rahmen einer Gedenkkundgebung anläßlich des „Anschlusses" vor 50 Jahren stellte er 1988 fest, daß man durch das Hegen der Idee einer Kollektivschuld „die jungen Leute den alten Nazis oder den Neonazis in die Arme" treibe.[68]

---

[65]Frankl 1946c, 82; 1996a, 195 (vgl. 1995b, 80-81; 1996b, 162-163).

[66]Frankl 1997b, 98. Für diese Einstellung Frankls mag folgendes Detail seine Bedeutung haben: Sein ehemaliger Lehrer Otto Pötzl war der erste, vor dem er sich, nachdem er vom Tod seiner ersten Frau erfahren hatte, ausgeweint hat. An demselben Tag wurde Pötzl als ehemaliger Nationalsozialist seines Postens enthoben (Frankl 1995b, 81; 1996b, 163-164).

[67]1946c, 79-82; 1996b, 137.

[68]Frankl 1996b, 163 (ein Beitrag, den Frankl seiner Frau zur Silbernen Hochzeit gewidmet hat); 1998, 297-298.

Dabei gehe es auch darum, die Kette des Bösen zu zerreißen, nicht Böses mit Bösem zu vergelten. Frankl verwendet das biblische Bild vom Kainszeichen, dessen Funktion es ja war zu verhindern, daß die Rache Kain, den Brudermörder, treffe. Er bemerkt auch, daß es gerade ihm als ehemaligem KZ-Häftling möglich ist, sich gegen die Idee der Kollektivschuld zu wenden, während z. B. ein ehemaliger SS-Offizier es nicht tun könne – ein solcher würde pro domo sprechen.[69]

Daß Frankl von der Idee einer Kollektivschuld abrückt, hindert ihn nicht daran, von charakterologischen Schwächen eines Volkes zu reden. Doch mache die Zugehörigkeit zu einem Volk weder Verdienst noch Schuld aus, sondern es gehe darum, daß die besondere Begabtheit des Volkes und seine Kulturwerte gefördert werden, während die charakterologischen Schwächen von der Seite des einzelnen überwunden werden müßten.[70] Wie Frankl es zuspitzt: es gibt nur zwei Menschenrassen: die „Rasse" (Frankls eigene Anführungszeichen) der Anständigen und die der Unanständigen, und nach dieser Einteilung sollte jeder Mensch bewertet werden. Die anständigen Menschen seien in der Minorität; gerade deshalb sei jeder einzelne wichtig. Jedermann sollte sich für den Kampf entschließen und bereit zu einem persönlichen Opfer sein, sogar zu dem seines Lebens, solle er nicht daran *mitschuldig* werden, daß sich der Holocaust wiederhole.[71]

Andererseits hebt Frankl hervor, daß man von niemandem anderen Heroismus verlangen darf, als von sich selbst. Nur wer selbst bereit gewesen wäre, ins Konzentrationslager zu gehen, habe das Recht, den Nachgiebigen zu verurteilen. Jedem, der sich unter der Nazizeit im Ausland befunden habe, spricht er das Recht ab, ein hartes Urteil zu fällen.[72]

Noch zu bemerken wäre der Unterschied, den Frankl zwischen kollektiver *Schuld* und kollektiver *Haftung* macht: Wie derjenige, der wegen einer Blinddarmentzündung operiert worden ist, die Arztrechnung bezahlen müsse, so sei es nicht unrecht, wenn die ehemaligen Bürger des Dritten Reiches, obwohl selber unschuldig, „mit dem einen oder andern Opfer" für ihre Befreiung, die ja andere Nationen so viel gekostet hat, zahlen müßten.[73]

---

[69]Frankl 1995b, 81; 1996b, 163; 1997b, 100.

[70]Frankl 1982a, 37, 245 Anm. 7 (vgl. 1996a, 117).

[71]Frankl 1982a, 91; 1995a, 138; 1996a, 63; 197; 1997b, 90 (vgl. 1996b, 84).

[72]Frankl 1995b, 59; 1997b, 98; 1998, 299; Frankl/Kreuzer 1997, 49.

[73]Frankl 1996b, 137-138. Frankl hat von „Kollektivschuld" in dreierlei Sinne gesprochen: 1) kollektive Haftung; 2) Schuld am Beitritt zu einem Kollektiv und 3) kollektive Verantwortung. „...nur daß im aktuellen Sprachgebrauch Kollektivschuld kaum jemals in einem

In der Erstfassung der „Ärztlichen Seelsorge" lehnt Frankl die Idee einer *Kollektivhaftung* ab (S. 66). Offenbar meint er mit dem Wort Kollektiv*haftung* dasselbe wie Kollektiv*schuld*; die Distinktion zwischen letzterem Begriff und kollektiver Haftung hatte er damals noch nicht geschaffen. Er äußert sich über die Kollektivhaftung mit Worten, die es klar machen, daß es um denselben Gedankengang geht, den er dann in seinem Vortrag im April 1946 weiterführte. In der Zeit vor seiner Deportation hat Frankl doch kaum an eine Kollektivhaftung der Deutschen an den Holocaust gedacht. Statt dessen hat er sich offenbar gegen Ideen einer Kollektivhaftung der Juden und anderer Minderheiten geäußert.[74]

Betreffend Frankls Auffassung vom Holocaust können wir eine Zweideutigkeit erkennen: geht es um den Massenmord, ist er streng in seinem Urteil; geht es aber um die Mörder, macht er sich nicht zum Richter – jeder müsse selber den Schluß ziehen. Der Holocaust sei ein Gipfelpunkt der Unmenschlichkeit des Menschen, seines Vermögens, seinen Nächsten und damit auch sich selbst seiner Menschenwürde und Menschlichkeit zu berauben, gewesen. Der Mensch sei als Art sowie als Individuum einzigartig; dazu sei jeder einzelne Mensch einmalig. Dieses habe der Nationalsozialismus verneint und niedergetreten und sich damit gegen das Heiligste in der Existenz versündigt.

Andererseits sei die Quelle dieses Bösen nicht der Nationalsozialismus, sondern gerade – das Böse. Der Nazismus habe das Böse gefördert, aber nicht geschaffen. Die Deutschen seien nicht schuldig, denn man dürfe kein Urteil über ein Volk fällen – eine Kollektivschuld existiere nicht. „...a person must be able to forgive humans [...] what we all hate was the system, the system which brought some men to guilt and which brought others to death."[75] Die Verantwortung des einzelnen sei davon abhängig, inwieweit er unter einem Druck stehe. Es ist mir nicht bekannt, daß Frankl sich je über die rechtlichen Prozesse gegen die Naziverbrecher geäußert hätte.

---

dieser drei Sinne verwendet wird" (1997b, 96-99). Ob er mit diesen Erörterungen gleich nach dem Zweiten Weltkrieg nur an die Deutschen gedacht hat oder ob auch die Österreicher mit einbezogen waren, bleibt unklar.

[74] Vgl. Frankl 1998, 297-298: „Und den Österreichern, die heute zwischen 0 und 50 Jahren alt sind, in diesem Sinne eine sozusagen ‚rückwirkende Kollektivschuld' einzureden, halte ich für ein Verbrechen und für einen Wahnsinn – oder, um es psychiatrisch zu formulieren, es *wäre* ein Verbrechen, würde es sich nicht um einen Fall von Wahnsinn handeln. Und um einen *Rückfall* in die sogenannte Sippenhaftung der Nazis! Und ich denke, gerade die Opfer ehemaliger kollektiver Verfolgung sollten die ersten sein, die mir da zustimmen."

[75] Frankl 1970, 109.

Die einzige Antwort auf die konkrete Schuldfrage, die der Verfasserschaft Frankls zu entnehmen ist, lautet: Siehe zu, daß du zu den anständigen Menschen gehörst, damit du nicht schuldig wirst. „Aus dem immer wieder Gutes-tun wird schließlich das Gut-sein."[76]

---

[76]Frankl 1996a, 205.

2. Das Menschenbild Viktor E. Frankls

„Kaum ein anderer Tiefenpsychologe hat sich derart intensiv um die anthropologischen Voraussetzungen seiner Theorie bemüht wie V. E. Frankl", schreibt Christoph KOLBE.[1] Im vorliegenden Kapitel wird der Versuch unternommen, eine Auffassung vom Franklschen Menschenbild zu bekommen. Dies geschieht ausgehend von seinem Schrifttum, das ja fast ausschließlich die Logotherapie und Existenzanalyse darlegt. Trotzdem wird keine systematische Darstellung dieses Lehrgebäudes versucht. Was im Zentrum steht, ist, wie schon in der Einleitung unterstrichen wurde, die Frage, ob und wie die Tatsache, daß Frankl Jude und Überlebender des Holocausts war, in seinen Auseinandersetzungen zum Ausdruck kommt.

Exkurs: Logotherapie und Existenzanalyse

Das Lebenswerk Viktor E. Frankls war, was die Dritte Wiener Richtung genannt worden ist, nämlich die *Logotherapie*. Parallel spricht er auch von *Existenzanalyse*. Dabei erhebt sich die Frage, ob diese zwei Begriffe als etwa gleichbedeutend zu betrachten sind. Es wäre zu bedenken, daß Frankl ab 1926 den Begriff Logotherapie verwendet, während er erst später, ab 1933 beginnt, von Existenzanalyse zu sprechen.[2] Doch hat der letzterwähnte Begriff den ersterwähnten keineswegs ersetzt – Logotherapie blieb die führende Bezeichnung seines psychologischen Denkens in seinem Schrifttum, das ja abgesehen von einzelnen Artikeln erst ab 1945 entstanden ist. Mit der Distinktion zwischen den beiden Bezeichnungen hat er sich verhältnismäßig selten auseinandergesetzt. In der „Psychotherapie in der Praxis" lesen wir:

> Existenzanalyse und Logotherapie sind eigentlich dasselbe –
> zumindest sind sie es insofern, als beide je eine Seite ein und
> derselben Theorie darstellen,[3]

---

[1] Kolbe 1986, 214.
[2] Frankl 1995b, 44; 1996b, 154-155.
[3] Frankl 1982b, 61.

was im „Grundriß der Existenzanalyse und Logotherapie" weiterentwickelt zu werden scheint:

> Die Logotherapie und die Existenzanalyse sind je eine Seite ein und derselben Theorie. Und zwar ist die Logotherapie eine psychotherapeutische Behandlungsmethode, während die Existenzanalyse eine anthropologische Forschungsrichtung darstellt.[4]

In der „Ärztlichen Seelsorge" heißt es jedoch:

> Die Logotherapie bemüht sich [...] um Bewußtmachung von Geistigem. Wobei sie in ihrer Spezifikation als Existenzanalyse darum bemüht ist, im besonderen das Verantwortlichsein – als Wesensgrund der menschlichen Existenz – dem Menschen zum Bewußtsein zu bringen,[5]

und im „Homo patiens":

> Es ist das Anliegen dessen, was wir Logotherapie genannt haben, daß sie den Logos in die Psychotherapie einbezieht. Und es ist die Aufgabe dessen, was wir Existenzanalyse genannt haben, daß sie die Existenz in die Psychotherapie hereinnimmt,[6]

und in der „Theorie und Therapie der Neurosen":

> Die noogenen Neurosen verlangen eine Therapie, die dort ansetzt, wo die Neurose wurzelt: eine Therapie vom Geistigen her (wie ich sie als Logotherapie bezeichnet habe) beziehungsweise eine Therapie insofern auf Geistiges hin, als sie die personal geistige Existenz anpeilt (ich habe sie Existenzanalyse genannt).[7]

---

[4]Frankl 1998, 57-58 (vgl. 59).
[5]Frankl 1982a, 39.
[6]Frankl 1996a, 171.
[7]Frankl 1993, 141 (vgl. 60-61; 145, 1996a, 69, 172; 1997b, 123).

Im selben Buch heißt es aber auch:

> Ist die Logotherapie sowohl spezifische als auch unspezifische Therapie und ist ärztliche Seelsorge immerhin noch ärztlich, so geht die Existenzanalyse über diese Anzeigen insofern hinaus, als ihr Anliegen eigentlich nicht nur ein ärztliches ist.[8]

Schließlich heißt es in „The Will to Meaning":

> In fact, as early as the thirties I coined the word *Existenzanalyse* as an alternative name for logotherapy.[9]

Mit diesen sieben Definitionen hat Frankl tatsächlich sechserlei gesagt: 1. die beiden Begriffe stellen dieselbe Theorie dar, aber verschiedene Seiten von ihr; 2. Existenzanalyse ist eine Spezifikation der Logotherapie, die bei der Bewußtmachung von Geistigem das Verantwortlichsein dem Menschen zum Bewußtsein bringen soll; 3. die Logotherapie bezieht den Logos in die Psychotherapie ein, während die Existenzanalyse die Existenz in sie hereinnimmt; 4. sowohl Logotherapie als auch Existenzanalyse sind Benennungen einer Therapie, im erstgenannten Falle, wenn es um eine solche geht, die vom Geistigen ausgeht, im letztgenannten, wenn wir mit einer solchen Therapie zu tun haben, die auf das Geistige hin gerichtet ist, insofern als sie die personell geistige Existenz anpeilt; 5. das Anliegen der Existenzanalyse ist nicht nur ein therapeutisches, was dagegen bei der Logotherapie der Fall ist; und 6. Logotherapie und Existenzanalyse sind einfach gleichbedeutend. Die Definitionen 1 und 2 sind nicht ganz vereinbar, weil es nach 1 um zwei gleichwertige Dinge, die Anwendungen derselben Theorie sind, geht, nach 2 aber das eine eine Unterabteilung bzw. eine nähere Spezifikation des anderen ist. Nach Definition 3 handelt es sich wieder um gleichwertige Dinge, aber, ob diese einfach zwei Seiten ein und derselben Theorie darstellen wie in 1, oder eher zwei verschiedene Theorien, bleibt unklar. Nach Definition 4 haben wir wieder mit zwei gleichwertigen Dingen zu tun, offenbar mit zwei Aspekten einer und derselben *Therapie*, während uns in 1 eine *Theorie* begegnet.[10] Definition 5

---

[8] Frankl 1993, 185; s. auch 1998, 121.

[9] Frankl 1988, 5.

[10] Vgl. Frankl 1982a, 73: „In der Praxis geht die Logotherapie auf eine Konfrontation der Existenz mit dem Logos aus. In der Theorie geht sie von einer Motivation der Existenz durch

unterscheidet sich völlig von den anderen, da sie der Existenzanalyse einen weiteren Kompetenzbereich als der Logotherapie zubilligt. Definition 6 schließlich radiert jede Distinktion zwischen den beiden Bezeichnungen aus. Frankl selbst beantwortet also die Frage nach dem Verhältnis von Logotherapie und Existenzanalyse nicht eindeutig. Am besten erklärt sich wohl der Unterschied zwischen den beiden Bezeichnungen, wenn man sie mit *Psychotherapie* und *Psychoanalyse* vergleicht. Ist doch die erstere eine Behandlungsmethode, während die letztere zwar auch als Pflege angewandt werden kann, im Grunde aber ein theoretisches Gebäude ist, auf dessen Grund psychotherapeutische Methoden entwickelt werden können. Demnach wäre die oben im „Grundriß der Existenzanalyse und Logotherapie" angeführte Erläuterung den anderen vorzuziehen.[11] So heißen die beiden ersten Kapitel in der „Ärztlichen Seelsorge" tatsächlich „Von der Psychotherapie zur Logotherapie" und „Von der Psychoanalyse zur Existenzanalyse", und in dem „Leidenden Menschen" begegnen wir den Untertiteln „Psychotherapie und Logotherapie" bzw. „Existenzanalyse und Psychoanalyse". Frankl gibt auch die Bedeutung von „Logotherapie" mit „a *therapy through meaning*" wieder und bemerkt, sie sei „the very reverse of the traditional conceptualization of psychotherapy, which could rather be formulated as *meaning through therapy*".[12] Er stellt auch fest: „... dem Menschen Beistand zu leisten in der Sinnfindung ist *eine* Aufgabe der *Psycho*therapie – ist *die* Aufgabe einer *Logo*therapie."[13] Logotherapie ist also die Franklsche Behandlungsmethode, während Existenzanalyse das dahinterstehende Theoriegebäude bezeichnet,

---

den Logos aus." Und 1988, 5: „Often I speak of logotherapy even in a context where no therapy in the strict sense of the word is involved."

[11]Vgl. Frankl 1998, 21-22: „All das, was wir bisher besprochen haben, macht sozusagen den allgemeinen Teil einer Existenzanalyse aus, der nunmehr ergänzungsbedürftig ist durch deren speziellen Teil, unter dem wir uns jene Technik vorstellen, die mit den vielfältigsten Einwänden des Kranken fertig wird, und jene Dialektik, die die Auflehnung des Menschen gegen die vermeintliche Bürde des Verantwortlichseins, die Flucht vor seiner Freiheit aufhebt." (Die Logotherapie wird also nicht explizite genannt.) Weiter unten im selben Artikel (26) spricht Frankl von einer „Art Logotherapie [...] in Form eben einer Existenzanalyse..." und von „einem ‚logotherapeutischen' Vorgehen auf existenzanalytischer Grundlage" (28).

Vgl. auch Frankl 1996a, 110: „Von dieser ‚relativen' Autonomie [des Geistes] sehen wir immerhin so viel, ein solches quantum satis, daß es immer dafürsteht, sie existenzanalytisch aufzuspüren – um sie aufzurufen, um an sie logotherapeutisch appellieren zu können..." Vgl. auch 1982b, 168-169.

[12]Frankl 1979, 19.

[13]Frankl 1997b, 8.

obwohl Frankl tatsächlich beide sowohl als Theorie als auch Therapie bezeichnet hat.[14]

Schließlich sollte man auch nicht vergessen, was Frankl in einem Vortrag auf dem 15. Kongreß der Internationalen Vereinigung für Individualpsychologie 1982 in Wien von der Logotherapie sagte: „...den Neologismus prägte ich nur, um mir das Sprechen in der 1. Person zu ersparen und meinen Schülern den Personenkult zu erschweren."[15]

2.1. Abgrenzung gegen Psychoanalyse und Individualpsychologie

Wie schon in der Einleitung erwähnt wurde, wurde Frankl zuerst in die Einflußsphäre Sigmund FREUDs, des Vaters der Psychoanalyse gezogen, und hat sich danach Alfred ADLER, dem Begründer der Individualpsychologie, angeschlossen, um schließlich von diesem abgestoßen zu werden. Sein Verhältnis zu Freud beschreibt er zwar, in Anlehnung an Wilhelm STEKEL, als das eines Zwerges zu einem Riesen: er steht auf dessen Schultern und kann deswegen weiter und mehr sehen, als der Riese selbst. Auch machte er die Bemerkung, daß niemand sich jemals mit Freud messen können wird.[16]

Nach der Beschreibung Frankls legt die Psychoanalyse das Schwergewicht auf das Bewußtsein des Menschen, nämlich auf das Bewußtsein des Unbewußten, Verdrängten, während die Individualpsychologie das Verantwortlichsein des Menschen, nämlich für sein neurotisches Symptom, betont. Seiner Meinung nach bedeutet doch „Ich-Sein" oder „Mensch-sein" „Bewußt-sein und Verantwortlichsein". Damit sähen sowohl die Psychoanalyse als auch die Individualpsychologie jeweils eine Seite des Mensch-seins, während erst beide Aspekte zusammen ein wahres Bild vom Menschen ergäben. Diese beiden Richtungen seien also nicht zufällig, sondern aus systematischer Notwendigkeit entstanden. Oder wie es auch heißt:

---

[14]Als Franz KREUZER in einem Fernsehinterview 1980 Frankls Schule „die dritte Wiener psychoanalytische Schule" nannte, berichtigte Frankl ihn: „Die dritte Wiener Richtung der Psychotherapie" (Frankl/Kreuzer 1997, 13). Er bemerkt auch: „Der Laie verwechselt heute noch häufig Psychotherapie mit Psychoanalyse, er setzt mißverständlich beide gleich (Frankl 1998, 31).

[15]Frankl 1998, 249 (vgl. 1996b, 155).

[16]Frankl 1982a, 10; 1982b, 60; 1993, 196-197; 1995b, 9, 30-31, 41-43; 1996b, 144, 148, 152; Frankl/Kreuzer 1997, 13-14.

> Die Psychoanalyse hat uns kennen gelehrt den Willen zur Lust, als welchen wir das Lustprinzip auffassen können, und die Individualpsychologie hat uns vertraut gemacht mit dem Willen zur Macht in Form des Geltungsstrebens; aber noch tiefer verwurzelt ist im Menschen, was wir als den *Willen zum Sinn* bezeichnen: sein Ringen um möglichste Sinnerfüllung seines Daseins.[17]

Frankl meint, die Psychoanalyse und die Individualpsychologie haben uns „der geistigen Wirklichkeit des Menschen zu wenig ansichtig werden lassen." In ersterer herrsche die Kausalität, in letzterer aber die Finalität, die unleugbar eine höhere Kategorie darstelle, so daß wir es mit einer Höherentwicklung der Psychotherapie zu tun hätten. Doch kann nach der Meinung Frankls eine noch höhere Stufe ergänzt werden: zum „Müssen" (Kausalität) und „Wollen" (Finalität) habe das „Sollen" hinzuzutreten. Die Psychoanalyse suche die Triebhaftigkeit des Individuums der Außenwelt anzupassen, während die Individualpsychologie über die bloße Anpassung vom Kranken eine Gestaltung der Wirklichkeit fordere; Frankl fragt sich, ob nicht zu diesen Kategorien eine dritte hinzugefügt werden muß, die der Erfüllung, „wofern wir zu einem angemessenen Bild von der totalen leiblich-seelisch-geistigen Wirklichkeit ‚Mensch' gelangen wollen." Die Erfüllung sei „gerichtet auf die jeder einzelnen menschlichen Person vorgegebene, vorbehaltene, aufgegebene Wertmöglichkeit, um deren Verwirklichung es im Leben geht", auf „ein Absolutes im Sinne objektiver Werthaftigkeit." Hinter dem seelischen Leiden des neurotischen Menschen solle man seines geistigen Ringens ansichtig werden.[18]

Frankl spricht auch von einem Psychologismus, der sogar glaubte, „von einer ‚Psychopathologie der Weltanschauung'[19] sprechen zu können", der die geistige Person des Menschen und die geistigen Akte versachliche, objektiviere, während die Existenzanalyse ihrem Gegenstand den Subjekt-Charakter ließe.[20]

Obwohl sich Frankl also kritisch zur Psychoanalyse und Individualpsychologie stellt, betrachtet er die Logotherapie nicht als einen Ersatz für die sich

---

[17]Frankl 1982a, 10-11; 1982b, 66-67; 1996b, 95; 1997b, 114, 123-124; 1998, 15-16, 38, 116.

[18]Frankl 1982a, 14-17; 1998, 17-18, 39.

[19]Dies scheint eine Anspielung auf die Bücher „Zur Psychopathologie des Alltagslebens" von Sigmund Freud und „Psychologie der Weltanschauungen" von Karl Jaspers zu sein.

[20]Frankl 1996a, 170; 1998, 25-26, 39.

auf die beiden erstgenannten gründende Psychotherapie, sondern als eine Ergänzung; doch so, „ daß die Psychoanalyse integrativ überhöht werden muß – integrativ in die Höhe und nicht additiv in die Breite". Er steht auf den Schultern eines Riesen und kann deswegen weiter und mehr sehen, als der Riese selbst. Er spricht auch von einer „Kritik der ‚bloßen' Psychotherapie" und von einer Psychologie ohne Geist, betrachtet aber gleichwohl die Logotherapie als eine Richtung der Psychotherapie.

> Auch wenn die Psychoanalyse qua Psychodiagnose recht hätte, ist noch lange nicht ausgemacht, daß sie qua Psychotherapie richtig ist, so zwar, daß sie auch dort wichtig ist, wo Logotherapie und Existenzanalyse indiziert sind, denen sie im Sinne einer unabdingbaren Voraussetzung voranzugehen hätte.[21]

Wenn Frankl von einer Therapie vom Geistigen her spricht, meint er ja nicht, daß das Leibliche und das Seelische nicht zu berücksichtigen oder vom Geistigen zu trennen wären. Es gelte aber, noch einen letzten Schritt zu tun und den Menschen in seiner geistigen Not zu schauen. Sei doch das Geistige eine höhere Form des Daseins als das Seelische, das wiederum höher stehe als das Leibliche. Der Mensch „hat" Leib und Seele – aber er „ist" Geist (Frankls eigene Anführungszeichen, deren Verwendung sehr der HEIDEGGERschen ähnelt).[22]

Mit einer Psychotherapie, die mit dem Geistigen rechnet, meint Frankl eine solche, die der Frage nach dem Sinn des Lebens nachgeht. Diese Frage wird im Verlauf einer seelenärztlichen Behandlung am häufigsten exponiert. Er bemerkt, daß nach FREUD der Mensch in dem Moment, da er nach Sinn und Wert des Lebens fragt, krank ist. Frankl stellt aber fest, daß man am Kranken nur vorbeiredet, wenn die Frage nach dem Sinn des Lebens nur als eine psychologisch entwickelte betrachtet wird.[23]

Es ist außerdem zu beobachten, daß Frankl in seinem letzten amerikanischen Buch auf die Psychoanalyse und den *Behaviorismus* Bezug nimmt, während er im

---

[21]Frankl 1959, 26, 84-86, 108; 1970, 77, 130, 142; 1982a, 18, 25, 217; 1982b, 73; 1988, 10, 26, 99; 1991, 67; 1993, 9, 142; 1996a, 172, 176; 1996b, 41; 1997b, 101, 103 Anm. 11, 124; 1998, 18, 25, 35, 40, 249.

[22]Frankl 1970, 74-75, 136-137; 1982a, 17, 133; 1991, 20; 1996a, 112, 148, 221 Anm. 2; 1998, 29; Fabry & Lukas 1995, 22.

[23]Frankl 1970, 67; 1982a, 19, 21; 1996a, 169; 1996b, 27; 1997a, 11.

übrigen die Psychoanalyse und Individualpsychologie als die Orientierungspunkte der Logotherapie und Existenzanalyse gewählt hat. Auch den Behaviorismus betrachtet er nicht als etwas, das er ersetzen will, sondern als eine Methode, die der Ergänzung bedarf.

> Summing up, one may say that psychoanalysis has taught us *to unmask the neurotic*, and behaviorism has taught us *to demythologize neurosis*. Now [...] logotherapy is teaching us *to "rehumanize" both psychoanalysis and behaviorism*.
>
> Therefore it is perfectly legitimate for us to use the sound findings of both psychodynamically and behavioristically oriented research, and to adopt some of the techniques that are based on them. When these techniques are incorporated into a psychotherapy that follows man into the human dimension, as logotherapy does, their therapeutic effectiveness can only be enhanced.[24]

2.2. Die zentralen Themen bei Frankl

Im folgenden werde ich mich mit den Themen, die m. E. in Frankls Denken eine zentrale Rolle spielen, auseinandersetzen. Da meine Untersuchung sich in erster Linie auf Frankl als religiösen Denker bezieht, der doch Arzt und kein Theologe war, werde ich auch der Frage nach der Grenzziehung zwischen immanenten und transzendenten Kategorien nachgehen. Hierbei sollte beachtet werden, daß psychoanalytische Begriffe wie das Es, das Ich und das Über-Ich kaum empirisch belegbar sind, trotzdem aber Bestandteile eines Modells darstellen, die auf immanente Erscheinungen, wie das Benehmen, bezogen sind. Was ich als transzendent bezeichne, ist also nicht derartiges, sondern etwas, was auf die eine oder andere Weise einen als religiös zu bezeichnenden Glauben beim Autor des untersuchten Materials voraussetzt.

Frankl war Arzt und seine Lehre auf die Heilkunde bezogen, was eine prinzipiell rein immanente Argumentation voraussetzen dürfte. Trotzdem begrenzt er sich eigentlich selten völlig auf das prinzipiell Immanente, weshalb man sich fragen muß, ob die Logotherapie oder Existenzanalyse nicht letzten Endes als ein

---

[24]Frankl 1979, 16-17, 23; s. auch 1997b, 255.

Systemgebäude mit eindeutig nicht nur philosophischen sondern gerade religiösen Einschlägen zu betrachten ist.[25] Er bemerkt auch die Logotherapie betreffend: „Of course, it could also be translated as 'healing through meaning,' although this would bring in a religious overtone that is not necessarily present in logotherapy."[26]

Besonders werde ich Frankls Denken aus der Perspektive seines Verhältnisses zum Judentum beleuchten. Zwar könnte er als Wiener ebensogut vom katholischen Christentum beeinflußt worden sein, und es soll nicht vergessen werden, daß diese beiden Religionen letzten Endes viele Gemeinsamkeiten besitzen. Trotzdem gibt es genügend Punkte, an denen signifikante Unterschiede nachgewiesen werden können, wie z. B. die Auffassung von der Freiheit des Menschen, um nur einen zu nennen.[27]

2.2.1. Der Sinn

Das weitaus zentralste Thema in Frankls Denken ist der *Sinn*, nämlich der Sinn des *Lebens*. Schon ein Blick auf einen großen Teil seiner Buchtitel zeigt dies: „Der Wille zum Sinn", „Das Leiden am sinnlosen Leben", „Die Sinnfrage in der Psychotherapie", „Man's Search for Meaning", „The Will to Meaning", „The Unheard Cry for Meaning". Dies gibt ja auch die Bezeichnung „Logotherapie" an, die sich aus den griechischen Wörtern *lógos* und *therápeía* zusammensetzt – *lógos* bedeutet ja u. a. gerade Zweck, Sinn, was Frankl selbst hervorhebt.[28]

In nuce gesagt liefe die Logotherapie darauf hinaus, daß das als psychische Krankheit betrachtete Leiden eines Menschen vom Unvermögen, das Leben als sinnvoll zu erleben, verursacht sein könne, und daß diesem Menschen klargemacht werden müsse, daß sein Leben einen Sinn habe. Der Mensch könne „im *sinnlosen* Raum ebensowenig wie im *luftleeren* Raum existieren." Das Gefühl der Sinnlosigkeit hat Frankl als „existentielles Vakuum" oder „existentielle Frustration" bezeichnet. Er bemerkt, daß das In-Frage-stellen des Lebenssinns an sich niemals

---

[25]Vgl. Tweedie 1965, 146: „Logotherapy is a religiously oriented theory"; Böschemeyer 1977, 123: „Als Neurologe und Psychiater treibt er [Frankl] das experimentelle Geschäft der Naturwissenschaften, zugleich aber wagt er sich so weit hinein ins Philosophische, daß er die Grenzen zum Theologischen hin erreicht." S. auch S. 21 bei Böschemeyer.

[26]Frankl 1979, 19.

[27]S. Cohon 1971, 309, 312.

[28]Frankl 1982b, 61; 1993, 143.

Ausdruck von Krankhaftem oder Abwegigem beim Menschen sein kann. Gerade dieses Vermögen sei es, das den Menschen vom Tier unterscheide. Es sei zum Unterschied von der seelischen Krankheit als geistige Not zu betrachten.[29]

Dabei ist es Frankls Überzeugung, daß das Leben jedes einzelnen Menschen immer und unter allen Umständen, bis zum letzten Atemzug, einen Sinn hat. „Die Suche nach einem Sinn ist nicht die Angelegenheit einer intellektuellen Minorität, sondern jedes einzelnen Menschen." Zu dieser seiner Überzeugung haben seine Jahre im Konzentrationslager ganz deutlich entscheidend beigetragen; lebte er doch drei Jahre lang sozusagen im Angesicht seines letzten Atemzugs.[30] Aber schon vor der Lagerzeit ist Frankl der Frage nach dem sinnvollen Leben sehr konkret begegnet, zuerst als Mitarbeiter der „Lebensmüdenberatung", und als Vorstand des „Selbstmörderinnenpavillons" und vor allem in seinem Kampf gegen die nazistische Euthanasie.[31]

Der Sinn soll nach Frankl nicht erfunden, erzeugt, sondern gefunden werden; es geht um Sinn*deutung*, nicht um Sinn*gebung*, nicht darum, seinem Leben willkürlich einen Sinn zu geben, sondern darum, „den" Sinn zu finden. „Was sich erzeugen läßt, ist entweder subjektiver Sinn, ein bloßes Sinngefühl, oder – Unsinn." Wilhelm BÖRNER kritisiert in einem Brief von 1946 Frankls diesbezügliche in der „Ärztlichen Seelsorge" ausgeführten Überlegungen:

> Wenn ich Dich, lieber Viktor, recht verstehe, hältst Du für das Entscheidende eine Umorientierung der Lebensauffassung des Kranken, die ihm einen inneren Halt gewährt und seinem Leben Sinn und Wert verleiht. Für eine solche Umorientierung gibt es aber doch nicht nur *eine* Grundlage, nämlich die Philosophie Kierkegaards und seiner Epigonen, sondern viele Grundlagen. Es kann nicht die Aufgabe des Nervenarztes sein, dem Patienten eine bestimmte metaphysische Auffassung zu suggerieren, sondern er muß vielmehr die Umorientierung der Individualität, der Bildungsstufe und dem Krankheitsbild des Patienten anpassen.

---

[29]Frankl 1965, 167-171; 1970, 17; 1979, 23; 1982a, 18-19, 39-40, 81; 1982b, 20-21, 69-70; 1988, 44-45; 1993, 10-11; 1996a, 11-13; 1996b, 22-23, 101; 1997a, 11-19, 75-79; 1998, 32; Frankl/Kreuzer 1997, 25.

[30]Frankl 1970, 103, 129; 1979, 34, 39, 41; 1982a, 236; 1988, 160; 1991, 83, 88, 102; 1992, 23, 44; 1993, 180; 1995a, 109-110, 133; 1996a, 18-19; 1996b, 60, 62-63, 94, 149; 1997a, 28, 30-32, 94; 1997b, 91, 184; Fabry & Lukas 1995, 23.

[31]Frankl 1995b, 49, 52, 60; 1996b, 158-159; 1997c.

Frankl antwortet:

> Ein Mißverständnis Deinerseits, lieber Wilhelm, möchte ich allerdings noch ausgeschaltet wissen: daß nämlich meine Methode subjektivistisch gedeutet wird; auf diese Gefahr wurde ich nämlich aufmerksam durch einige Redewendungen, die sich in Deiner Kritik finden; wo Du nämlich meinst, daß wir dem Leben einen Sinn *geben*: meiner Ansicht nach handelt es sich jeweils um einen objektiven Wert – oder laß mich lieber sagen: um einen ganz konkreten, persönlichen Sinn – ihn aber haben wir nicht irgendwie willkürlich zu geben, ihn haben wir vielmehr zu finden.[32]

Dieser Standpunkt ist etwas, was aus dem Rahmen des strikt Wissenschaftlichen fällt – ob das Leben einen bestimmten Sinn hat, kann man ja nicht empirisch verifizieren oder falsifizieren. Man hat wissenschaftlich nachweisen können, daß es für das Wohlbefinden eines Menschen von entscheidender Bedeutung ist, ob er davon überzeugt ist oder wenigstens das Gefühl hat, daß sein Leben einen Sinn habe, etwas, was bei Frankl zunächst reine Intuition war.[33] Vielleicht kann man sogar empirisch testen, ob es eine Bedeutung hat, daß der Therapeut, der seinen Patienten vom Sinn des Lebens überzeugen will, selbst davon überzeugt ist. Die Frage nach der tatsächlichen *Existenz* des Sinns aber ist und bleibt eine philosophische und religiöse Frage – die Grenze zwischen prinzipiell immanenten und transzendenten Kategorien wird überschritten. Umgekehrt wäre es natürlich auch unmöglich, als ein wissenschaftliches Faktum zu behaupten, daß das Leben *keinen* Sinn habe.

Frankl war sich jedoch dieses Problems durchaus bewußt. Die Fragen nach dem Ziel und Zweck der Welt und dem Sinn des Schicksals, bemerkt er, gehören eigentlich in das Reservat des Glaubens:

> Der Sinn ist eine Mauer, hinter die wir nicht zurücktreten können, die wir vielmehr hinnehmen müssen: diesen letzten Sinn müssen wir deshalb annehmen, weil wir hinter ihn nicht zurückfragen können, und zwar deswegen nicht, weil bei dem

---

[32] Frankl 1982a, 57, 236; 1982b, 71 Anm. 1, 72; 1988, 60; 1992, 21; 1996a, 15, 199; 1996b, 59; 1997a, 28; Fabry & Lukas 1995, 173; Frankl/Kreuzer 1997, 25; Gimpl 1996, 404, 407-408.

[33] Frankl 1979, 25, 31, 40; 1997b, 260 (vgl. Fabry & Lukas, 23-25).

Versuch, die Frage nach dem Sinn von Sein zu beantworten, das Sein von Sinn immer schon vorausgesetzt ist.

Für den religiösen Menschen liegt hier möglicherweise keine Problematik vor, aber die anderen müssen solche Fragen erkenntniskritisch prüfen. Frankl wollte jedoch keineswegs die Möglichkeit der religiösen Einstellung in Abrede stellen; im Gegenteil betrachtete er die Religion als ein ausgezeichnetes Mittel, das Leben sinnvoll zu gestalten. „Erst in seinem [Gottes] Angesicht, erst im Hinblick darauf, daß er es ist, vor dem der Mensch verantwortlich ist, wird ihm abverlangt die Erfüllung eines konkreten und persönlichen Lebenssinns..." Von seiner eigenen Einstellung zum Glauben war schon oben die Rede, und daher können wir feststellen, daß er sich nicht nur in seiner Eigenschaft als Psychiater, nämlich wegen der mentalhygienischen Wirkungen, die der Glaube auf den Menschen ausübt, positiv zur Religion stellte, sondern daß er auch persönlich an Gott glaubte. Er bemerkt auch:

> Ein Problem für sich ist es jedoch, was mit den faktisch nicht-religiösen Menschen geschehen soll, wenn sie sich, lechzend nach einer Antwort auf jene Fragen, die sie zutiefst bewegen, nun einmal an den Arzt wenden.

In erster Linie war Frankl jedoch Psychiater, und die Logotherapie ist eine Therapie für alle, unabhängig von ihrer religiösen Einstellung.[34]

Der Sinn des Lebens ist nach Frankl für jeden Menschen und jede Situation einzigartig und einmalig. Er sieht das Leben als eine Aufgabe, die von Mensch zu Mensch – jedermann ist einzigartig und unersetzlich – und von Stunde zu Stunde wechselt. Doch kann niemand sagen, was der Sinn ist, nur daß es ihn gibt.[35] Dieser Standpunkt ist etwas besser in einer Empirie verankert als derjenige zu dem Vorhandensein des Sinns. Jeder Mensch ist jedoch auch biologisch gesehen einzigartig, und da die verschiedenen Lebenssituationen durch das Zusammenwirken einzigartiger Menschen beeinflußt sind bzw. überhaupt bestehen, ist es also eine empirische Tatsache, daß eine jede Situation einzigartig ist. Daß aber daher der Sinn für den einzelnen Menschen einzigartig und einmalig ist, das kann man

---

[34]Frankl 1959, 98; 1970, 12-13, 30; 1982a, 43-44, 71, 217, 221; 1988, 30, 143, 145-146; 1991, 65-66; 1996b, 64, 73, 75, 131; 1997a, 94; 1997b, 62-63, 74-76; 105-106, 118; 1998, 139.

[35]Frankl 1970, 17, 44; 1982a, 56, 68, 122, 169; 1988, 61; 1991, 83-84; 1995a, 125; 1996b, 60, 62-63; 1997a, 29-31.

ebenso wenig empirisch belegen wie das schlichte Vorhandensein des Sinns. Zwar stellt Frankl richtig fest, daß niemand wissen kann, was der Sinn ist, beharrt jedoch darauf, daß es gerade diesen Sinn gibt. Damit überschreitet er wieder die Grenze zwischen prinzipiell immanenten und transzendenten Kategorien.

Was aber ist der Sinn des Lebens? Auf diese Frage maßt Frankl sich zwar nicht an, erschöpfend zu antworten, er deutet eine Antwort aber gewissermaßen an. Die Frage nach dem Sinn des Lebens ist ihm zufolge falsch gestellt, „wenn sie vage ‚das' Leben meint und nicht konkret ‚je meine' Existenz." Ihr müsse eine „kopernikanische Wendung" gegeben werden: nicht der Mensch solle dem Leben Fragen stellen, sondern umgekehrt: der Mensch sei der vom Leben her Befragte. Es komme nicht darauf an, was wir vom Leben erwarten, sondern darauf, was das Leben von uns erwartet. Die Fragen des Lebens beantworte man immer im Handeln, durch für etwas oder jemanden zu sein.[36]

Im Anschluß an Frankls Erörterungen über den Sinn begegnen wir darüber hinaus einem weiteren Thema: dem *Übersinn*. Bisher war die Rede vom Sinn des einzelnen Menschen in einer einzigartigen Situation. Mit dem Übersinn meint Frankl den Sinn des Weltgeschehens. Daß dieser Sinn transzendent ist, gibt er zu: der Zweck liegt ja jeweils außerhalb dessen, das ihn „hat". Statt zu denken, daß jenseits der Welt des Menschen keine Überwelt existiere, liege es „vielmehr nahe, anzunehmen, daß die Endständigkeit des Menschen in der Welt nur eine Scheinbare sei, nur ein Höherstehen innerhalb der Natur, gegenüber dem Tier..." Wie das Tier nicht um die Absichten wisse, die der Mensch mit ihm hat, so könne auch der Mensch nicht wissen, welchen „Endzweck" sein Leben und welchen „Übersinn" die Welt habe, oder Gott verstehen.[37]

Der Übersinn setze sich unabhängig vom Tun des Menschen durch. Er sei ein über das menschliche Fassungsvermögen wesentlich hinausgehender Sinn und keine religiöse, sondern eine metaphysische Begriffsbildung. Es gehe um Dimensionen; Frankl verwendet hierbei eine von seinen beliebten Illustrationen: eine zweidimensionale Figur könne in eindimensionaler Betrachtung wie zerrissen aussehen:

---

[36]Frankl 1970, 104; 1982a, 72; 1982b, 73; 1991, 13-14; 1992, 57; 1995a, 124-125, 128-129; 1996a, 241; 1996b, 88-89, 150; 1997b, 46, 62; 1998, 21, 141 (vgl. 1995b, 82, 102; 1997b, 30 Anm. 4).

[37]Frankl 1982a, 44, 46; 1991, 106; 1996a, 57; 1998, 69, 139, 272.

eindimensional: ─────── ───────

zweidimensional: ─────┐   ┌──────
                      └───┘

Dabei sei die wissenschaftliche Betrachtungsweise mit der eindimensionalen Betrachtung zu vergleichen. Eine Nische, wie in der Illustration, die der eindimensionalen Betrachtung entgehe, sei eine Gelegenheit, die die Kausalität der Finalität gebe. Eine Mutation sei rein naturwissenschaftlich als ein Zufall zu betrachten, weil es nicht die Sache der Naturwissenschaft sei, nach dem Sinn zu fragen – diese Frage könne von ihr nicht beantwortet werden. Ihr gehe es um *Kenntnisnahme*, während Sinngebung *Stellungnahme* sei. Der Zufall aber ist nach Frankl der Ort, an dem das Wunder nisten kann. So kann also die Mutation von einem übernatürlichen Sinn bewirkt worden sein. Daß das Sein ein totaler Unsinn sei und daß es ein totaler Übersinn sei, seien zwei Denkbarkeiten, aber nicht Denknotwendigkeiten. Beide Deutungen seien logisch gleichberechtigt – auch der totale Sinnmangel müsste beweisbar sein. Frankl stellt auch fest, daß das Onus probandi auf den Schultern des Zweiflers laste und nicht auf den des an einen Übersinn Glaubenden. Die Entscheidung des einzelnen dabei sei keine *intellektuelle*, sondern eine *existentielle*. „Nicht das Wissen entscheidet diese Entscheidung, sondern der Glaube; aber der Glaube ist nicht ein Denken, vermindert um die Realität des Gedachten, sondern ein Denken, vermehrt um die Existentialität des Denkenden." „Den Übersinn zu denken, ist unmöglich; so ist es notwendig, ihn zu glauben."[38]

In einer im Jahre 1957 gehaltenen Vorlesung über Logotherapie und Religion stellt Frankl fest, daß die Logotherapie nicht nur legitimiert ist, sich mit dem „Willen zum Sinn" zu befassen, sondern auch mit dem Willen zu einem *letzten* Sinn, einem Übersinn, und bemerkt dabei, daß der religiöse Glaube letzten Endes ein Glauben an den Übersinn, ja, ein Vertrauen auf ihn ist. In einem anderen, im Jahre 1994 gehaltenen Vortrag meint er, daß Religion am besten definiert werden könnte als der Glaube an einen letzten Sinn. Im „Homo patiens" stellt er überdies den Übersinn mit der göttlichen Vorsehung gleich. Bei der Wiederauflage dieses Buches als Teil des Werkes „Der leidende Mensch" hat er jedoch (an diesem

---

[38]Frankl 1970, 33-34, 56-57; 1979, 62-63 Anm. 3; 1982a, 253 Anm. 38; 1988, 145; 1996a, 123-125; 201, 227, 234; 1996b, 71-74, 123-124; 1997b, 117; 1998, 140-142 (vgl. Fabry & Lukas 1995, 84).

Punkt) die Hinweise auf den Übersinn gestrichen und nur diejenigen auf die Vorsehung beibehalten. Hinzugefügt hat er aber in dem „Leidenden Menschen" die folgende Feststellung:

> Beim Versuch, vom Nihilismus, das heißt von der Sinnleugnung, zu einer Sinndeutung zu gelangen, und zwar nicht nur des Leidens, hat sich nun erwiesen, daß wir mit der Kategorie des Sinnes nicht unser Auslangen finden können, sondern zur Idee eines Übersinns unsere Zuflucht nehmen müssen. Auch sofern nicht das Sein im allgemeinen, sondern im besonderen menschlichen Sein in Frage stand, sofern es demnach um das ging, was Existenz genannt wird: um die dem Menschen und ihm allein eignende Seinsweise – ergab sich ebenfalls alsbald, daß wir in der Analyse der Existenz ohne Einbezug der Transzendenz nicht auskommen.[39]

War in Frankls Erörterungen über den Sinn des Lebens eine Überschreitung der Grenze zwischen prinzipiell immanenten und transzendenten Kategorien zu beobachten, die er selbst nicht hervorhebt, ist er, was den Übersinn betrifft, durchaus klar: es geht um eine Kategorie, die nicht wissenschaftlich diskutiert werden kann oder soll. Dabei äußert er sich wie so mancher heutige Theologe, sogar den Platz der Wunder in einer naturwissenschaftlichen Weltanschauung erörtert er. Die Existenz eines Übersinns sei aber nicht damit widerlegt worden, nur daß sie nicht bewiesen worden sei; ihre Möglichkeit bleibe offen. Ganz richtig bemerkt Frankl auch, wie sehr der Glaube an einen Übersinn dem religiösen Gottesglauben ähnelt, obwohl er auch bemerkt, daß der Übersinn keine religiöse, sondern eine metaphysische Begriffsbildung ist. Man fragt sich trotzdem, ob überhaupt ein Unterschied zwischen den beiden Einstellungen besteht; ist doch ein Übersinn etwas, was per definitionem über der Welt steht und auf etwas zielt, etwas will. Ob man dieses Etwas Gott nennt oder nicht, ist eine Geschmacksache. So mancher, der an Gott glaubt, macht sich trotzdem beinahe keine Gedanken über den Willen Gottes mit seinem Geschöpf. So ist Frankls Übersinn eigentlich zur Kategorie der Gottheiten zu rechnen.[40]

---

[39]Frankl 1950, 111-112 (vgl. 1996a, 239); 1996a, 220-21; 1997a, 95-96; 1997d; (vgl. 1982a, 221; 1996b, 75).

[40]Vgl. Tweedie 1965, 145; Böschemeyer 1977, 94-95; Wicki 1991, 103.

Die Begriffe Sinn und Übersinn sind untrennbar; ist die eine Bezeichnung doch auch von der anderen hergeleitet. Letzten Endes setzt der Sinn den Übersinn voraus. Wenn das Leben jedes Menschen unter allen Umständen einen Sinn hat, ist es schwer sich vorzustellen, daß es trotzdem keinen Sinn des Ganzen, keinen Übersinn gäbe. Daher kann man sagen, daß das zentrale Thema der Logotherapie, dasjenige über die unbedingte Sinnhaftigkeit des Lebens, ganz und gar in den Bereich der Religion gehört. Hierzu wäre noch eine Aussage Frankls zu vergleichen: „Das eigentliche Sein des Menschen ist die Existenz und der letzte Sinn des Lebens ist die Transzendenz."[41]

Dazu wäre zu bemerken, daß Frankl es später (in einem 1978 veröffentlichten Buch und in einem Vortrag vom Jahre 1985 – seine Gedanken über den Übersinn hat er hauptsächlich in den vierziger Jahren entwickelt) tatsächlich für fraglich hält, ob es wirkliche Atheisten gibt. Nach ihm ist Gott der „Partner unserer intimsten Selbstgespräche":

> Wann immer wir ganz allein sind mit uns selbst, wann immer wir in letzter Einsamkeit und in letzter Ehrlichkeit Zwiesprache halten mit uns selbst, ist es legitim, den Partner solcher Selbstgespräche Gott zu nennen – ungeachtet dessen, ob wir uns nun für atheistisch oder gläubig halten. [...] Eine Differenz macht sich erst bemerkbar, sobald das eine Lager darauf besteht, daß es sich eben um Selbstgespräche und nichts als Selbstgespräche handelt, während das andere Lager zu wissen glaubt, daß der Mensch – mag er sich nun dessen bewußt sein oder nicht – eben „Zwie"-Sprache hält mit jemandem, und zwar jemand anderem als seinem Selbst. Aber ist es denn wirklich so wichtig, ob die „letzte Einsamkeit" eine bloße Schein-Einsamkeit ist oder nicht? Ist nicht vielmehr das einzig Wichtige, daß sie eben die „letzte Ehrlichkeit" zustande bringt?[42]

Diese Erörterungen Frankls stimmen in der Tat genau mit dem überein, was oben festgestellt wurde: der Glaube an einen Übersinn kann im Grunde genommen als ein Gottesglaube betrachtet werden. Bei der Frage, Atheist oder gläubig zu sein, geht es lediglich darum, wie man die Gottheit benennt. Manche Patienten der

---

[41]Frankl 1996a, 233.

[42]Frankl 1979, 63 Anm. 4; 1991, 7, 114-115 (enthalten in einem als Anhang im Buch gedruckten Vortrag) (vgl. 1970, 104; 1982a, 73; 1996a, 219-220; 1998, 209-210; Fleckenstein 1975, 113).

Logotherapeuten glauben nicht an Gott, wie auch manche Logotherapeuten selber Atheisten sein mögen, aber für den Begründer der Logotherapie macht dies kein Problem aus: sie sind sowieso gläubig.[43]

Der Gedanke von der unter allen Umständen restlosen Sinnhaftigkeit des Lebens jedes einzelnen Menschen, aus dem weiter die Idee vom Übersinn hergeleitet werden kann, ist aber nicht unproblematisch. Jeder Mensch steht vor der Wahl, sein Leben sinnvoll zu gestalten – oder auch nicht. Auch der KZ-Häftling kann bis zum letzten Atemzug sinnvoll leben, ja, auch sinnvoll sterben. Den Lagerwachen steht diese Möglichkeit auch offen, aber solange sie den Zwecken der Vernichtung zu Diensten stehen, versagen sie sich, ihr Leben sinnvoll zu gestalten. Wenn aber die Gefangenschaft im KZ für die Opfer einen Sinn hat, dann hat tatsächlich auch der Holocaust einen Sinn und dann wäre auch das Wirken der Wachen im Dienst des Mordapparates sinnvoll. Man braucht nicht zu sagen, daß Frankl so einen schrecklichen Gedanken keineswegs gehegt hat, und er hat sich über den Nazismus auch nicht gnädig geäußert, wie oben angeführt wurde. Trotzdem bleibt, daß die Idee vom Sinn und Übersinn nicht ganz folgerichtig ist, sondern eine Lücke hat. Vielleicht könnte man diese Inkonsequenz in die Worte des Mischnatraktats *Pirqê 'Abôt* kleiden: „Alles ist vorgesehen, und doch ist die Wahlfreiheit gegeben" (3,15). Ist doch damit schon im klassischen Judentum ein Paradox dargestellt, woraus aber kein Problem gemacht wird.[44]

---

[43]Der polnisch-amerikanische jüdische Theologe Abraham J Heschel gebraucht den Begriff „Transcendent meaning" auf eine Weise, die der Franklschen Idee vom Übersinn sehr ähnelt: „Transcendent meaning is a meaning that surpasses our comprehension. A finite meaning that would fit perfectly our categories would not be an ultimate explanation, since it would still call for further explanation and would be an answer unrelated to our ultimate question. A finite meaning that claims to be an ultimate answer is specious. The assumption, for example, that the pursuit of knowledge, the enjoyment of beauty, or sheer being is an end in itself, is a principle we may utter, not a truth man can live by. Tell man that he is an end in himself, and his answer will be despair" (Heschel 1966, 78). Dies hebt Naomi Klapper in ihrer Abhandlung hervor (Klapper 1973, 74). Ihr Anliegen im ganzen ist gerade, eine auffallende Ähnlichkeit zwischen Frankl und Heschel darzustellen, doch ohne überhaupt die Frage zu stellen, ob Frankl von Heschel oder umgekehrt abhängig ist. Laut Frau Eleonore Frankl hatte Frankl wahrscheinlich nicht sehr viel von Heschel gelesen. Er hat Heschel etwa 1970 oder 1971 getroffen, aber dabei wurde kein großes wissenschaftliches Gespräch geführt (Gespräch mit dem Verfasser 21.4.1999). Zu diesem Zeitpunkt hatte Frankl alle seine Bücher bis auf zwei schon herausgebracht.

[44]Vgl. Cohon 1971, 315.

2.2.2. Der Geist

Während die Psychotherapie in ihrer Spezifikation als Psychoanalyse sich um Bewußtmachung von Seelischem bemüht, ist das Anliegen der Logotherapie Bewußtmachung von *Geistigem*, stellt Frankl fest. Schon 1938 schreibt er:

> Als positives Komplement zu dieser im Negativen bleibenden Kritik der Psychoanalyse (teilweise auch der Individualpsychologie) tritt nun hinzu der Ruf nach einer Ausweitung aller Psychotherapie ins Weltanschauliche oder nach ihrer Orientierung am Geistigen.

Die Logotherapie sei eine Therapie vom *Geistigen* her, während die Existenzanalyse eine Therapie auf *Geistiges* hin sei. Er bemerkt, daß das griechische *lógos* auch ‚Geist' bedeutet.[45]

Wie oben schon mehrfach hervorgegangen ist, spielt der Geist bzw. das Geistige eine zentrale Rolle in Frankls Denken. Der Geist stellt sich ausdrücklich dem Leib und der Seele bzw. dem Leiblichen und dem Seelischen gegenüber, und ohne ihn repräsentieren die beiden letztgenannten nicht das echt Menschliche. Frankl stellt die Logotherapie als eine dritte, im Vergleich zur Psychoanalyse und Individualpsychologie höhere Stufe dar, und es ist klar, daß die Rangordnung dieser bei ihm der des Leiblichen, Seelischen und Geistigen entspricht. Andererseits betrachtet er es als das für die Psychotherapie Grundlegende, hinter körperlichen Symptomen die seelischen Ursachen zu sehen, wonach es aber gilt, einen dritten Schritt zu tun und den Menschen in seiner geistigen Not zu schauen. So unterstreicht er den Unterschied zwischen der Seele und dem Geist: das Geistige und das Seelische sind inkommensurabel, sie stellen zwei wesensverschiedene Bereiche dar und müssen geschieden werden. „An Stelle der *Automatie eines seelischen Apparats* sieht die Existenzanalyse die *Autonomie der geistigen Existenz.*"[46]

Eine andere Franklsche Grenzziehung betreffend den Geist ist diejenige zwischen dem Triebhaften und dem Geistigen. Wieder ist diese Grenze eine, die „nicht scharf genug gezogen werden kann." In psychoanalytischer Sprache

---

[45] Frankl 1970, 74; 1982a, 39, 81; 1982b, 71; 1988, 17-18; 1993, 143 (vgl. 1996a, 172; 1998, 58); 1997a, 93; 1998, 32, 42.

[46] Frankl 1970, 122, 136; 1982a, 14-17, 23, 26; 1988, 87-88; 1991, 13; 1996a, 69, 221 Anm. 2. (vgl. Scheler 1976, 32).

bezeichnet Frankl diese Dichotomie als eine zwischen dem Es und dem Ich. Die Tiefenpsychologie sollte seiner Meinung nach nicht nur der Triebhaftigkeit, die mit dem Es zusammengehört, sondern vielmehr der Geistigkeit, die mit dem Ich verbunden ist, in deren unbewußte Tiefe nachgehen. Auch spricht Frankl vom Problem „der geistigen Existenz gegenüber der psychophysischen Faktizität."[47] Er hat aber auch eine etwas andere, weniger exklusive Auslegung gegeben:

> ...the human dimension – or, as it is also called in logotherapy, the noölogical [ein englischer Ausdruck für „geistig" – s. u.] dimension – goes beyond the psychological dimension, and thus is the higher; but being "higher" means only that it is the more inclusive, encompassing the lower dimension. Findings within the individual dimensions cannot be mutually exclusive. The uniqueness of man, his humaness, does not contradict the fact that in the psychological and biological dimensions he still is an animal.

Frankl warnt sogar vor einem Spiritualismus, oder Noologismus, der nicht weniger einseitig sei als der Materialismus.[48]

Was Frankl mit dem Geistigen meint, exemplifiziert er mit der sogenannten typisch neurotischen Weltanschauung. Seiner Meinung nach gibt es so etwas nicht: entweder hat der Kranke in seiner Weltanschauung recht oder nicht; im letztgenannten Falle muß sie mit anderen als psychotherapeutischen Methoden korrigiert werden. Ein anderes Beispiel bietet Frankls Analyse der Liebe dar: die primitivste Stufe sei die bloß sexuelle, eine Einstellung, die sich auf das Körperliche beziehe. Eine höhere Stufe sei die erotische Einstellung; der von ihr beseelte Mensch dringe zum seelischen Gefüge seines Partners vor. Die höchste Stufe aber sei Liebe, die bedeute, daß der Mensch mit seinem Partner als etwas Geistigem in Beziehung trete. Mit dem Geistigen gehöre die Person des Menschen zusammen: sie „hat" ein Psychophysicum, „ist" aber ein Geistiges – der Mensch „ist" Geist (Frankls eigene Anführungszeichen). Die geistige Person sei etwas, was sogar noch in der Psychose unberührt bleibe; sie könne nicht krank sein.[49] Frankl kritisiert übrigens Carl Gustav JUNG, wo dieser die Religiosität zu einer Ange-

---

[47]Frankl 1970, 87-88; 1991, 16-17, 19, 22; 1992, 35, 126-127.

[48]Frankl 1970, 75; 1979, 22-23; 1982b, 62; 1993, 131; 1998, 70, 147, 155.

[49]Vgl. Scheler 1966, 134, 478-479.

legenheit des menschlichen Psychophysicums, zu etwas Eshaftem macht, weil sie seiner Ansicht nach zu der geistigen Person gehört.[50]

Ein von Frankl oft wiederholter Ausdruck ist „die Trotzmacht des Geistes". Damit meint er, daß der Mensch nicht restlos durch sein biologisches, psychologisches oder soziologisches Schicksal, bzw. die Kräfte der Triebe, des Erbes oder der Umwelt gebunden ist. Ein Mensch könne die biologischen Einengungen und Beschränkungen seiner Freiheit überwinden, und er sei auch nicht durch die soziologischen Gesetze vollständig determiniert. (Bezeichnenderweise leiten gerade die letzterwähnten Erörterungen in der „Ärztlichen Seelsorge" zum Kapitel „Zur Psychologie des Konzentrationslagers" über.) Das letzte der von Frankl aufgezählten drei Schicksale, das psychologische, hängt weitgehend mit erzieherischen Milieueinflüssen zusammen. Aber auch gegenüber diesen sollte sich der Mensch frei fühlen, in ihnen eher „eine Aufgabe der Nacherziehung bzw. Selbsterziehung" sehen. Es gebe einen psychonoetischen oder noo-psychischen Antagonismus, wobei der Geist die Macht habe, sich dem Psychophysicum entgegenzustellen; der Mensch habe die Fähigkeit, sich vom Psychophysicum bzw. den Trieben zu distanzieren, einen Trieb zu verneinen, und er „fängt genau dort erst überhaupt an, Mensch zu sein, wo er der eigenen Psychophysis auch entgegenzutreten vermag."[51]

Frankl stellt auch die Frage nach dem Woher des menschlichen Geistes und beantwortet diese: Wir wissen es nicht. Woher er *nicht* kommt, das weiß Frankl: er gehe nicht aus den Chromosomen hervor. Und doch sei er es, der den Menschen erst recht zum Menschen mache. Das Kind sei Fleisch vom Fleische seiner Eltern, aber nicht Geist von ihrem Geiste. „Der Vater wiegt post coitum um ein paar Gramm und die Mutter post partum um ein paar Kilogramm weniger; aber der Geist erweist sich hier als ein wahres Imponderabile." Im metaphysischen Sinne

---

[50]Frankl 1925, 250-251; 1959, 89, 96; 1970, 63; 1982a, 22, 133, 148; 1991, 20, 59; 1993, 147; 1996a, 108-110, 112, 144, 166-167; 1996b, 101; 1997a, 104; 1997b, 110, 115, 127; 1998, 25-26, 62, 84, 149.

[51]Frankl 1959, 95-96; 1970, 99, 135; 1982a, 96-105; 1992, 125-129; 1993, 57 Anm. 7; 1996a, 110, 148-150; 1998, 62-63. Vgl. Scheler 1976, 44: „Der Mensch ist das Lebewesen, das kraft seines Geistes sich zu seinem Leben, das heftig es durchschauert, prinzipiell *asketisch* – die eigenen Triebimpulse unterdrückend und verdrängend, d. h. ihnen Nahrung durch Wahrnehmungsbilder und Vorstellungen *versagend* – verhalten kann. Mit dem Tiere verglichen, das immer ‚Ja' zum Wirklichen sagt – auch da noch, wo es verabscheut und flieht –, ist *der Mensch der ‚Neinsagenkönner'*, der ‚Asket des Lebens', der ewige Protestant gegen alle bloße Wirklichkeit."

ist jedes Kind eigentlich ein Adoptivkind. „...die geistige Existenz [...] ist nicht fortpflanzbar von den Eltern aufs Kind." Frankl stellt fest:

> Der Mensch als geistige Person wird [...] von uns nicht geschaffen. So lautet die ontologische Formulierung des Sachverhaltes. Die theologische Formulierung würde ein ganz klein wenig anders akzentuiert werden müssen und folgendermaßen lauten: Der Mensch als geistige Person wird nicht *von uns* geschaffen.

Interessanterweise bemerkt Frankl auch, daß die Verknüpfung von Leib, Seele und Geist „nur intra vitam von menschlichem Dasein gilt." Sonst, meint er, hätte die geistige Person teil an der Sterblichkeit des Organismus, mit dem sie zeitlebens in einer Koexistenz gebunden existiert. Darüber hinaus sieht er eine Parallele zwischen dem „Überschritt vom Leiblich-Seelischen zum Geistigen, von der psychophysischen Faktizität zur geistigen Existentialität des Menschseins" einerseits und dem „Überstieg von der Existenz zur Transzendenz" andererseits.[52]

Wir sehen also wieder, daß Frankl in seinen Erörterungen die Grenze zwischen den prinzipiell immanenten und transzendenten Kategorien überschreitet, was er tatsächlich auch selber andeutet. Wenn man das Geistige als etwas, was sich auf die Weltanschauung bezieht, definiert, bewegt man sich noch eindeutig auf der immanenten Ebene; wenn man feststellt, daß der menschliche Geist nicht aus den Chromosomen hervorgeht, daß wir aber andererseits nicht wissen, woher er kommt, stellt man seine Gehörigkeit in die immanente Ebene in Frage. Dessen scheint Frankl sich bewußt zu sein: das Ganze könnte fast ebensogut theologisch formuliert werden. Wenn er sich schließlich über die Nichtteilhaftigkeit der geistigen Person an der Sterblichkeit des Organismus äußert, verläßt er gänzlich die immanente Ebene.

Die Erörterungen über das „Woher" des Geistes lassen deutlich den rabbinischen Gedanken wiedererkennen, nach dem das Kind ein Viertel seines Leibes von seiner Mutter, ein Viertel von seinem Vater und den Rest von Gott empfängt. Zwar heißt es bei Frankl, daß wir nicht wissen, woher der Geist kommt, aber dies dürfte als seine spezielle Art und Weise, auf Gott hinzuweisen, zu deuten sein. Weiter läßt die Anmerkung über die temporale Verknüpfung von Leib, Seele und Geist verstehen, daß es für Frankl ein selbstverständliches Postulat ist, daß der Geist

---

[52]Frankl 1996a, 115, 117-119, 148, 221 (vgl. 1991, 24-25); 1997b, 109; 1998, 67.

nicht an der Sterblichkeit des Organismus teilhat. Hierbei wird der Gedanke ganz ungezwungen zur rabbinischen Idee geleitet, die in die eben obenerwähnte einbegriffen ist: beim Tod scheidet sich, was im Menschen von Gott stammt, vom restlichen, von den Eltern empfangenen.[53]

Dazu kommt, daß Frankl tatsächlich auch mit einer Analogie zwischen dem menschlichen Geist und dem göttlichen Geist rechnet. Ist der erstere wesentlich persönlich, ist der letztere nicht ebenso, sondern *mindestens* ebenso personal – eigentlich aber überpersonal. Und der menschliche Geist, das Niedere, geht im göttlichen, im Höheren auf, ohne dabei etwas zu verlieren: „das Ewige im Menschen geht unversehrt ins Höhere ein." Frankl kann auch Gott einfach „Geist" nennen.[54]

In seinen späteren, englischsprachigen Arbeiten bemerkt Frankl, daß „spirit" und „spiritual" keineswegs eine religiöse Nebenbedeutung haben. In einem Vortrag des Jahres 1958 bemerkt er, daß die Verwendung der Bezeichnung „spiritual" „by no means implies a religious connotation" und führt die aus dem griechischen *noûs* (Verstand, Vernunft, Gesinnung) hergeleiteten Bezeichnungen „noëtic" und „noölogical" ein, welche er weiterhin in seinen Vorträgen verwendet. Schon in den vierziger Jahren hat er in dem „Unbedingten Menschen" von einer „Noologie" gesprochen. 1961 begründet er in einem Vortrag seine Verwendung dieser Bezeichnungen folgendermaßen:

> To avoid any confusion that might arise from the fact that the term "spiritual" usually has a religious connotation in English, I prefer to speak of noëtic in contrast to psychic phenomena and of the noölogical in contrast to the psychological dimension.

Schließlich stellt er in „The Will to Meaning", einem Buch, das Vorlesungen aus dem Jahre 1966 wiedergibt, fest:

> It could be defined as the spiritual dimension as well. However, since in English "spiritual" has a religious connotation, this term must be avoided as much as possible. For what we understand by the noological dimension is the anthropological rather than the theological dimension. This also holds for "logos" in the context of "logotherapy." In addition to meaning

---

[53]Friedman 1971, 846; Urbach 1975, 218.

[54]Frankl 1996a, 235 (vgl. 1997a, 93); 1997b, 69.

"meaning," "logos" hear means "spirit" – but again without any primarily religious connotation. Here "logos" means the humanness of the human being – plus the meaning of being human!

Doch scheint es, als ob Frankl auch mit der Bezeichnung „noological" usw. nicht zufrieden gewesen wäre. Das obige Zitat deutet schon an, was sich in „The Unheard Cry for Meaning" (1978) vollzieht: die Bezeichnung wird gänzlich durch „the human dimension" ersetzt. „The spiritual dimension" kommt in diesem Buch überhaupt nicht mehr vor, während „human" und „noölogical" zweimal gleichgestellt werden: „...the human dimension – or, as it is also called in logotherapy, the noölogical dimension"; „...the noölogical dimension, which is the human dimension." Im übrigen wird in „The Unheard Cry for Meaning" „the human dimension" verwendet.[55]

Es ist klar, daß alle diese Zurückweisungen der religiösen Nebenbedeutung von „spirit" und „spiritual" sich auf die Verwendung dieser Bezeichnung als einer anthropologischen beziehen. Trotzdem ist es aber eine Tatsache, daß Frankl in den oben angeführten deutschsprachigen Arbeiten es keineswegs vermeidet, seine Erörterungen über den Geist in den Bereich der Religion auszudehnen. Hierbei wäre zu bedenken, daß dies fast durchgehend in seinen ältesten Werken geschieht. Wir haben auf die Arbeiten „Der leidende Mensch", „Der Wille zum Sinn", „Der unbewußte Gott" und „Das Leiden am sinnlosen Leben" hingewiesen. Im ersterwähnten Buch sind „Der unbedingte Mensch" von 1949 und „Homo Patiens" von 1950 enthalten, und unsere Hinweise beziehen sich gerade auf diese zwei Bücher. In dem „Willen zum Sinn" wird „Zeit und Verantwortung", ursprünglich ein Vortrag vom Jahre 1947, neu veröffentlicht; „Der unbewußte Gott" erschien zum erstenmal 1948.[56]

So verbindet also Frankl in seinen jüngeren Jahren auf deutschsprachigem Boden den anthropologischen Begriff „Geist" mit dem religiösen, während er in älteren Jahren, hauptsächlich auf amerikanischem Boden, diese Verbindung zurückweist und „spiritual", das die direkte Übersetzung des deutschen Wortes darstellt, durch andere Bezeichnungen ersetzt. Er bemerkt auch:

---

[55]Frankl 1965, 159-160; 1970, 56 Anm. 4, 73-74, 135 Anm. 7, 136-137; 1979, 22, 47; 1988, 17-18 (vgl. 1988, 144); 1996a, 70; 1997b, 249.

[56]Vgl. Böschemeyer 1977, 49.

> In German there is a distinction between *geistig* and *geistlich*, the former indicating the human dimension and the latter indicating the religious one. In English, however, we have only the word "spiritual," with its religious connotations, and so logotherapy, being an essentially secular approach, has coined the term "noölogical" for this dimension.[57]

Man hätte erwartet, daß Frankl diese Zweideutigkeit des englischen Wortes eher ausgenützt hätte, falls er immer noch die Verbindung des menschlichen Geistes mit dem göttlichen unterstreichen wollte. Es scheint, als ob er sich mit der Zeit in gewissem Maße gegenüber seiner früheren, unmittelbar positiven Wertung der Religion zurückhaltender gestellt hätte.

Doch wäre hierbei zu bemerken, was schon oben angeführt wurde: in einem 1985 in den USA gehaltenen Vortrag stellt Frankl fest, daß Gott „der Partner unserer intimsten Selbstgespräche" ist, und daß er davon überzeugt ist, daß Gott es nicht übelnehmen wird, „wenn ihn jemand mit dem eigenen ‚Selbst' verwechselt."[58] Wenn er also früher den Geist als etwas, was zwei Stufen, die menschliche und die göttliche, hat, betrachtete und die Verbindung der beiden hervorheben wollte, wurde mit der Zeit für ihn die Grenze zwischen dem menschlichen und dem göttlichen Geist von geringerer Bedeutung. Andererseits ist zu bemerken, daß in den späteren Werken auch die Grenzziehung zwischen dem Seelischen und dem Geistigen aufgelockert wird, wie wir oben gesehen haben.

Oben wurde schon erwähnt, daß Frankl bemerkt, daß *lógos* sowohl ‚Sinn' als ‚Geist' bedeuten kann. Dies ist nicht nur eine oberflächliche Verbindung, wenn vom Denken Frankls die Rede ist. Wir haben auch schon bemerkt, daß er aus dem Sinn den Übersinn deduziert. Der Glaube an einen Übersinn steht wiederum dem Gottesglauben nahe: der religiöse Glaube ist nach Frankl letzten Endes ein Glauben an den Übersinn (s. o. 2.2.1.). Ganz ähnlich verhält es sich mit dem Geist: er ist als menschliche Erscheinung nicht von der göttlichen zu scheiden, sondern die eine setzt die andere voraus und geht in sie ein.

---

[57]Frankl 1970, 56 Anm. 4.

[58]Frankl 1979, 63 Anm. 4; 1991, 114-115; 1998, 279-280 (vgl. Fleckenstein 1975, 113).

2.2.2.1. Der Mensch – eine Einheit bestehend aus Leib, Seele und Geist

In den obigen Erörterungen ist mehrfach Frankls Dreiteilung des Menschen aufgetaucht, nämlich diejenige in Leib, Seele und Geist. Die Logotherapie ist eine Therapie vom Geistigen her, während sich die Psychoanalyse mit dem Leiblichen und die Individualpsychologie mit dem Seelischen auseinandersetzt. Es handelt sich um drei Stufen, von denen der Leib die niederste und der Geist die höchste darstellt. Der Leib und die Seele hängen enger miteinander zusammen als der Geist mit ihnen, und zwar dadurch, daß sich der Geist dem Psychophysicum gegenüberstellt. Die Person des Menschen ist mit dem Geist am engsten verwandt, ja, der Mensch ist Geist. Das Geistige und das Seelische müssen geschieden werden. Woher der Geist kommt, wissen wir nicht, aber er hat nicht an der Sterblichkeit des Organismus teil.

Dieselbe Trichotomie verwendet Frankl auch, wenn er in seinen späteren amerikanischen Werken die Bezeichnungen „the noölogical" usw. und „human dimension" verwendet. Dabei heißen die leibliche und seelische Dimension „somatic", „physical" oder „biological", und „psychical" oder „psychological", oder zusammen „biopsychical".[59]

Andererseits hebt Frankl auch die Zusammengehörigkeit von Leib, Seele und Geist hervor. Sie seien nicht nur als Stufen, sondern auch als Schichten zu betrachten; wie das Bild vom Schichtenbau sich mit dem vom Stufenbau kombinieren läßt, erläutert er mit einigen seiner zahlreichen typischen Illustrationen. „Die Seinsschichten selbst sind selbstverständlich wesensverschieden und haben daher grundsätzlich getrennt zu werden; wohl aber sind sie im Wesen Mensch untrennbar miteinander verknüpft und lassen sich, innerhalb des Menschen, nur heuristisch und künstlich voneinander lösen." „Nobody, however, can claim that viewing a human being in his manifold dimensions would destroy the wholeness and oneness in man." Später hat Frankl die Bezeichnung „Dimension" vorgezogen; doch hat er sie schon in der ersten Auflage der „Ärztlichen Seelsorge" (1946) als Alternative zu „Schichten" vorgeschlagen. Dabei schreibt er die Idee von einem Stufenbau Nicolai HARTMANN, die von einer Schichtenstruktur Max SCHELER zu.

> Der Lehre vom Stufenbau und derjenigen vom Schichtbau dürfte nun eine dimensionale Betrachtungsweise überlegen sein, die das Physiologische, das Psychologische und das

---

[59] Frankl 1970, 3, 63; 1979, 23; 1988, 123.

Noologische eben als je eine Dimension des einheitlich-ganzheitlichen Menschseins auffaßt.

> As you see, I am speaking of dimensions and not, as has formally and generally been done, of layers of being. For, in my opinion, the only way to cope with the age-old psychophysical problem in man without disrupting his wholeness and unity seems to be this approach which I have termed dimensional ontology. This means that we no longer speak of the physical, psychical, and spiritual layers, because as long as we do so it would appear that the layers could be separated from one another.[60]

Eine Dreiteilung vom Menschen findet sich auch in der Psychoanalyse, wo die Persönlichkeit wie bekannt in Es, Ich und Über-Ich eingeteilt wird. Es ist klar, daß es Anknüpfungspunkte zwischen dieser Einteilung und derjenigen in Leib, Seele und Geist gibt; sieht ja Frankl im Leiblichen die Heimat der Triebe und im Geist diejenige Instanz, die über das Psychophysikum das Kommando führen soll. Selber weist er an diesem Punkt auf die Ontologie Hartmanns und die Anthropologie Schelers hin. Hartmann schreibt:

> Leib und Geist aber stufen sich nicht gegeneinander ab, zwischen ihnen spannt sich kein Kontinuum; der Schichtenzusammenhang zwischen ihnen ist vielmehr durch eine eigene, von beiden verschiedene Seinsschicht vermittelt, die des seelischen Seins.

Scheler stellt seinerseits fest:

> Nicht also Leib und Seele oder Körper und Seele oder Gehirn und Seele im Menschen sind es, die irgendeinen ontischen Gegensatz bilden. Der Gegensatz, den wir im Menschen antreffen und der auch subjektiv als solcher erlebt wird, ist von viel höherer und tiefgreifender Ordnung: es ist der *Gegensatz von Geist und Leben*. [...] Wenn wir Psychisches und Physiologisches nur als zwei Seiten ein und desselben

---

[60]Frankl 1946a, 140 Anm.; 1970, 74-75, 136-137; 1988, 22-25; 1991, 20-21; 1993, 44-45; 1996a, 112, 221; 1997b, 115, Anm. 15; 1998, 63-65; Fabry & Lukas 1995, 22.

Lebensvorganges nehmen, denen zwei Betrachtungsweisen desselben Vorganges entsprechen, dann muß das X, das eben diese beiden Betrachtungsweisen selbst *vollzieht*, dem Gegensatz von Leib und Seele *überlegen* sein. Dieses X ist nichts anderes als der, wie wir sahen, selber nie gegenständlich werdende, alles „vergegenständlichende" *Geist*.[61]

Hartmann nennt also explizite drei *Seinsschichten*, während Scheler zwischen dem Geist und dem Leben unterscheidet, Psychisches und Physiologisches aber „nur als zwei Seiten" eines Phänomens betrachtet.

Eine Einteilung des Menschen in Leib, Seele und Geist ist uns auch vom Neuen Testament bekannt; sie kommt im Ersten Brief an die Thessaloniker (5,23) vor. Nach den meisten Auslegern schließt sich aber Paulus in diesem Vers nicht der Idee von einer Dreiteilung des Menschen an.[62] Der Gegensatz zwischen dem Geist und der Seele wird am klarsten – und Frankl am meisten ähnlich – im Judasbrief ausgedrückt, wo „Sinnenmenschen (griech. *psychikoí*), denen der Geist fehlt", erwähnt werden (V. 19), und im Ersten Brief an die Korinther, wo der sterbliche Leib als sinnenhaft (griech. *psychikón*), der auferstandene als geistig (griech. *pneumatikón*) bezeichnet werden (15,44.46). Weiter scheidet nach dem Brief an

---

[61]Frankl 1982a, 30-31; 1996a, 76-77; 1997b, 142-143; Hartmann [1942], 288-289 [90-91]; Scheler 1976, 62 (vgl. 58, 60-61); s. auch Böschemeyer 1977, 23-24, 53-54. Wicki (1991, 76) hält den folgenden Unterschied zwischen Frankl und Scheler fest: „Im ganzen ist Frankls System weniger religiös durchdrungen, vor allem nicht von einer bestimmten Religion." Schelers Vater war evangelisch, während seine Mutter orthodoxe Jüdin war. Selber hat er sich zum Katholizismus bekehrt, sein Verhältnis zur Kirche war aber schwankend (Coser 1971, 952; Spiegelberg 1960, 236-237).

Betreffend Hartmann ist Johannes Heinrichs (1995, 246) anzuführen: „Was sich durchhält, ist eine durchaus dualistische Popular-Ontologie von Körper und Seele oder Materie und Geist, die fast das gesamte gelehrte und ungelehrte Denken des Abendlandes bestimmte. Demgegenüber werden Versuche einer triadischen oder trinitarischen Ontologie von Körper – Seele – Geist bisher zu Unrecht in den Bereich der außerakademischen, östlich geprägten Esoterik verwiesen, mit Ausnahme der diesbezüglichen Ontologie Nicolai Hartmanns."

Auch Heidegger weist auf Leib, Seele und Geist hin. In „Sein und Zeit" sind zwei Hinweise enthalten: „Die Frage steht nach dem Sein des ganzen Menschen, den man als leiblich-seelisch-geistige Einheit zu fassen gewohnt ist." „Allein die ‚*Substanz*' des Menschen ist nicht der Geist als die Synthese von Seele und Leib, sondern die *Existenz*" (Heidegger 1977, 48, 117). Es scheint mir, als ob er selbst sich nicht einer derartigen trichotomischen Menschenauffassung angeschlossen hat.

[62]Holtz 1986, 264-265; Friedrich 1990, 250-251; Marshall 1990, 162-163.

die Hebräer das Wort Gottes die Seele und den Geist (4,12), und im Ersten Brief an die Korinther wiederum stellt Paulus den geistigen Menschen dem Fleischesmenschen (griech. *sarkînos*) entgegen (3,1).

Die Idee von der Trichotomie des Menschen ist doch keineswegs eine ausgeprägt christliche. Sowohl in der alten Kirche als auch im Mittelalter war die christliche Menschenauffassung dichotomisch; sie betrachtete den Menschen als eine Einheit, bestehend aus Leib und Seele.[63] Auch im klassischen Judentum ist die Menschenauffassung dichotomisch.[64] Die obenerwähnte Dreiteilung, nach der das Kind ein Viertel seines Leibes von seiner Mutter, ein Viertel von seinem Vater und den Rest von Gott empfängt, ist ja im Grunde auch eine Zweiteilung in Irdisches und Göttliches. Trotzdem kann man auch im Judentum sehr früh eine trichotomische Struktur spüren. Schon bei Philo von Alexandrien kommt eine Einteilung in Geist (griech. *noûs*), Seele und Leib vor.[65] Philo ist in dieser Hinsicht Plato gefolgt, und Platos Ideen spiegeln sich auch im mittelalterlichen Kabbalismus, der ja seinerseits den Chassidismus beeinflußt hat, wider.[66] In moderner Zeit beschreibt der jüdische Theologe Efraim E. URBACH das Menschenbild der hebräischen Bibel als bestehend aus *nefesh* (Seele), *gûf* (Leib) und *rûah* (Geist), die aber eine unteilbare Einheit bilden. Im Anschluß an den (christlichen) Theologen Johannes PEDERSEN hebt er hervor: „...the *rûah* is not the centre of the *nefesh* but the power that moves it, the force that acts on the centre and thrusts it forward in a given direction."[67]

Sowohl die jüdische als auch die christliche Menschenauffassung ist also dichotomisch, in beiden sind aber auch Elemente einer Trichotomie enthalten. Obwohl der Mensch im Judentum im Grunde in Leib und Seele eingeteilt ist, haben innerhalb des Begriffs „Seele" die Bezeichnungen gewechselt: ‚Geist' und ‚Seele' sind beinahe austauschbar geworden.[68]

---

[63]Lexikon für Theologie und Kirche IX, 403; Gahbauer 1992, 497-498; Flüeler/Imbach 1992, 504.

[64]Cohon 1971, 347-353; Urbach 1975, 220-221; Neudecker 1992, 475-476; Schubert 1992, 52-54.

[65]*De Opificio Mundi* 66. Deutsche Übersetzung: *Ueber die Weltschöpfung* (Cohn et al. 1962).

[66]Urbach 1975, 221; Wyller 1996, 684; Scholem 1969, 240-241; Shatz-Uffenheimer 1971, 1407.

[67]Urbach 1975, 215.

[68]Bousset 1926, 400.

Die Trichotomie ist bei Frankl in erster Linie weder im christlichen noch im jüdischen Denken, sondern in der zeitgenössischen Philosophie verwurzelt.[69] Doch ist es auf dem Hintergrund der obigen Erörterungen denkbar, daß Frankl als Jude eher dazu geneigt war, sich ein trichotomisches Schema anzueignen, als es ein Christ gewesen wäre.

2.2.3. Die Verantwortlichkeit

Nach Frankl bedeutet „Mensch-sein" „Bewußt-sein und Verantwortlich-sein"; er stellt sogar explizite fest: „Menschsein ist nämlich nichts anderes als: Bewußt-sein und Verantwortlich-sein." *Verantwortlichkeit* ist wieder eines der zentralen Themen Frankls. Es heiße eben „Verantwortlichkeit" und „Verantwortlichsein", nicht „Verantwortung" (im Englischen „responsibleness", anstatt „responsibility"). Die Logotherapie ist „in ihrer Spezifikation als Existenzanalyse darum bemüht", „im besonderen das Verantwortlichsein – als Wesensgrund der menschlichen Existenz – dem Menschen zum Bewußtsein zu bringen."[70]

Die Verantwortlichkeit ist bei Frankl kein ethisches und moralisches Thema, jedenfalls nicht in dem Sinne, den wir gewöhnlich mit diesen Epitheta verknüpfen. Eben deswegen spricht er nicht von Verantwortung. Die Verantwortlichkeit des Menschen ist in hohem Grad mit dem Sinn verbunden. „Verantwortung[71] heißt jeweils: Verantwortung gegenüber einem Sinn", oder: „welchen konkreten Werten er dienend sich zuwendet, in welcher Richtung er den Sinn seines Lebens findet und welche Aufgaben ihn erfüllen." Der Mensch ist dafür verantwortlich, daß er Werte verwirklicht – schöpferische, Erlebnis- und Einstellungswerte[72]. Oben war von der „kopernikanischen Wendung" die Rede: nicht der Mensch soll dem Leben Fragen stellen, sondern umgekehrt; der Mensch ist der vom Leben her Befragte.

---

[69] Gegen Tweedie 1965, 161-162.

[70] Frankl 1982a, 11, 39; 1996b, 95; 1998, 15-16, 43; Fabry & Lukas 1995, 74 (vgl. Scheler 1966, 478-479).

[71] Trotzdem heißt es manchmal gerade in diesem Zusammenhang „Verantwortung". Es scheint mir, als ob diese Distinktion erst später entstanden wäre – sie wird ja in einem Brief aus dem Jahre 1970 explizite ausgedrückt.

[72] Von diesen wird unten die Rede sein (2.2.6.).

Dabei wendet Frankl ein Wortspiel an: der Mensch hat „dem Leben zu antworten
– das Leben zu ver-antworten."[73]

Mit der Verantwortlichkeit hängt auch die Individualität des Menschen zusammen: die Verantwortlichkeit ist sein Eigentlichstes, das er durch die Flucht in die Masse verliert. Diese wird damit eine Flucht vor der individuellen Verantwortung, die für Frankl etwas Unveräußerliches ist:

> In other words, I prefer a world in which, on the one hand, a phenomenon such as Adolf Hitler can occur, and on the other hand, phenomena such as the many saints who have lived can occur also. I prefer this world to a world of total, or totalitarian, conformism and collectivism in which man is debased and degraded to a mere functionary of a party or the state.

So sehen wir, daß die Verantwortlichkeit der Verantwortung doch nicht wesensfremd ist. Sie ist für Frankl auch die Kehrseite der Münze, deren andere Seite die Freiheit ist. „I like to say that the Statue of Liberty on the East Coast should be supplemented by a Statue of Responsibility[74] on the West Coast."[75]

Wenn man aber die Verantwortlichkeit hervorhebt, ergibt sich die Frage: vor wem – vor welcher Instanz? Schon in den dreißiger Jahren hat Frankl diese Frage mit Alternativen beantwortet: „...z. B. ob vor dem eigenen Gewissen, oder: vor Gott." Diese Frage muß jeder selber beantworten. Aber schon in der Erstfassung den „Ärztlichen Seelsorge" heißt es:

> Denn während der dem Alltag verfallene Mensch das Leben in seiner puren Gegebenheit hinnimmt, nimmt der bewußt verantwortliche Mensch das Leben in seiner ganzen Auf-gegebenheit; der religiöse Mensch jedoch nimmt es nicht nur als konkrete Aufgabe schlechthin, sondern geradezu als persönlichen Auftrag auf sich. [...] Prinzpiell wäre man nach all dem natürlich

---

[73]Frankl 1982a, 39, 61, 71-72, 112; 1982b, 73; 1988, 74, 98; 1995a, 125; 1996a, 200; 1996b, 123, 134, 150; 1997a, 93; 1998, 21.

[74]Hier spricht also Frankl von „responsibility" anstatt von „responsibleness"; die Vorlesung, die hier wiedergegeben wird, wurde 1966 gehalten, und der Vorschlag wird in einem 1978 veröffentlichten Buch unter Verwendung desselben Wortes wiederholt (vgl. Anm. 71).

[75]Frankl 1970, 13-14; 127; 1979, 60, 84, 92; 1982a, 81, 90; 1988, 49, 62, 98; 1992, 127, 154; 1996a, 110.

berechtigt zu fragen, ob dann der das Leben so erlebende
Mensch nicht quasi der hellhörigere ist...[76]

Spricht er hier etwas verhüllt, macht er in anderen Zusammenhängen keine Umschweife:

> However, there is a significant number of people who interpret their own existence not just in terms of being responsible to something but rather to some*one*, namely, to God.

> The majority, however, consider themselves accountable before God; they represent those who do not interpret their own lives merely in terms of a task assigned to them but also in terms of the taskmaster who has assigned it to them.

> Responsibleness has two intentional referents. It refers to a meaning for whose fulfillment we are responsible, and also to a being before whom we are responsible.

> Denn so, wie ein wenig Mut dazu gehört, sich zu dem, was man einmal erkannt hat, auch zu bekennen, so gehört auch ein wenig Demut dazu, es mit jenem Wort zu benennen, mit dem es die Menschen seit Jahrtausenden belegen: mit dem schlichten Worte Gott.[77]

Mag es seine Bedeutung haben, daß drei von den obigen Zitaten in amerikanischen Büchern enthalten sind, während das vierte in einem Werk steht, das sich explizite mit der Frage nach dem Gottesglauben befaßt – in dem Werk „Der unbewußte Gott"? Jedenfalls hat Frankl die Gedanken des letztgenannten Zitats im „Grundriß der Existenzanalyse und Logotherapie" wiederholt.[78]

Wir haben oben bemerkt, daß Frankl es einmal für fraglich hielt, ob es wirkliche Atheisten gibt. Diejenigen, die sich als Atheisten betrachteten, verwechselten vielleicht Gott mit ihrem eigenen „Selbst". Es ging in jenem

---

[76]Erstfassung, 21-22; Frankl 1982a, 71; 1982b, 73; 1996b, 134; 1997a, 93; 1997b, 44; 1998, 21, 43, 108-109, 153-154.

[77]Frankl 1965, 174; 1970, 12-13; 1988, 49; 1991, 50.

[78]Frankl 1998, 110-111.

Zusammenhang um den Übersinn, der vom Sinn hergeleitet wird, und unsere Frage lautete, wie die Idee von einem Übersinn sich vom Gottesglauben scheidet. Hier begegnet uns eine ähnliche Erscheinung: manche Menschen erleben sich als vor „etwas" verantwortlich, während andere dieses „Etwas" als Gott erkennen. Trotzdem scheint es mir, als ob Frankl es persönlich vorzöge, die Instanz, vor der man sich verantwortlich fühlt, als eine persönliche zu betrachten.

Wir bemerkten anfangs auch, daß die Verantwortlichkeit des Menschen bei Frankl in hohem Grad mit dem Sinn verbunden ist. Mit den letzten Erörterungen haben wir diese Verbundenheit noch zusätzlich hervorgehoben.

Obwohl Frankl also bewußt von *Verantwortlichkeit* und nicht von *Verantwortung* spricht, sind diese Begriffe nicht völlig zu trennen. Trotzdem geht es nicht um etwas Moralisierendes. Dies macht Frankl eben durch die Verbindung mit dem Sinn klar. „Man is responsible [...] for finding the *true* meaning of a situation." Der Mensch erfüllt seine Verantwortung nicht dadurch, daß er nichts tut – weder Gutes noch Böses. Er ist verpflichtet, bis zum letzten Atemzug Werte zu verwirklichen. Das Leben stellt ihm Fragen, die er dem Leben zu antworten hat – er hat das Leben zu ver-antworten.

> Responsibility implies something for which we are responsible – namely the accomplishment of concrete, personal tasks and demands, the realization of that unique and individual meaning which every one of us has to fulfill.

Frankl betont oftmals, daß wir das, was wir einmal geschaffen, erlebt oder gelitten haben, ein für allemal in die Vergangenheit hineingerettet haben. Auch dies, sagt er, vermehrt unsere Verantwortlichkeit.[79]

Der Mensch erfüllt also seine Verantwortlichkeit nicht durch Passivität oder dadurch, daß er dem Leben den Rücken kehrt. Er ist im Gegenteil schuldig, sein Leben reich und sinnvoll zu gestalten. Seine Verantwortlichkeit nicht zu erfüllen wäre es eher, wenn man die Möglichkeiten des Lebens verpassen würde. Es darf daher nicht verwundern, daß Frankl folgerichtig den Selbstmord gänzlich abgewiesen hat. Davon wird unten (2.2.12.) mehr die Rede sein.

Frankls Betonung der Verantwortlichkeit des Menschen mag eine Verbindung mit einem der zentralen Themen der jüdischen Anthropologie haben, nämlich mit der

---

[79]Frankl 1970, 30-31, 84, 89, 109, 127; 1982a, 61, 47; 1988, 62, 74, 120, 128, 156; 1992, 45, 61; 1996a, 136, 210; 1996b, 59-60, 97, 145; 1997b, 49-50, 54, 104.

Lehre von *jætsær ra'* und *jætsær tov*, der Neigung zum Bösen und der zum Guten. Beide sind im Menschen vorhanden, tatsächlich von Gott geschaffen, und kämpfen gegeneinander. Der Mensch soll der Neigung zum Guten folgen und sich anstrengen, mit Gottes Hilfe die Neigung zum Bösen zu unterdrücken. Eine Äußerung von URBACH ähnelt sehr einer unserer obigen Erörterungen: „The struggle against the *yeser* does not therefore mean withdrawal from the world and from activity therein, but the conquest of the *yeser* while working in the world."[80] Diese Lehre macht einen grundlegenden Unterschied gegenüber dem Christentum aus; ist ja nach dem letzterwähnten der Mensch seiner Natur nach von der Erbsünde verdorben, wird aber in der Taufe durch Gottes Gnade der Erbsünde enthoben.[81] Zwar muß der Mensch sich um seine Heiligung anstrengen, etwas, was dem Gedanken von den zwei Neigungen ähneln mag. Nach dem *Midrasch Kohelet* 4,13 gibt sich tatsächlich die Neigung zum Guten erst im Alter von 13 Jahren, dem Bar-Mitzwah-Alter, zu erkennen, wenn man das Joch der Tora auf sich nimmt.[82] Immerhin ist aber der Mensch nach der christlichen Auffassung ohne Gottes Gnade nur böse. Darum bleibt es ein wesentlicher Unterschied zwischen dem Judentum und dem Christentum, daß *jætsær ra'* und *jætsær tov* zwei gleichartige, von Gott geschaffene Impulse sind, die der menschlichen Natur gegenüberstehen und nicht zu einer alten bzw. neuen Natur des Menschen gehören.

Bemerkenswert ist auch die folgende Erläuterung von Frankl:

> Mit der Verantwortung aber, die er übernimmt, unterstellt sich der Mensch – in Freiheit – einem Gesetz. Verantwortung ist daher allzumal Rückbindung der Freiheit, ein Rückverbundensein mit einer (nunmehr höheren) Ordnung im Sinne von Gesetz. Rückbindung in diesem Sinne aber, und nicht mehr und nicht weniger, heißt in wörtlicher Übersetzung: re-ligio.[83]

---

[80]Friedman 1971, 847; Rosenblatt 1971a, 1318-1319; Cohon 1971, 297-302; Urbach 1975, 471-483; Neudecker 1992, 476-477.

[81]Vgl. Böschemeyer 1977, 148: „Frankls anthropologischer Indikativ, der dem ethischen Imperativ vorausgeht, lautet: Du bist ein *Mensch* und *deshalb* grundsätzlich frei zur Verantwortlichkeit und fähig zur Liebe. Der theologische Indikativ, der dem Imperativ vorausgeht, heißt dagegen: *Weil Gott dich – ‚in Christus' – liebt*, bist du als ein an ihn Glaubender grundsätzlich befreit zur Liebe und Verantwortlichkeit. Ist für die Existenzanalyse Verantwortlichkeit die ständige Möglichkeit eines jeden Menschen, so erschließt sich nach theologischem Verständnis diese Möglichkeit erst dem, dem Gott sie erschließt."

[82]Rosenblatt 1971a, 1319.

[83]Frankl 1997b, 73.

Daß der Mensch seine Verantwortlichkeit wahrnimmt, ist also für Frankl dasselbe wie, daß er sich einem Gesetz unterstellt, und dies macht seinerseits für ihn die Quintessenz der Religion aus. Macht doch gerade dies auch den Kern des Judentums aus: das Joch der Tora auf sich zu nehmen.

Wiederholt hat Frankl gerade die Wahl, vor der der Mensch täglich und stündlich steht, hervorgehoben. Besonders in seiner KZ-Schilderung „Ein Psychologe erlebt das Konzentrationslager" kommt dies häufig vor.

> Je nachdem, ob einer mutig und tapfer bleibt, würdig und selbstlos, oder aber im bis aufs äußerste zugespitzten Kampf um die Selbsterhaltung sein Menschentum vergißt und vollends jenes Herdentier wird, an das uns die Psychologie des Lagerhäftlings erinnert hat –, je nachdem hat der Mensch die Wertmöglichkeiten, die ihm seine leidvolle Situation und sein schweres Schicksal geboten haben, verwirklicht oder verwirkt...

Der Mensch soll auf die Fragen, die uns das Leben stellt, durch ein richtiges Verhalten die rechte Antwort geben, soll entscheiden, was er ist. „In ihm sind die Möglichkeiten zum Engel und zum Teufel." „...in jedem ist es angelegt zumindest als Möglichkeit; und als Möglichkeit war das Böse nicht nur in jedem, sondern als Möglichkeit ist es auch und bleibt es auch in jedem."[84]

Außer der Verantwortlichkeit denke ich an diesem Punkt auch an Frankls Ideen vom Geist und von seiner Oberhoheit gegenüber dem Psychophysicum des Menschen, von denen ja oben schon die Rede war. Der Mensch soll sich ja seiner Ansicht nach nicht von seiner Triebhaftigkeit bestimmen lassen. Obwohl die beiden *jætsær* im Judentum nicht der Leib-Seele/Geist-Dichotomie entsprechen, gehört *jætsær ra'* trotzdem mit dem Irdischen, das der Mensch mit den Tieren gemeinsam hat, zusammen, während *jætsær tov* mit dem Göttlichen im Menschen verbunden ist. Der Geist soll zusehen, daß der Mensch seiner Neigung zum Guten folgt, und der Mensch ist für die Wahl, die er zwischen den beiden Neigungen trifft, verantwortlich. Er kann und muß wählen, ob er gut oder böse sein will. „Aus dem immer wieder Gutes-tun wird schließlich das Gut-sein."[85]

---

[84]Frankl 1970, 35, 46-47, 110; 1988, 43, 57; 1995a, 108, 110-111, 125, 139; 1997b, 88, 99; Frankl/Kreuzer 1997, 50.

[85]*Midrasch Bereschit Rabba* zu Genesis 2,7: Friedman 1971, 847; Frankl 1996a, 205.

2.2.4. Die Freiheit

Die Verantwortlichkeit des Menschen ist in erster Linie eine Verantwortlichkeit dafür, daß er sein Leben sinnvoll gestaltet, eine Verantwortlichkeit für die Entscheidungen, die er zwischen sinnvollem und sinnlosem Handeln trifft. Andererseits: der Mensch ist „always free to accept or to reject a value he is offered by a situation", „man has the freedom to embark on the fulfillment of this meaning", und das, worum der Kampf im Konzentrationslager eigentlich ging, war die innere Freiheit des Menschen, also das, was „sein Eigentlichstes" darstellt. Frankl betont aber auch, daß die Verantwortlichkeit der Gegenpol der Freiheit ist. Wir sehen also, daß der Mensch auf zwei Weisen für seine Freiheit verantwortlich ist: er darf sich nicht seiner Freiheit berauben lassen, darf sie aber auch nicht mißbrauchen. Einerseits ist die Freiheit durch seinen Gegenpol, die Verantwortlichkeit, eingeschränkt, andererseits ist die Verantwortlichkeit eben eine Folge der Freiheit.[86]

Nach Frankl ist es nicht ganz korrekt zu sagen, daß der Mensch Freiheit hat, weil er nämlich seine Freiheit *ist*. Etwas, was er hat, kann er nämlich verlieren; auf seine Freiheit kann er zwar verzichten, aber auch dieser Verzicht ist dann ein freiwilliger. Er betrachtet die Freiheit des Willens als einen der Pfeiler, auf denen sich die Logotherapie gründet; die zwei anderen sind der Wille zum Sinn und der Sinn des Lebens.[87]

Die Freiheit ist nicht in erster Linie eine äußere. Zuerst hat Frankl sie in der Auseinandersetzung mit der Psychoanalyse und der Individualpsychologie hervorgehoben. Laut ihm hat man um die letzte Jahrhundertwende den Menschen als am Biologischen, Psychologischen und Soziologischen gebunden sehen wollen und damit ein Zerrbild von ihm dargestellt, wogegen Frankl feststellt: „Die eigentliche menschliche Freiheit, die eine Freiheit gegenüber all diesen Bindungen ist, die Freiheit des Geistes gegenüber der Natur – die doch erst das Wesen des Menschen ausmacht –, sie wurde übersehen." Es geht um eine Freiheit gegenüber den Trieben, dem Erbe und der Umwelt. Der Mensch ist als (geistige) Person von seinem (seelischen) Charakter frei – zur Persönlichkeit; er kann sich auch *gegen* sein Temperament entscheiden.[88]

---

[86]Frankl 1970, 127; 1982a, 37; 1988, 49, 57, 62, 69, 98; 1991, 84-86; 1992, 127, 154; 1996a, 110; 1997a, 30; 1997b, 43-44, 93.

[87]Frankl 1988, 16; 1992, 129; 1998, 89.

[88]Frankl 1970, 75; 1982a, 36; 1992, 153; 1996a, 145; 1998, 88.

Ist die Freiheit eng mit der Verantwortlichkeit verwandt, so ist sie doch auch mit dem Geist verbunden, wie schon angedeutet worden ist. Im Abschnitt „Der Geist" war auch von der *Trotzmacht des Geistes* die Rede.[89] Eigentlich stellt diese einen anderen Ausdruck für die Freiheit dar; andererseits gibt sie auch an, daß es nicht um eine souveräne Freiheit geht. Der Geist ist nur vom Leiblichen her *nicht restlos* bedingt; es gibt aber eine restliche Freiheit, eine „relative" Autonomie des Geistes.[90]

Frankls Erlebnisse im Konzentrationslager haben seine Gedanken an diesem Punkt besonders beeinflußt. Ging es doch dabei um die Frage von einer restlosen Aufhebung der äußeren Freiheit. Dem Verlust der äußeren Freiheit stellt Frankl die innere gegenüber. „Was immer man ihm [dem Lagerhäftling] in der ersten Stunde im Lager fortgenommen haben mag – bis zum letzten Atemzug kann ihm niemand die Freiheit nehmen, sich zu seinem Schicksal so oder so einzustellen." Dieses „So oder so" bestand in der Überwindung der Apathie und der Unterdrückung der Gereiztheit, so daß man „hier ein gutes Wort und dort den letzten Bissen Brot" hergeben konnte. Wogegen der Mensch im KZ sich wehren mußte, war die Umprägung zum „typischen" Lagerhäftling, der dazu verführt worden war, „unter Verzicht auf Freiheit und Würde zum bloßen Spielball und Objekt der äußeren Bedingungen zu werden." Es scheint, als ob nach Frankls Meinung auch der KZ-Häftling dafür eine Verantwortlichkeit trägt, sich seiner inneren Freiheit nicht berauben zu lassen. Aber auch derjenige, der seiner äußeren Freiheit nicht beraubt worden ist, kann durch die Flucht in die Masse sich als seiner Verantwortlichkeit nicht gewachsen erweisen. Dadurch verliert er, was Frankl wieder „sein Eigentlichstes" nennt: seine Verantwortlichkeit. In anderem Zusammenhang nennt er ja die Freiheit „sein [des Menschen] Eigentlichstes". Was ist aber die Flucht in die Masse anderes als ein Verzicht auf die Freiheit? So sehen wir wieder, wie eng diese beiden Themen bei Frankl miteinander verbunden sind.[91]

Was schließlich die Freiheit als etwas von der Verantwortlichkeit Begrenztes betrifft, bedarf wohl keiner weiteren Erläuterungen. Doch wäre anzumerken, daß Frankl gerade auf amerikanischem Boden dieses Verhältnis betont hat, was damit zusammengehangen haben mag, daß in den USA die äußere Freiheit des Menschen nicht in demselben Maße in Frage gestellt worden ist wie in unserem Jahrhundert in Europa.

---

[89]Vgl. Frankl 1992, 154.

[90]Frankl 1996a, 110.

[91]Frankl 1970, 98-99; 1982a, 90, 108; 1992, 156; 1995a, 108; 1996b, 130.

Wir sehen also, wie die Freiheit mit allen bisher erörterten Franklschen Themen verbunden ist. Der Mensch ist frei, den *Sinn* seines Lebens zu erfüllen, wie er *Geist* „ist",[92] so *ist* er auch seine Freiheit (Anführungszeichen bzw. Kursivdruck von Frankl), und eben sie gibt ihm *Verantwortlichkeit*, und er ist auch dafür verantwortlich, daß er nicht auf seine Freiheit verzichtet, sich nicht ihrer berauben läßt. Die Freiheit beinhaltet nicht nur eine Befreiung, sondern auch eine Verpflichtung.

Wieder kann angemerkt werden, daß die Freiheit als ein, wenn auch nicht geradezu transzendentes, doch die Grenzen des Immanenten überschreitendes Thema zu betrachten ist. Hierzu bemerkt Uwe BÖSCHEMEYER:

> Selbst das von Frankl weit ausgebreitete Material hat – im naturwissenschaftlichen Sinne – keine Beweiskraft für seine These, daß sich der Mensch gegenüber seinen Bedingtheiten frei verhalten kann und daß diese Freiheit eine unverlierbare Möglichkeit eines jeden Menschen ist.[93]

Im Judentum ist die Freiheit auch ein zentrales Thema, das geradezu als konstitutiv für das Wesen des jüdischen Volkes gesehen werden kann.[94] Israel wurde Gottes Volk, als Gott es aus der Sklaverei in Ägypten befreite, was ja auch das Thema der zentralsten Feier des Judentums, des Pesach-Festes, ausmacht. Dem Auszug aus Ägypten folgt der Bundesschluß am Sinai, womit Israel nicht mehr nur aus der Sklaverei befreit (das Wovon der Freiheit), sondern auch verpflichtet wurde, und zwar gegenüber seinem Gott (das Wozu der Freiheit).[95] Es ist darüber hinaus Israel ausdrücklich verboten, nach Ägypten zurückzukehren (Deuteronomium 17,16), d. h. Israel ist verpflichtet, sorgfältig seine Freiheit zu hüten. Auch gegenüber Gott ist der Mensch frei. Samuel S. COHON schreibt:

> The Jewish conception of man's morality and spiritual nature
> was predicated upon his freedom. His ability to choose between
> conflicting courses of action is axiomatic to the Bible and

---

[92]Frankl 1996a, 112.
[93]Böschemeyer 1977, 68-69.
[94]Rabinowitz 1971a, 117-119; Greive 1983, 502.
[95]Vgl. Frankl 1996a, 110.

> Rabbinic literature and is basic to the reflections of the philosophers on the meaning of duty and destiny. [...] Man is not fettered by an inexorable fate from which he may not be able to extricate himself, but is free to direct his own life. Living under God's law, he can be captain of his own soul.

Darüber hinaus bemerkt Cohon, daß das paulinische Christentum mit seiner pessimistischen Sicht der menschlichen Natur und der vom Sündenfall verursachten moralischen Verdrehung die Freiheit zu einem bloßen Schatten reduziert.[96]

So kann Frankls hohe Wertung der Freiheit als etwas, dessen der Mensch sich nicht durch entweder äußere Mächte oder ihm innewohnende Kräfte berauben lassen darf, als ein Gedanke betrachtet werden, den er seiner jüdischen Tradition zu verdanken hat.

2.2.5. Das Gewissen

Ein Thema, das sich im Grenzgebiet zwischen anthropologischen und religiösen Überlegungen befindet und das oftmals bei Frankl auftaucht, ist das Gewissen. In erster Linie ist es mit dem Sinn verbunden.

> ...in an age like ours, that is, in an age of an existential vacuum, education must not be satisfied merely with transmitting traditions but must see its principal assignment in refining man's capacity to find the unique meanings inherent in his unique situations. This capacity is what is called conscience.[97]

Das Gewissen wird also bei Frankl nicht, wie gewöhnlich, als ein Moralwächter verstanden. Eher ist es so etwas wie eine Stimme, die zwischen Rechtem und Falschem, Gutem und Bösem scheidet, wobei aber diese Gegenpole weniger „moralistisch" aufzufassen sind. Sie sind zwar darauf bezogen, was gegenüber anderen Menschen rechtes oder falsches Verhalten darstellt, beziehen aber darüber hinaus mit ein, was mit der Verantwortlichkeit, sein Leben sinnvoll zu gestalten, zu tun hat. Zwar sind auch diese zwei Aspekte keine echten Gegen-

---

[96]Cohon 1971, 309, 312; Adler 1971, 844.

[97]Frankl 1967, 13; 1982a, 56; 1991, 83; 1992, 23; 1996a, 15, 58; 1996b, 59, 71; 1997a, 29; 1998, 286.

pole – wer anderen Menschen schadet, lebt nicht sinnvoll – aber gewöhnlich wird Moral nur als ein begrenzender Faktor verstanden: zwar würde dies und das Spaß machen, aber andere würden leiden, deswegen darf man es nicht... Oder anders ausgedrückt: die hergebrachte Moral lautet: du bist von geringem Wert; siehe wenigstens zu, daß du keinen Schaden anrichtest! Während die Franklsche Moral lautet: du bist wertvoll und wichtig, die Menschheit bedarf deiner; versäume nicht, deine Aufgabe zu erfüllen!

> Dem Bewußtsein erschließt sich Seiendes – dem Gewissen jedoch erschließt sich nicht ein Seiendes, vielmehr ein noch *nicht* Seiendes: ein erst Sein*sollendes*. Dieses Sein-Sollende ist also nichts Wirkliches, es ist ein erst zu Verwirklichendes, es ist nichts Wirkliches, sondern bloß Mögliches (freilich nicht ohne daß diese bloße Möglichkeit in einem höheren, eben im moralischen Sinne wiederum eine Notwendigkeit darstellte.)

Es ist auch bezeichnend, daß Frankl Parallelen zwischen dem Gewissen und der Liebe sieht.[98]

Er legt außerdem eine gleichwertige Betonung auf die Verantwortung, die der Mensch gegenüber sich selbst trägt:

> ...the moralistic approach to values must give way to an ontological one along whose lines good and bad are defined in terms of what promotes or blocks the fulfillment of meaning, regardless of whether it is the meaning of my self or that of someone else.

Es sollte auch bemerkt werden, daß Frankl ausdrücklich zwischen dem Gewissen und dem Über-Ich scheidet. Das Über-Ich vermittelt nämlich herkömmliche Sitten und Normen, denen sich das Gewissen, wenn es not tut, widersetzen kann. Dies ist nicht mit Bedingungsprozessen zu verwechseln:

> Ein Hund, der sich nicht zimmerrein verhält und mit eingezogenem Schwanz unters Bett kriecht, legt tatsächlich ein Verhalten an den Tag, das sich ohne weiteres als das Resultat konditionierender Prozesse auffassen läßt. Ist es doch von einer

---

[98]Frankl 1998, 77-79.

Art Erwartungsangst diktiert, nämlich der ängstlichen Erwartung von Strafe. Das Gewissen hat mit dergleichen Ängsten nichts zu tun. Solange Furcht vor Strafe, Hoffnung auf Lohn oder der Wunsch, dem Überich zu gefallen, menschliches Verhalten bestimmen, ist ja das wirkliche Gewissen noch gar nicht zu Worte gekommen.[99]

Was statt moralistischer Erwägungen zunächst mit dem Gewissen verbunden wird, ist also Sinnfindung. „Es ließe sich definieren als die Fähigkeit, den einmaligen und einzigartigen Sinn, der in jeder Situation verborgen ist, aufzuspüren." Das Gewissen ist der Instinkt, der den Menschen „zu seinen eigensten Lebensaufgaben hinführt" und „auch bei der Beantwortung der Lebensfragen, in der Verantwortung seines Lebens" leitet. Hier geht es immer um individuelle Entscheidungen, die manchmal zu der von der Gesellschaft gepredigten Moral im Widerspruch stehen.[100]

Die Todesangst kann nach Frankl eine Gewissensangst sein, die sich darauf gründet, daß man die Möglichkeiten des Lebens nicht verwirklicht hat, so daß das bisherige Leben sinnlos erscheint. Es ist eine negative Gewissensangst, weniger auf Taten und Handlungen bezogen als auf verpaßte Chancen und versäumte Gelegenheiten.[101] Wieder sehen wir, wie Frankl die herkömmliche moralistische Auffassung des Gewissens als etwas, was uns wegen des einen oder anderen, was wir getan haben, anklagt, durch eine sozusagen positivere ersetzen will: das Gewissen kann uns zwar anklagen, aber eher dessen, daß wir unsere Chancen verpaßt haben als dessen, daß wir dies und das getan haben.

Ein gutes Gewissen ist etwas, auf das man nicht direkt zielen kann oder darf. Wer dies tut, ist nicht mehr dazu berechtigt. Das gute Gewissen kann niemals der Grund des Gutseins sein, sondern nur die Folge. Es kann nur durch das Handeln für etwas oder jemanden, aber nicht um seiner selbst willen, um mit dem schlechten Gewissen fertig zu werden, erreicht werden. Das Gewissen ist nicht unfehlbar. Der Mensch weiß nie, ob er den Sinn seines Lebens erfüllt hat oder nicht. Trotzdem ist Frankl davon überzeugt, daß die Stimme des Gewissens

---

[99]Frankl 1979, 55-56; 1982a, 27; 1988, 18-19, 89, 97; 1991, 50-51; 1993, 192; 1996a, 14-15, 182 Anm. 21; 1997b, 28, 138-139; 1998, 99; Fabry & Lukas 1995, 63.

[100]Frankl 1988, 63, 65, 85; 1982a, 73; 1991, 29, 83; 1992, 23; 1996b, 59; 1997a, 29-30.

[101]Frankl 1982a, 166-167; 1992, 59.

eindeutig ist und daß Hitler nie geworden wäre, was er wurde, wenn er nicht die Stimme des Gewissens in seinem Inneren unterdrückt hätte.[102]

Selbstverständlich haben Frankls Erörterungen über das Gewissen eine religiöse Konnotation. Zuerst stellt er es Gott gleich: der Mensch muß sich verantworten, „vor wem immer, sei es nun vor der Gemeinschaft, dem eigenen Gewissen oder vor seinem Gott." Aber bald verbindet er das Gewissen ausdrücklich mit Gott:

> Das Gewissen hat seine „Stimme" und „spricht" zu uns – ein unleugbarer phänomenaler Tatbestand. Das Sprechen des Gewissens ist jedoch jeweils ein Antworten. Hier erweist sich der religiöse Mensch psychologisch gesehen als einer, der zum Gesprochenen den Sprecher hinzu erlebt, also gleichsam hellhöriger ist als der Nichtreligiöse: In der Zwiesprache mit seinem Gewissen – in diesem intimsten Selbstgespräch, das es gibt – ist ihm sein Gott der Partner.

Soll der Mensch „Knecht seines Gewissens" sein (eine Anspielung auf einen Satz von Maria von EBNER-ESCHENBACH), muß das Gewissen etwas außermenschliches, ein das bloße Menschsein transzendierendes Phänomen sein. Damit versteht der Mensch seine Existenz von der Transzendenz her. Die Zwiesprache mit dem Gewissen ist echte Zwiesprache, mehr als bloßes Selbstgespräch: das Gewissen ist Sprachrohr von etwas anderem; es ist „nur von der Transzendenz aus, nur als selbst irgendwie transzendentes Phänomen [...] zu verstehen." Und: „Der irreligiöse Mensch ist nun nichts anderes als einer, der diese Transzendenz des Gewissens verkennt." Das Gewissen ist der „Mandatar" Gottes, oder „die Meldestelle der Transzendenz".[103]

An diesem Punkt sprengt also Frankl wieder den Rahmen des strikt Wissenschaftlichen. Den ersten Schritt auf diesem Weg tut er, wenn er das Gewissen vom Über-Ich unterscheidet, was vielleicht dem Unterschied zwischen Seele und Geist entspricht. Oben haben wir schon gesehen, wie seine Erörterungen über den Geist letzten Endes auch Gott mit einbegreifen. Auch der Sinn hat bei Frankl, wie wir

---

[102]Frankl 1959, 36; 1970, 41-42; 1982a, 59; 1982b, 65; 1988, 41, 65-66; 1991, 83-84; 1992, 23; 1996a, 16; 1997a, 29; 1998, 99 Anm. 1.

[103]Frankl 1950, 78; 1951, 64; 1959, 89, 97-98; 1982a, 73; 1982b, 199; 1991, 45-49; 1997a, 93; 1997b, 44, 106-107; 1998, 21, 43.

gesehen haben, ein transzendentes Pendant, den Übersinn. Noch wäre zu bemerken, wie Frankl sich über den Atheismus geäußert hat: der Atheist verwechselt sein eigenes Selbst mit Gott.[104] Ist doch der Schritt vom eigenen Selbst zum Gewissen keineswegs sehr groß.

Das Gewissen ist im Judentum kein zentrales Thema.[105] Vielleicht spiegelt dieses den Tatbestand wider, daß es im Hebräischen kein spezifisches Wort für ‚Gewissen' gibt. In erster Linie wird, was wir „Gewissensnot" nennen würden, mit Ausdrücken, die auf das ‚Herz' (*lēb*) bezogen sind, bezeichnet (1 Samuel 24,6; 2 Samuel 24,10). Das griechische Wort *syneídēsis* kommt in der Septuaginta nur dreimal vor. Nur ein Beleg (Kohelet 10,20) geht auf eine hebräische Vorlage (*maddā'* ‚Bewußtsein, Gedanken') zurück; die zwei übrigen Belege sind aus den Apokryphischen Schriften, die ja seit dem Ende des hellenistischen Judentums nur noch in der christlichen Kirche als heilige Schrift gelesen werden. Andererseits kommt eine ausgeprägte und religiös begründete Lehre vom Gewissen zum erstenmal bei Philo von Alexandrien vor. Dieser war aber von hellenistischen Strömungen beeinflußt. Im Neuen Testament kommt *syneídēsis* 30mal vor, besonders bei Paulus (14mal), aber auch hier an hellenistischen Sprachgebrauch anknüpfend.[106]

Wenn das Gewissen also eher ein christlicher als ein jüdischer Begriff ist, ist doch zu beachten, wie unkonventionell Frankl ihn verwendet. Das Gewissen als ein Sinn-Organ ist eine Betonung, die er kaum der christlichen Theologie entlehnt haben kann. Diese Auffassung des Gewissens ist bei ihm so selbstverständlich – abgesehen von der Feststellung „Das Gewissen hat mit dergleichen Ängsten [Erwartung von Strafe] nichts zu tun" oder der Äußerung über „the moralistic approach to values", die aber genaugenommen nicht vom Gewissen, sondern von Werten handelt, stellt er diese eigentlich nicht der hergebrachten Auffassung entgegen – daß man sich als ihre Voraussetzung gerade eine geistige Umgebung denken muß, wo das Thema des Gewissens als eines Moralwächters meistens nicht vorkommt, weil nämlich das Gewissen überhaupt kein zentraler Begriff ist – nämlich die jüdische.

Was schließlich die Idee vom sinnvollen Leben als einer Forderung des Gewissens an uns betrifft, wäre an diesem Punkt auf einen Vers im Talmud

---

[104]Frankl 1979, 63 Anm. 4; 1991, 114-115 (vgl. Fleckenstein 1975, 113).

[105]Rabbi Levi Meier stellt fest (1988, 4): „No Jewish encyclopedia has an entry on 'conscience.' "

[106]Cohon 1971, 305-308; Blühdorn 1984, 201; Wolter 1984, 214; Wall 1992, 1129.

hinzuweisen, den Frankl auch selber zitiert, obwohl einen anderen Teil von ihm[107] und in einem anderen Zusammenhang: „Daher ist jeder Einzelne verpflichtet zu sagen: Um meinetwillen ist die Welt erschaffen worden" (*Mischna Sanhedrin* 4,5).[108] Die Möglichkeiten, die uns das Leben darbietet, zu verpassen, ist daher im Lichte dieser Talmudstelle nicht nur das Unglück des einzelnen, sondern ein Versäumnis einer einem jeden obliegenden Pflicht.

2.2.6. Schöpferische, Erlebnis- und Einstellungswerte

Mahnt uns die Stimme des Gewissens, unser Leben sinnvoll zu gestalten, erhebt sich die Frage nach dem Sinn. Oben haben wir schon eine Antwort darauf gegeben: der Sinn des Lebens ist, für etwas oder jemanden da zu sein. Aber auch eine teilweise andere kann bei Frankl vernommen werden: sinnvoll leben heißt Werte verwirklichen. Dabei begegnen wir wieder einer Dreiteilung und -stufung: die zu verwirklichenden Werte sind entweder schöpferische, Erlebnis- oder Einstellungswerte.

Die erste Kategorie, die der schöpferischen Werte, besteht aus dem, was der Mensch durch seine Tätigkeit zustandebringt. Frankl hebt hervor, daß man dabei nicht zwischen „kleinen" und „großen" Menschen unterscheiden soll. Das Leben eines jeden ist nicht mehr oder weniger sinnvoll – oder sinnvoll bzw. sinnlos – je nach der Stellung im Berufsleben. „Es kommt vielmehr lediglich darauf an, wie er arbeitet, ob er den Platz, auf den er nun einmal gestellt ist, tatsächlich auch ausfüllt." Ein einfacher Mensch, der seine konkreten Aufgaben erfüllt, ist trotz seiner Einfachheit höherstehend als der „Staatsmann, in dessen Hand es liegt, mit einem Federstrich über das Schicksal von Millionen zu entscheiden, der aber seine Entscheidungen gewissenlos trifft."[109]

Die zweite Kategorie, die der Erlebniswerte, bezieht sich auf Natur- und Kunsterlebnisse oder Liebe. Auch sie können dem Leben einen Sinn geben. Wenn wir die schöpferischen Werte mehr oder weniger selbstverständlich wie etwa eine Verpflichtung sehen, betrachten wir wohl meistens das, was man erleben kann, wie einen Sonnenuntergang oder eine Symphonie, als etwas Frei-

---

[107] „Wer auch nur eine einzige Seele zerstört, ist gleich zu erachten einem, der eine ganze Welt zerstören würde; wer auch nur eine einzige Seele rettet, ist gleich zu erachten einem, der eine ganze Welt erretten würde" (Frankl 1996a, 216).

[108] Vgl. Cohon 1971, 286-287; Urbach 1975, 214, 217-218.

[109] Frankl 1970, 127-128; 1982a, 60; 1997a, 31; 1995a, 109; 1998, 28 (vgl. 1996b, 61).

williges, keineswegs Verpflichtendes, dessen Genuß man, wenn man es überflüssig findet, auch lassen kann. Frankl aber hält dagegen, daß derjenige, der dies tut, „irgendwie ‚pflichtvergessen' zu nennen" wäre.[110] Schließlich nennt Frankl die Kategorie der Einstellungswerte. Durch Krankheit oder äußere Umstände (wie die des Konzentrationslagers) könne jede Form von Tätigkeit dem Menschen unmöglich werden wie auch seine Möglichkeiten, Natur- und Kunsterlebnisse zu genießen, stark begrenzt werden könnten. Aber selbst in einer solchen Lage sei das Leben immer noch sinnvoll und könne sinnvoll gestaltet werden. Gerade im Sichverhalten des Menschen „zu dieser Einengung seiner Möglichkeiten eröffnet sich ein neues, eigenes Reich von Werten..." Diese dritte Kategorie betrachtet Frankl als die am höchsten stehende, während er die beiden ersterwähnten auf einer niederen Stufe einordnet, da „der Sinn des Leidens dem Sinn der Arbeit und dem Sinn der Liebe dimensional überlegen ist." Bei den schöpferischen und Erlebniswerten bewege sich nämlich das Leben zwischen den Extremen Erfolg und Mißerfolg, während die Größen bei den Einstellungswerten Erfüllung und Verzweiflung hießen; Erfüllung sei mit Mißerfolg kompatibel, wie andererseits Erfolg mit Verzweiflung. Dieses Schema hat er auch das Fadenkreuz genannt. Das Leiden auf der menschlichen Ebene in eine Leistung umzusetzen und umzugestalten sei etwas, dessen allein der Mensch fähig sei. Dabei sei doch vorausgesetzt, daß für den Menschen keine Möglichkeit mehr bestehe, seine Situation zu verändern– ein „echtes Schicksal", das man nicht mehr in die Hand nehmen, sondern nur noch auf sich nehmen könne. „Es geht um Haltungen wie Tapferkeit im Leiden, Würde auch noch im Untergang und im Scheitern." So könne man auch im Leiden einen Sinn finden. Im tiefsten Leiden werde dem Menschen die letzte Chance gegeben,

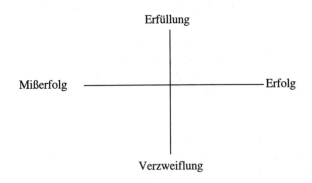

---

[110]Frankl 1970, 127-128; 1982a, 60-62; 1995a, 109; 1997a, 31; 1998, 28.

Werte zu verwirklichen. „Wenn Leben überhaupt einen Sinn hat, dann muß auch Leiden einen Sinn haben." Bleibe dadurch das Leben bis zum letzten Atemzug sinnvoll, bleibe andererseits der Mensch, solange er atme, verantwortlich; er trage Verantwortung, Werte zu verwirklichen, auch wenn sie nur Einstellungswerte seien.[111]

Später hat Frankl die drei Wertkategorien *Arbeitsfähigkeit*, *Genußfähigkeit* und *Leidensfähigkeit* genannt, oder auch folgendermaßen zusammengefaßt:

> Life can be made meaningful in a threefold way: first, through *what we give* to life (in terms of our creative works); second, by *what we take* from the world (in terms of our experiencing values); and third, through *the stand we take* toward a fate we no longer can change (an incurable disease, an inoperable cancer, or the like).[112]

Mit diesen Ausführungen sind die *Wertmodalitäten* Max SCHELERs zu vergleichen, nämlich die des *Angenehmen* und *Unangenehmen*, des *vitalen Fühlens*, der *geistigen Werte* und des *Heiligen* und *Unheiligen*.[113] Obwohl sie mit den Franklschen Wertkategorien keineswegs identisch sind, sollte nicht vergessen werden, daß Frankl tatsächlich selber erzählt hat, daß er Schelers „Formalismus in der Ethik", in dem die Wertmodalitäten aufgerechnet werden, „wie eine Bibel" mit sich herumgetragen habe.[114] Die Idee von Wertkategorien als solche hat er sehr wahrscheinlich von Scheler übernommen, und er ist in diesem Punkt auch von den „Wertmodalitäten" deutlich beeinflußt. Der Gedanke aber von der bis zum letzten Atemzug reichenden Verantwortung, Werte zu verwirklichen, scheint sein Vorbild bei Rudolf ALLERS zu haben. Dieser, den Frankl auch ausführlich zitiert, schreibt:

> Solange ein Mensch lebt, solange sind zu verwirklichende Werte in ihm gelegen. Solange ein Mensch lebt, kann er daher auch nicht von sich und kann niemand von ihm sagen, daß

---

[111]Frankl 1970, 90, 128; 1979, 39, 41-42; 1982a, 61, 237; 1982b, 72, 180; 1988, 74-76; 1991, 104; 1993, 180-181; 1995a, 109-110; 1996a, 207, 212; 1996b, 67-68, 93-94; 1997a, 31-32, 80-82; 1997b, 61-62; 1998, 28-29, 82, 132-134, 271; Fabry & Lukas 1995, 18-20.

[112]Frankl 1970, 15, 24; 1988, 70; 1997a, 80.

[113]Scheler 1966, 122-126.

[114]Frankl 1995b, 42; 1996b, 152.

nicht noch anderes, unerhört Neues, aus ihm hervorquellen könne.[115]

Wenn von Werten gesprochen wird, bewegen wir uns immerhin im Grenzgebiet zwischen prinzipiell immanenten und transzendenten Kategorien. Über schöpferische Werte kann man noch empirisch urteilen, da es sich ja darum handelt, daß etwas zustandekommt, was den Menschen dient, und auch über Erlebniswerte kann man irgendwie objektiv argumentieren – daß etwas jemandem Wohlgefallen schenkt, ist immerhin eine Tatsache –, aber die Faktizität der Einstellungswerte liegt schon außerhalb der immanenten Sphäre. Ob sich ein Mensch zu seinem Schicksal richtig verhält oder nicht, ist ja eine Frage, die nur beantwortet werden kann, wenn zunächst Klarheit darüber besteht, was *richtiges* bzw. *unrichtiges* Verhalten ist, und eine solche Frage objektiv zu beantworten, liegt außerhalb des Immanenten. Noch mehr gilt dies für die Ansichten Frankls, nach denen die Einstellungswerte die höchsten seien, und die Extreme Erfüllung-Verzweiflung eine höhere Dimension als Erfolg-Mißerfolg darstellten. Schließlich ruft die Idee über die Wertverwirklichung als eine Pflicht die Frage hervor: gegenüber wem? Diese Frage kann kaum in immanenten Kategorien beantwortet werden.

Wird die Verpflichtung des Menschen, Werte zu verwirklichen, am klarsten bei den Einstellungswerten hervorgehoben, ist doch zu beachten, daß Frankl die Verwirklichung aller drei Wertkategorien als eine Pflicht betrachtet. Was die schöpferischen Werte betrifft, ist dies nicht besonders auffallend, während es, wenn von Einstellungswerten gesprochen wird, etwas hart und mahnend klingen mag. Wenn aber auch die Verwirklichung der Erlebniswerte als eine Pflicht gesehen wird, wird die Grenze des Hergebrachten überschritten. Hierbei sollte aber wieder an die schon angeführte Talmudstelle gedacht werden: „Daher ist jeder Einzelne verpflichtet zu sagen: Um meinetwillen ist die Welt erschaffen worden" (*Mischna Sanhedrin* 4,5). Wenn der Mensch beispielsweise eine wunderschöne Naturaussicht vor Augen hat, also ein Stück von Gottes Schöpfung genießen darf, muß er sich so verhalten, als ob Gott sie nur seinetwillen geschaffen hätte. Die Naturaussicht nicht zu genießen wäre also, sich höchst unhöflich gegenüber dem Schöpfer zu benehmen! Wir sehen also, daß die Idee, Erlebnisse seien eine Pflicht, ihre Wurzeln im jüdischen Denken haben mag, besonders weil sie nicht aus der Schelerschen Darstellung der Wertmodalitäten herzuleiten ist.

Die Bedeutung des richtigen Sichverhaltens zum Schicksal als einer Pflicht läßt sich von allgemeinmenschlicher Erfahrung und psychologischer Einsicht

---

[115] Allers 1929, 169; Frankl 1998, 220.

herleiten. Trotzdem fragt man sich, wem der Mensch hier verpflichtet ist. Dabei wäre an die lange Geschichte der Juden zu denken, eine Geschichte, die von Leiden und Widrigkeiten geprägt ist. Andererseits ist Dankbarkeit gegenüber Gott ein zentraler Bestandteil der jüdischen Religion; ständig wird im Synagogengottesdienst der Gott Israels gelobt – *Bārûch 'attâ Adōnāi 'Elōhēnû* (Gelobt seist Du, Ewiger, unser Gott). Und doch hatten die äußeren Umstände oft kaum Anlaß dazu gegeben. Der Jude muß daher gelernt haben, sein Leben unter allen Umständen und trotz aller Widrigkeiten sinnvoll zu gestalten, um seinen Gott aufrichtig loben zu können. Auch nach *Berakhot* 54a ist der Mensch verpflichtet, Gott für das Schlechte ebenso zu loben, wie er ihn für das Gute lobt. Frankl hatte seine Wertkategorien schon vor dem Krieg und dem Holocaust formuliert. Er führt aber das Konzentrationslager als ein Beispiel für die Einengung der Möglichkeiten des Menschen an, die nicht zu ändern ist, bei der das richtige Sichverhalten es jedoch noch ermöglicht, dem Leben Sinn zu geben. Als er selbst im KZ gefangen war, beschäftigte er sich, wie schon erwähnt, damit, Selbstmord unter seinen Mithäftlingen vorzubeugen. Um dies glaubwürdig machen zu können, mußte er ja das Leben im KZ immer noch als sinnvoll betrachtet haben. So sind durch die späteste jüdische Geschichte Frankls Ideen bis zum Äußersten geprüft und verfeinert worden, was er auch selbst hervorgehoben hat.[116]

An diesem Punkt bezieht Frankl interessanterweise das Christentum ein. 1969 schreibt er in einem Brief an Elisabeth LUKAS:

> Am Rande bemerkt, wußten Sie, daß sich die alte christliche Unterscheidung auf meine drei Wertkategorien anwenden läßt: die vita activa (als schöpferische Werte), die vita contemplativa (als Erlebniswerte) und – das Martyrium (als Einstellungswerte)?

Und im selben Brief:

> Was aber die dritte Kategorie, das Ertragen, anbelangt, haben wir es hier mit einer dimensionalen Differenz zu tun, wie mein Schema des „Fadenkreuzes" bezeugt; und mir scheint auch tatsächlich das Christentum, das ja das Kreuz zu seinem Symbol gemacht hat, rechtzeitig erkannt zu haben, daß der abendländische Mensch jederzeit – für den Katastrophenfall eben – die Ausweichmöglichkeit sozusagen in die Vertikale

---
[116]Frankl 1970, 102; 1995b, 75; 1996a, 207; 1996b, 133, 160.

haben muß, also beim Scheitern in der Horizontalen (sowohl was Schaffen als auch was Erleben betrifft) den Ausweg nach oben sehen muß, den Weg in die zu leistende Passion.[117]

Sind diese Bemerkungen nun so zu verstehen, daß Frankls Wertkategorien und Fadenkreuz tatsächlich einen Einfluß vom Christentum spüren lassen? Ausgeschlossen ist es nicht; ich behaupte keineswegs, daß der Wiener Frankl von der dominierenden Religion Europas habe unbeeinflußt bleiben können – oder gar wollen. Im Zusammenhang mit dem Fadenkreuz, auf das er im obigen Zitat hinweist, spielt er tatsächlich auch auf den Ersten Brief an die Korinther im Neuen Testament an.[118] Trotzdem finde ich es am wahrscheinlichsten, daß die Idee vom Fadenkreuz bei ihm nicht als eine bewußt religiöse entstanden ist. Es liegt bei ihm keine Wahl vor, sich entweder in christlichen oder jüdischen Kategorien auszudrücken; es handelt sich um rein philosophisch-anthropologische Überlegungen, wobei doch seine jüdische Tradition mit hineingespielt haben kann. Seine Ausdrucksweise im vorliegenden Brief deutet auch an, daß er das christliche Denken erst nachträglich auf fertig formulierte Kategorien angewandt hat: „Am Rande bemerkt, wußten Sie, daß sich die alte christliche Unterscheidung auf meine Wertkategorien *anwenden läßt*..."; „...mir scheint auch *tatsächlich* das Christentum [...] rechtzeitig erkannt zu haben..." Zu beachten ist auch, daß dies in einem Briefwechsel mit einer nichtjüdischen Partnerin geschieht.

2.2.7. Die Vergangenheit

> Für gewöhnlich sieht der Mensch nur das Stoppelfeld der Vergänglichkeit; was er übersieht, sind die vollen Scheunen des Vergangenseins. Was immer wir getan und geschaffen haben, was immer wir erlebt und erfahren haben – wir haben es in diese Scheunen hineingerettet, und nichts und niemand kann es jemals wieder aus der Welt schaffen.

Dieses von Frankl beliebte Bild stellt die Quintessenz seiner Erörterungen über die Vergangenheit dar. Noch in einem Vortrag auf dem Weltkongreß *Evolution of*

---

[117]Fabry & Lukas 1995, 18, 20 (vgl. 1979, 73; 1996a, 58).

[118]Frankl 1993, 181; 1997a, 82 (s. u. 3.3.2.).

Psychotherapy im Juli 1994 in Hamburg hat er dieses Bild in geradezu predigendem Ton, als einen Höhepunkt seines Auftretens, wiederholt. Nicht nur ist die Vergangenheit auch eine Art Sein – sie ist sogar vielleicht die sicherste. „Irgendwie weiß jeder von uns darum, daß der Gehalt eines Lebens, daß seine Erfülltheit gleichsam irgendwo aufbewahrt bleibt, ‚aufgehoben' ist in jenem Hegelschen Doppelsinne, der zugleich ‚tollere' und ‚conservare' meint." In einem anderen Bild malt Frankl dies folgendermaßen aus:

> Der Pessimist gleicht einem Manne, der vor einem Wandkalender steht, und mit Furcht und Trauer sieht, wie der Kalender – von dem er tagtäglich je ein Blatt abreißt – immer schmächtiger und schmächtiger wird; während ein Mensch, der das Leben im Sinne des oben Gesagten auffassen würde, einem Manne gliche, der das Blatt, das er vom Abreißkalender soeben entfernt hat, fein säuberlich und behutsam zu den übrigen, schon früher abgerissenen legt, nicht ohne auf der Rückseite des Blattes eine tagebuchmäßige Notiz zu machen und nun, voll Stolz und Freude, dessen zu gedenken, was da alles in diesen Notizen festgelegt ist – was da alles in seinem Leben „festgelegt" wurde.

Die einzige Lebensgefahr ist die Gefahr, dereinst überhaupt nicht gelebt zu haben.[119]

Es ist deutlich, daß Frankl seine Sicht von der Vergangenheit auf die von der Wertverwirklichung bezieht. Was wir erlebt haben, ist ein innerer Reichtum, den nichts und niemand uns nehmen kann, und alles, was wir getan, Großes gedacht und was wir gelitten haben, ist „hineingerettet in die Wirklichkeit". Weiter steht dies auch in Verbindung mit der Verantwortlichkeit des Menschen.

> What we have done cannot be undone. This adds to man's responsibleness. For in the face of the transitoriness of his life, he is responsible for using the passing opportunities to actualize potentialities, to realize values, whether creative, experiential, or attitudinal. In other words, man is responsible for what to do, whom to love, and how to suffer.

---

[119]Frankl 1970, 30-31, 84, 88-89, 109; 1979, 38-39, 104-105; 1982a, 47-48, 95-96; 1982b, 152; 1988, 74, 120, 128, 156; 1992, 45, 61; 1996a, 135-136, 210; 1996b, 60, 97, 145; 1997c; 1998, 142; Frankl & Kreuzer 1997, 57.

Was vergangen ist, läßt sich nimmermehr aus der Welt schaffen, aber der Mensch ist verantwortlich dafür, daß es eben *in* die Welt geschaffen wird. „Die Stunde, deren Forderung wir nicht verwirklichen, so oder so verwirklichen, diese Stunde ist verwirkt, verwirkt ‚für alle Ewigkeit'."[120]

Weder die Vergessenheit noch der Tod kann das einmal Verwirklichte aus der Welt schaffen:

> It is true that we can't take anything with us when we die; but that wholeness of our life, which we complete in the very moment of our death, lies *outside* the grave and outside the grave it *remains* – and it does so, not *although*, but *because* it has slipped into the past. Even what we have forgotten, what has escaped from our consciousness, is not erased from the world; it has become a part of the past, and it remains part of the world.

In einem Brief an die BÖRNERs im September 1945 schreibt Frankl mit Hinweis auf seine erste Ehe:

> Dies gilt in Bezug auf die kurze Ehe mit Tilly. Was wir erlebt haben, kann nicht rückgängig gemacht werden, es ist gewesen, aber dieses Gewesen-sein ist vielleicht die sicherste Form des Seins.[121]

Im Zusammenhang mit seinen Erörterungen über die Vergangenheit weist Frankl einmal auf Martin HEIDEGGER hin. Er rechnete zu seinen kostbarsten Erlebnissen eine Diskussion mit dem berühmten Philosophen gerade zu diesem Thema. Mit einer Widmung, die Heidegger unter ein Photo setzte, um laut Frankl die Verwandtschaft zwischen seinen Ansichten und denen Frankls hervorzuheben, lautete: „Das Vergangene geht. Das Gewesene kommt."[122]

Die Frage nach dem Wesen des Vergangenen ist, was sein Verhältnis zu immanenten und tranzendenten Kategorien betrifft, eine sehr spezifische. Ist ja das, was

---

[120] Frankl 1979, 104, 108, 110-111; 1982b, 73; 1988, 74, 121; 1991, 93-94; 1995a, 132-133; 1996a, 136; 1996b, 97; 1997b, 49-50, 104; Frankl & Kreuzer 1997, 56-57.

[121] Frankl 1979, 106; Gimpl 1996, 398.

[122] Frankl 1970, 32; 1979, 105; 1996b, 145; vgl. Heidegger 1977, 380-381.

der Vergangenheit angehört, gerade etwas, was empirisch prüfbar ist, im Unterschied zu jedem Phänomen, das man sich in der Zukunft vorstellt, da diese ja nicht prüfbar ist. Und trotzdem ist es gar nicht selbstverständlich, daß alles Vergangene tatsächlich existiert. Was geschaffen worden ist, das existiert, solange es besteht, aber eben dadurch gehört es nicht der Vergangenheit, sondern der Gegenwart an. Dagegen können Erlebnisse und Einstellungen, die einmal verwirklicht worden sind, zwar in unserer Erinnerung weiterleben und dadurch ein Teil unserer Bewußtheit ausmachen, aber nachdem diese Bewußtheit aufgehört hat, entweder durch Vergessenheit oder Tod, ist es fraglich, ob sie objektiv gesehen noch existieren und nicht eher „aus der Welt geschaffen" worden sind. Andererseits bleibt das Geschehene eine Tatsache, ein historisches Faktum, ganz unabhängig davon, ob jemand sich daran erinnert oder nicht. Bezeichnenderweise stellt Frankl auch fest: „*Irgendwie weiß* jeder von uns darum, daß der Gehalt eines Lebens, daß seine Erfülltheit *gleichsam irgendwo* aufbewahrt bleibt..." Diese dunkle Ausdrucksweise läßt die Tür offen für eine halbwegs transzendente Anschauung: „irgendwie wissen" liegt doch nicht fern von „glauben", während „gleichsam irgendwo" ein transzendentes Sein andeutet.

Die Betonung der Bedeutung der Vergangenheit bringt mit sich, daß die Werke des Menschen stark hervorgehoben werden; je nachdem, was er tut oder unterläßt, wird die Vergangenheit geformt. Dies ist eine Betonung, die sich eher mit dem Judentum als mit dem Christentum vereinbaren läßt. Obwohl die Werke des Menschen im Christentum, besonders im Katholizismus, nicht ohne Bedeutung sind, besteht doch ein Unterschied: im Christentum sind sie stärker auf das Heil bezogen. Zwar heißt es nicht, daß der Mensch das Heil durch seine Werke verdient, sondern daß er durch Gottes Gnade erlöst wird, aber immerhin ist sein Tun auf eine wesentlich andere Weise als im Judentum auf seine Errettung bezogen. Das Heil des Christen steht auf dem Spiel, solange er lebt. Im Requiem, der lateinischen Seelenmesse, heißt es über das Jüngste Gericht: „*Quid sum, miser, tunc dicturus, quem patronum rogaturus, cum vix justus sit securus.*" („Weh! Was werd' ich Armer sagen? Welchen Anwalt mir erfragen, wenn Gerechte selbst verzagen?") Für einen Juden aber steht sein Anteil an der künftigen Welt nicht auf dem Spiel: „Ganz Israel hat Anteil an der zukünftigen Welt, denn es heißt: ‚Und dein Volk – sie sind allesamt Gerechte, für immer werden sie besitzen das Land'" (*Mischna Sanhedrin* 10,1). Zwar fährt die Mischna darauf mit einer Aufzählung von Häretikern fort, die keinen Anteil an der zukünftigen Welt haben, aber immerhin ist der Ausgangspunkt ein positiver: man kann des Heils durch schwere Häresie verlustig gehen, aber man braucht es nicht zu gewinnen. Eine Folge daraus ist, daß die Werke jedes Menschen wertvoll an sich werden, statt so oder so auf seine Erlösung bezogen zu sein.[123] Mag es ein Ausdruck für eine derartige Anschauung sein, wie Rabbi Jakob[124] in *Pirqê 'Abôt* 4,17 sagt: „Wertvoller ist *eine* Stunde in Buße und guten Werken in dieser Welt, als das ganze Leben der künftigen Welt." Im Christentum ruft die Frage nach der Vergangenheit in erster Linie das Bedürfnis der Verzeihung hervor; tatsächlich geht es eher darum, das Vergangene eben aus der Welt zu schaffen. Was not tut ist, daß einem nichts Böses zugerechnet wird; daß einem vielleicht auch nichts Wertvolles zuzurechnen ist, ist ein weitaus kleineres Problem.[125]

2.2.8. Die tragische Trias

Ein Begriff, auf den Frankl wiederholt hinweist, ist die tragische Trias. Sie besteht aus *Leid, Schuld* und *Tod*, die er auch „the primordial facts of man's existence" nennt. „Da ist niemand unter uns, dem es erspart bliebe, konfrontiert zu werden mit unvermeidbarem Leid, mit unausweichlicher Schuld und schließlich mit seinem unentrinnbaren Tod." Diese Trias wird in zweierlei Hinsicht als die Kehrseite des dritten Bestandteils der vorhin behandelten Wertkategorien, der Einstellungswerte, dargestellt. Die scheinbar negativen Seiten der menschlichen Existenz können auch in etwas Positives verwandelt werden, „wenn ihnen nur mit der rechten Haltung und Einstellung begegnet wird." Andererseits heißt es im Zusammenhang mit der Aufrechnung der Wertkategorien: „However, even apart

---

[123]Vgl. Tweedie (1965, 166), der zur Rolle der Sünde in seinen Erörterungen über die Logotherapie anmerkt: „This factor obviously complicates the problem involved in challenging individuals to fulfill objective values. At least this is true for the Christian therapist, for he considers all values in a moral context. This is due to the fact that in a Christian *Weltanschauung* there is only one acceptable purpose in life, and that is to advance the Kingdom of Christ."

[124]Ausnahmsweise geht hier nicht hervor, wer der Vater von Rabbi Jakob war (s. Mischna 'Aḇôt 1927, 106-107 Anm. 1. zu IV 16).

[125]Vgl. Heschel (1951, 205-206): „Life without integrity is like loosely hanging threads, easily straying from the main cloth, while in acts of piety we learn to understand that every instant is like a thread raveling out of eternity to form a delicate tassel. We must not cast off the threads but weave them into the design of an eternal fabric. The days of our lives are representatives of eternity rather than fugitives, and we must live as if the fate of all of time would totally depend on a single moment. [...] Creative moments grow a life-time to last a moment, and yet they last for ever." Oben (2.2.1.) haben wir aber bemerkt, daß Frankl offenbar nicht sehr viel von Heschel gelesen hatte.

from this, man is not spared facing his human condition which includes what I call the tragic triad of human existence; namely, pain, death, and guilt." Die tragische Trias wird auch in ein umfassenderes Trias-Gebäude einbezogen:

> The reader may notice that here the third "triad" is introduced. The first triad is constituted by freedom of will, will to meaning, and meaning of life. Meaning of life is composed of the second triad – creative, experiental, and attitudinal values. And attitudinal values are subdivided into the third triad – meaningful attitudes to pain, guilt, and death.

Schließlich zählt Frankl als die drei Säulen, auf denen das Lehrgebäude der Logotherapie ruht, auf: die Freiheit des Willens, den Willen zum Sinn und den Sinn des Leidens.[126]

Die zwei letzterwähnten Gliederungen sind etwa gleichzeitig entstanden; die erste ist aus dem Jahre 1966, die zweite aus dem Jahre 1964. Trotzdem sind sie nicht kompatibel, wenn nicht Leben und Leiden als Synonyme anzusehen sind (freedom of will, will to meaning, and meaning of *life* bzw. die Freiheit des Willens, der Wille zum Sinn und der Sinn des *Leidens*), was Frankl kaum gemeint haben kann. Hier wäre es vielleicht angebracht, auf Frankls Vorliebe für eben die Trias hinzuweisen. Er sah die Logotherapie als einen dritten Schritt im Verhältnis zur Psychoanalyse und Individualpsychologie, betrachtete den Menschen als eine aus Leib, Seele und Geist bestehende Einheit, rechnete mit drei Wertkategorien, wie auch mit einer tragischen Trias, einer Trias des Versagens und mit „the mass neurotic triad, comprising depression, aggression and addiction"[127], rechnete in der Erstfassung der „Ärztlichen Seelsorge" die europäische Welt „der national gestimmten Rasse (biologistischer Kollektivismus)", die asiatische Welt „der sozial bestimmten Klasse (soziologistischer Kollektivismus)" und die amerikanische Welt „der internationalen asozialen Masse (rein technischer Kollektivismus, zwecks Rationalisierung, aus kapitalistischen Motiven)" auf (S. 149 Anm. z. S. 45), und deutete schließlich im Bereich der Religion eine auf die Wertkategorien bezogene Dreiteilung in Judentum, Christentum und Protestan-

---

[126]Frankl 1970, 15, 24, 56, 87-88; 1982a, 236-237, 250 Anm. 30; 1988, ix, 73, 119; 1991, 89; 1996a, 51; 1997a, 32.

[127]Frankl 1979, 26; 1993, 66; 1997b, 257; 1998, 292.

tismus an.[128] Diese seine Vorliebe resultiert also in einigen einander widersprechenden Schemata, wie ja auch seine verschiedenen Darstellungen über das Verhältnis zwischen der Logotherapie und der Existenzanalyse nicht miteinander kompatibel sind (s. o. Abschnitt 2.).

Wichtiger aber ist die Frage, warum die tragische Trias gerade aus den Teilen Leid, Schuld und Tod besteht. Oder etwas anders betrachtet: Leid und Tod sind irgendwie selbstverständliche Bestandteile einer tragischen Situation; da Frankl aber eine Vorliebe für die Trias hatte, war ein drittes Glied erforderlich. Daß gerade die Schuld es ausmachen sollte, ist m. E. nicht ebenso selbstverständlich. Hierbei könnte der Bericht vom Sündenfall im Buch Genesis eine Antwort anbieten. Gott hatte Adam und Eva davor gewarnt, daß sie vom Baum der Erkenntnis des Guten und Bösen essen würden: *„Denn am Tage, da du davon issest, mußt du sicher sterben"* (Genesis 2,17), und als sie ungehorsam gewesen waren, sagte er zu Adam: *„...bis du zum Erdboden zurückkehrst, von dem du genommen bist. Denn Staub bist du, und zum Staub mußt du zurückkehren"* (3,19). Hier ist das Thema vom Tod angesprochen. Weiter sagte Gott zu Eva: *„Überaus zahlreich werde ich die Beschwerden deiner Schwangerschaft machen"* (3,16), und zu Adam: *„...verflucht sei der Erdboden um deinetwillen. Unter Mühsal sollst du dich von ihm ernähren alle Tage deines Lebens. Dornen und Disteln soll er dir wachsen lassen. Das Kraut des Feldes mußt du essen. Im Schweiße deines Angesichtes sollst du dein Brot essen..."* (3,17-19). Damit ist das Thema vom Leid angesprochen worden. Das tragende Thema des ganzen Berichtes ist aber eben – Schuld. Im folgenden Kapitel (4,13) kehrt die tragische Trias wieder: Kain erschlägt seinen Bruder Abel (Tod und Leid), und Kain ruft aus: *„Zu groß ist meine Sünde, daß ich sie tragen könnte"* (Schuld).

Leid und Tod werden also im Buch Genesis mit Schuld verbunden. Zwar ist der Bericht vom Sündenfall sowohl für das Judentum als auch für das Christentum zentral. Bezeichnend für das Christentum ist aber die Lehre von der Versöhnung: das Problem der Schuld ist durch den Opfertod Christi gelöst worden. Obwohl dieses nicht bedeutet, daß der Mensch der christlichen Lehre zufolge seine Schuld einfach ignorieren könnte, ist es doch die primäre Funktion des Berichts vom Sündenfall im christlichen Denken, den Hintergrund für die Versöhnung darzustellen. Die Schuld als etwas, mit dem sich der Mensch selbst

---

[128]Frankl 1946b, 200 Anm. 13; 1947, 35-36. Daß *Christentum* und *Protestantismus* als gleichwertige Größen aufgerechnet werden, statt daß man von Katholizismus und Protestantismus spricht, mag als damaliger Sprachgebrauch zu verstehen sein.

von vornherein zurechtzufinden hat, liegt ganz deutlich dem jüdischen Denken näher als dem christlichen.[129]

In zwei Auslegungen weist Frankl ausdrücklich auf den Bericht vom Sündenfall hin.[130] Die eine stellt eine Illustration der Zwangsneurose dar, während die andere eben verstehen läßt, daß der Mensch mit den Folgen des Sündenfalls zu leben hat, die darüber hinaus für ihn eigentlich einen Fortschritt mit sich zu bringen scheinen: er wird erwachsen und verantwortlich (s. u. 3.3.1.).

2.2.9. Das Leiden

Das Problem des Leidens ist schon in den zwei vorangehenden Abschnitten berührt worden. Die Einstellungswerte sind mit dem Leiden eng verbunden[131] und werden in die tragische Trias eingegliedert, die ja verschiedene Ursachen des Leidens zusammenfaßt.

„Gehört doch das Leiden zum Leben irgendwie dazu – genauso wie das Schicksal und das Sterben. Not und Tod machen das menschliche Dasein erst zu einem Ganzen." Das Leiden habe einen Sinn; wenn nicht, dann habe auch das Leben keinen Sinn. Und umgekehrt: wenn das Leben Sinn habe, dann habe auch das Leiden Sinn. Das Schicksal könne dem Menschen ein Leid auferlegen, wobei es zu seiner Aufgabe werde, das Leid zu tragen; niemand könne es ihm abnehmen oder es an seiner Stelle durchleiden. Das Leid biete eine einmalige Möglichkeit zu einer einzigartigen Leistung. Dies bedeute andererseits nicht, daß Leiden notwendig sei, um Sinn zu finden. Sinn sei aber möglich trotz Leidens – oder durch ein Leiden. Wie im Zusammenhang mit den Einstellungswerten erwähnt wurde, handelt es sich um ein unabänderliches Leiden. „Unnötiges Leiden ist sinnloses Leiden – notwendiges Leiden ist sinnvolles Leiden." Frankl scheidet auch zwischen „eshaftem" und „ichhaftem" Leiden. Zum ersteren rechnet er solches, das z. B. durch einen operativen Eingriff entfernt werden kann, während zum letzteren z. B. die Trauer um einen geliebten Toten gehört. Es wäre unmenschlich, einem Menschen „ichhaftes" Leiden zu erlassen. Es sei die Aufgabe der Psychotherapie, den Menschen nicht nur arbeits- und genußfähig, sondern auch leidensfähig zu machen. Das Leiden ist eine Leistung, und sogar die höchste, die der Mensch zu vollbringen vermöge, was schon oben berührt wurde,

---

[129] Vgl. Tweedie 1965, 167-169.

[130] Frankl 1991, 67, 79; s. auch 1982a, 82; 1988, 67; Fabry & Lukas 1995, 95.

[131] Frankl 1998, 126.

als die Einstellungswerte als den übrigen überlegen bezeichnet wurden. Frankl zitiert den jüdischen Philosophen Hermann COHEN: „Die höchste Würde des Menschen ist das Leiden."[132]

Im Anschluß zu Hiob bezeichnet Frankl das Leiden als etwas, das eine Zeichenfunktion hat, das auf etwas weist, was der Mensch selbst, aus seiner Welt heraus, nicht verstehen kann. Letzten Endes sei das Leiden wie das Leben eine Frage, die der Mensch zu beantworten habe:

> Wer – diesseits der Gläubigkeit an einen Übersinn – nach dem Sinn des Leidens fragt, der geht daran vorbei, daß das Leiden selber eine Frage ist, daß wieder wir es sind, die da gefragt werden, daß der leidende Mensch, der Homo patiens, der Befragte ist: er hat nicht zu fragen, sondern er hat zu antworten, er hat die Frage zu beantworten, er hat die Prüfung zu bestehen – er hat das Leiden zu leisten.

Hier setzt Frankl also das Leiden in Verbindung mit dem Übersinn, und er geht einen Schritt weiter, wenn er feststellt:

> Ultimately, however, this meaning cannot be grasped by merely intellectual means, for it supersedes essentially – or to speak more specifically, dimensionally – man's capacity as a finite being. I try to indicate this fact by the term "super-meaning." This meaning necessarily transcends man and his world and, therefore, cannot be approached by merely rational processes. It is rather accessible to an act of commitment which emerges out of the depth and center of man's personality and is thus rooted in his total existence. What we have to deal with is not an intellectual or rational process, but a wholly existential act which perhaps could be described by what I call *Urvertrauen zum Dasein*, "the basic trust in Being."

Hierbei wäre zu bemerken, daß das zuletzt angeführte Zitat von 1960, das davorstehende aber aus dem Jahre 1950 stammt. Die dazwischen liegenden Jahre haben m. E. eine Weiterentwicklung gebracht, da Frankl im jüngeren Zitat deutlicher die Sinnfindung an diesem Punkt „ent-intellektualisiert". Andererseits

---

[132]Frankl 1970, 103; 1991, 104; 1992, 150; 1993, 63; 1995a, 110; 126; 1996a, 105, 168; 1996b, 94; 1997a, 34, 81; 1998, 127, 271.

gibt er auf die Frage nach dem Sinn eine konzise Antwort, indem er den israelischen Bildhauer Yehuda BACON zitiert, der sich mit seinen Erlebnissen im Konzentrationslager und nach der Befreiung auseinandersetzt und feststellt, daß der Sinn des Leidens ist, daß „*du selbst* ein anderer wirst"; d. h. „it changes *you* for the better."[133]

So kreist die Frage nach dem Leiden fast ausschließlich um seinen Sinn. Wie oben in der Auseinandersetzung mit dem Sinn als solchem (2.2.1.) festgestellt wurde, überschreitet dieser Begriff die Grenze zwischen prinzipiell immanenten und transzendenten Kategorien. Die Frage nach dem Sinn des Leidens ist in der generellen Frage nach dem Sinn einbegriffen. Im letzterwähnten Zusammenhang wurde schon der Begriff Übersinn, den Frankl mit dem Sinn in Verbindung setzt und mit dem er schließlich das Gebiet der Religion betritt, berührt. Folgerichtig bezieht er den Übersinn auch in seine vorliegenden Auseinandersetzungen mit ein. Hierbei ist er außerordentlich deutlich, wenn er feststellt, der Übersinn „cannot be approached by merely rational processes", und „is rather accessible to an act of commitment..." Doch macht die Idee vom *Urvertrauen zum Dasein* das ganze wieder undeutlicher, da sie die Frage nach dem Wesen des Daseins hervorruft. Zu bemerken ist, daß Frankl auf englisch das Wort ‚Being' mit großem B schreibt, was ja wie bei dem deutschen ‚Dasein' im Englischen nicht notwendig ist. Hierbei sollte wieder darauf hingewiesen werden, was er von der Existenz wirklicher Atheisten meint: der Atheist verwechselt Gott mit seinem eigenen Selbst, weswegen die Frage ist, ob es wirkliche Atheisten überhaupt gibt.[134] Zwar geht es im vorliegenden Fall ums *Dasein*, war aber Frankl doch so individualistisch und existentialistisch orientiert, daß der Unterschied zwischen dem Selbst und dem Dasein eigentlich nicht wesentlich ist. Darum ist es wahrscheinlich, daß das Urvertrauen zum Dasein bei Frankl eigentlich synonym mit dem Gottesglauben ist und die gemeinsame Bezeichnung für den Glauben sowohl bei denen, die sich des Gegenstandes des Glaubens bewußt sind, als auch bei denen, die sich dessen unbewußt sind, darstellt. So ist also letzten Endes die Sinnfindung beim Leiden und damit das richtige Sichverhalten, d. h. die Verwirklichung der Einstellungswerte, unauflöslich mit dem Gottesglauben verbunden.

Darüber hinaus kann ein der Franklschen Sicht des Leidens entsprechender Gedanke in rabbinischen Quellen nachgewiesen werden. Zur Idee vom rechten

---

[133]Frankl 1970, 56-57; 1979, 39; 1988, 79; 1996a, 240-241; 1997a, 34.

[134]Frankl 1979, 63 Anm. 4; 1991, 114-115; 1998, 279-280 (vgl. Fleckenstein 1975, 113).

Sichverhalten wäre zunächst *Mechilta* zu Exodus 20,23 zu vergleichen, wo es heißt:

> R. 'Akiba sagt: „Ihr sollt nicht machen mit mir", d. i. ihr sollt nicht mit mir verfahren in der Weise, wie andere mit ihren Göttern verfahren. Wenn das Gute über sie kommt, ehren sie ihre Götter, denn es heißt: „Deshalb opfert er seinem Banne"; wenn aber die Strafe über sie kommt, fluchen sie ihren Göttern, denn es heißt: „Und er flucht seinem Molech"; ihr aber, wenn ich das Gute über euch kommen lasse, gebet Dank, und wenn ich Leiden über euch kommen lasse, gebet Dank.
> [...]
> R. Jonathan sagt: Beliebt sind die Leiden: Wie ein Bund geschlossen ist für das Land, so ist ein Bund geschlossen für die Leiden, denn es heißt: „Der Ewige, dein Gott, züchtigt dich", und es heißt : „Denn der Ewige, dein Gott, läßt dich kommen in ein gutes Land". R. Simeon ben Jochai sagt: Beliebt sind die Leiden, denn drei gute Gaben wurden den Israeliten gegeben, und die Völker der Welt gelüsten nach ihnen, sie wurden ihnen aber nur durch Leiden gegeben, und diese sind es: die Tora, das Land und die künftige Welt.
> [...]
> R. Nechemja sagt: Beliebt sind die Leiden, denn wie die Opfer Wohlgefallen erwerben, so erwerben die Leiden Wohlgefallen. [...] die Leiden erwerben in größerem Maße Wohlgefallen als die Opfer, denn die Opfer (werden geleistet) mit Gelde, aber die Leiden mit dem Körper.

Zur Voraussetzung des rechten Leidens, d. h. daß es um ein nicht zu veränderndes Schicksal geht, wäre schließlich Steven S. SCHWARZSCHILDs Zusammenfassung zu vergleichen: „Man is challenged to remedy suffering wherever it can be remedied, and to endure it without complaining wherever it is irremediable."[135]

---

[135] Schwarzschild 1971, 486. Schwarzschild hebt auch hervor, daß laut Max Brod die Einstellung gegenüber dem Leiden „the major distinguishing factor between Judaism and Christianity" ist (vgl. Urbach 1975, 444-447).

2.2.10. Das Leben als eine Aufgabe

Oben war im Zusammenhang mit dem Sinn des Lebens (2.2.1.) schon die Rede von der „kopernikanischen Wendung": nicht der Mensch solle dem Leben Fragen stellen, sondern umgekehrt; der Mensch sei der vom Leben her Befragte. Die Aufgabe, die uns das Leben vorlege, sei die Erfüllung ihres Sinnes. Der Aufgabencharakter des Lebens hänge mit der Wertverwirklichung zusammen:

> Aus der Verschiedenheit der drei gekennzeichneten Wertkategorien und der ständigen Abfolge der Möglichkeiten zu ihrer Verwirklichung im Leben ergibt sich nicht weniger, als daß das Leben als verantwortetes immer und unter allen Umständen, in jeder Situation, für uns eine Aufgabe bedeutet. [...] Ja, es folgt daraus noch mehr: daß auch Schwierigkeiten, je größer sie sein mögen, nur dazu angetan sind, den Aufgabencharakter unseres Daseins und damit den Sinn des Lebens zu mehren.

Das Zielbewußtsein, das Gefühl, eine Aufgabe zu haben, vermöge allein unter schwierigsten äußeren Umständen den Menschen in den Stand setzen, innerlich aufrecht zu bleiben. Im Anschluß an Laotse stellt Frankl fest, daß eine Aufgabe erfüllt zu haben, ewig sein heißt. Sogar der Tod kann eine Aufgabe sein: „Unseren Tod, galt es für uns, zu sterben – und nicht etwa jenen Tod, den uns die SS aufdiktiert hatte! Dieser Aufgabe gegenüber tragen wir ebenso Verantwortung, wie gegenüber der Aufgabe des Lebens."[136]

Daß es sich für Frankl um persönlich Erlebtes handelt, geht aus seinen oben (1.3.2.) schon zitierten, 1945 geäußerten, aber erst 1995 veröffentlichten Worten hervor:

> „Paul, ich muß gestehen, wenn so viel über einen hereinbricht, wenn man so sehr auf die Probe gestellt wird, das muß einen Sinn haben. Ich habe das Gefühl, ich kann es nicht anders sagen, als ob etwas auf mich warten würde, als ob etwas von mir verlangt würde, als ob ich für etwas bestimmt wäre." Da wurde mir leichter...[137]

---

[136]Frankl 1982a, 71; 1991, 87; 1992, 42, 44, 71; 1996b, 133-134; 1997a, 48; 1997b, 62; 1998, 22, 210.

[137]Frankl 1995b, 82.

Oben haben wir auch bemerkt, daß Frankl gerade zu dieser Zeit offenbar sehr nahe daran war, Selbstmord zu begehen (1.3., Anm. 25). Also hat ihn das Gefühl, eine Aufgabe zu haben, damals wahrscheinlich vor dem Selbstmord bewahrt. Wenn von der Bedeutung einer Aufgabe geredet wird, kann dies rein konkret verstanden werden: Menschen haben verschiedene Aufgaben, die ihnen meistens von anderen Menschen auferlegt worden sind. Was aber Frankls eigene große Aufgabe, die ihn einmal aufrechterhielt, betrifft, war sie etwas, was er einfach erlebt hatte; so heißt es denn auch: „Ich habe das *Gefühl*..." Aber auch in anderen Zusammenhängen spricht er von dem *Gefühl*, eine Aufgabe zu haben.[138] Dies kann man wieder so verstehen, daß das bloße Gefühl genug ist, dem Menschen zu helfen weiterzuleben, ganz abgesehen davon, ob er tatsächlich eine Aufgabe hat. Doch scheint es, als ob Frankl es nicht so gemeint hat. Auch wenn es um den Sinn geht, konnten wir feststellen, daß er mit einem unabhängig von der Einstellung des Menschen existierenden Sinn rechnet. So geht er in seinen Erörterungen über den Aufgabencharakter des Lebens einen Schritt weiter und spricht von Menschen, die eben „einen Schritt weiter gehen, das Leben gleichsam in einer weiteren Dimension erleben. Für sie ist die Aufgabe sozusagen etwas Transitives. Sie erleben gleichzeitig eine Instanz, von der die Aufgabe kommt..." Sie erleben ihr Leben „als einen Auf*trag* [mein Kursivdruck], der ihnen von Gott gegeben ist."[139]

Die Bedeutung einer Aufgabe für das Wohlbefinden des Menschen setzt also laut Frankl keinen religiösen Glauben voraus. Trotzdem ist unverkennbar, daß er die religiöse Daseinshaltung bevorzugt. Zwar könnte auch dies als eine Aussage betrachtet werden, die bei demjenigen, der sie ausspricht, besonders bei einem Psychotherapeuten, keinen eigenen Glauben voraussetzt. Es ist ja empirisch nachweisbar, daß Gläubigkeit das psychische Wohlbefinden fördern kann. Doch wäre hierzu etwas zu bemerken, was wir schon oben, wieder im Zusammenhang mit dem Sinn, behandelt haben: Frankls Idee vom Leben als einer Instanz, die uns befragt.[140] Zwar sollte man sich davor hüten, diese Formulierung allzu buchstäblich zu deuten; eher könnte es sich um eine Haltung gegenüber dem Leben handeln, als um eine Personifizierung von ihm. Trotzdem ist ein Passus besonders hervorzuheben:

---

[138]Frankl 1992, 42; 1998, 22.

[139]Frankl 1982a, 71; 1997b, 62-63; 1998, 141.

[140]Frankl 1982a, 72; 1982b, 73; 1991, 13-14; 1995a, 124-125, 128-129; 1996b, 88-89, 150; 1997b, 46.

> But even then, it turned out, in the consciousness of every single being somebody was present, was invisibly there, perhaps not even living any longer but yet present and at hand, somehow "there" as the Thou of the most intimate dialogue. For many it was the first, last, and ultimate Thou: God. But whoever occupied this position, the important thing was to ask, *What does he expect of me* – that is, what kind of attitude is required of me?[141]

Diese Äußerung ruft unverkennbar den schon mehrfach angeführten Gedanken Frankls ins Gedächtnis, daß Gott und das Selbst des Menschen praktisch identisch sind.[142] Gleichzeitig verwendet Frankl aber genau das Vokabular, mit dem er gewöhnlich die Rolle des Lebens als desjenigen, das uns befragt, ausdrückt, diesmal auf das (den) Befragende(n) mit „*he*" hinweisend. Auch wird das Thema „*Du*" einbezogen. Dieses hat er offenbar von Martin BUBER übernommen, bei dem es ja auch Gott einbezieht (s. dazu unten). Oben (1.3.1.) wurde bemerkt, daß Frankl, wenn er von den „so manchen" redet, die durch das Konzentrationslager wieder lernten, an Gott zu glauben, sehr wahrscheinlich sich selbst meint. Tatsächlich ist das obige Zitat einem Zusammenhang entnommen, der mit dem KZ zu tun hatte. All dies deutet darauf hin, daß Frankl persönlich das uns befragende Leben zutiefst als Gott ansieht. Daher ist es auch wahrscheinlich, daß er selbst die Aufgabe, die das Leben sinnvoll macht, eben als eine von Gott gegebene betrachtet. Hierzu wären noch einige Zeilen aus seiner autobiographischen Skizze zu vergleichen: „„...was ich der Gnade schuldig geblieben bin, die mir, nachdem ich die Tore von Auschwitz hatte durchschreiten müssen, noch 50 Jahre geschenkt hat."[143]

2.2.11. Ich – Du

In unseren Erörterungen über den Aufgabencharakter des Lebens sind wir auf das Thema „Du" gestoßen. Als Frankl feststellt, daß Gott der Partner des religiösen Menschen in seiner Zwiesprache mit seinem Gewissen ist, fügt er eine Anmerkung hinzu:

---

[141] Frankl 1970, 104.
[142] Frankl 1979, 63 Anm. 4; 1991, 114-115; 1998, 279-280 (vgl. Fleckenstein 1975, 113).
[143] Frankl 1995b, 102.

Hier ist natürlich nur von jener Religiosität die Rede, die dort erst anfängt, wo Gott als ein persönliches Wesen, ja als die Personalität schlechthin, als deren Urbild, erlebt wird, oder – wie man auch sagen könnte: als das erste und das letzte „Du"; für den solcherart religiösen Menschen ist das Gotteserlebnis schlechterdings das Erlebnis des Ur-„Du".

Das Du ist aber nicht nur auf Gott bezogen. „In der Liebe ‚entscheidet' sich ein Ich für ein Du." Wenn man den Menschen seiner Menschenwürde beraubt, geschieht eine Entwürdigung des Du zu einem Es. Die Ich-Du-Beziehung ist „the heart of the matter" in der Psychotherapie; das Ich kann nur durch ein Du Ich werden. Der Mensch spricht in Gott „hinein" als Du, während Gott das ewige Du ist. Dieses Du Gottes ist es auch, das hinter dem Über-Ich steht, statt des Ichs des Übermenschen: „...nie und nimmer könnte das Gewissen ein Machtwort sein in der Immanenz, wäre es nicht das Du-Wort der Transzendenz."[144]

Vergleichbar hierzu ist Frankls Distinktion über *von* Gott und *zu* Gott zu sprechen: wer einmal in äußerster Not, d. h. im Konzentrationslager, *zu* Gott gesprochen hat, kann kaum mehr *von* ihm sprechen als von demselben, *zu* dem er damals gesprochen hat. Auf diese Parallele hat er auch selbst hingewiesen.[145] Es ist deutlich, daß dies auf Frankl persönlich bezogen ist (s. o. 1.3.1.), und da *von* Gott sprechen einer Es-Beziehung, *zu* ihm sprechen einer Du-Beziehung entspricht, bekennt er also, daß er im KZ eine Du-Beziehung zu Gott gefunden hatte.

Frankl weist in seinen Erörterungen über das Ich-Du-Thema meistens nicht auf den jüdischen Philosophen Martin BUBER hin.[146] Trotzdem scheint es hier angebracht, den Grundlinien des Buberschen Denkens nachzugehen. Das Ich-Du-Thema hat er in seinem Buch „*Ich und Du*" vom Jahre 1923 angesprochen:

> Die Haltung des Menschen ist zwiefältig nach der Zwiefalt der Grundworte, die er sprechen kann. Die Grundworte sind nicht Einzelworte, sondern Wortpaare. Das eine Grundwort ist das Wortpaar Ich-Du. Das andre Grundwort ist das Wortpaar Ich-

---

[144]Frankl 1970, 104, 1982a, 73, 247 Anm. 15; 1988, 8, 11-12, 19; 1991, 30, 52, 114; 1996a, 183, 184, 186-187, 231-232.

[145]Frankl 1997b, 67; 1998, 111; (vgl. 1988, 146; 1996a, 237; 1997a, 97).

[146]Siehe doch Frankl 1979, 64-65; 1988, 8; 1991, 114; 1996a, 231-232 (=1950, 99); 1997b, 219-220; 1998, 279. In diesem Zusammenhang weist Frankl in der Regel auch auf den katholischen Philosophen Ferdinand Ebner hin.

Es; wobei, ohne Änderung des Grundwortes, für Es auch eins der Worte Er und Sie eintreten kann. Somit ist auch das Ich des Menschen zwiefältig. Denn das Ich des Grundworts Ich-Du ist ein andres als das des Grundworts Ich-Es.

Wenn man einem Menschen als seinem Du gegenüberstehe und das Grundwort Ich-Du zu ihm spreche, ist dieser kein Ding unter Dingen, und auch nicht Er oder Sie. „Der Mensch wird am Du zum Ich." Buber bezeichnet Gott als das ewige Du: „Die verlängerten Linien der Beziehungen schneiden sich im ewigen Du." Dieses ewige Du kann seinem Wesen nach nicht zum Es werden.

Ihr ewiges Du haben die Menschen mit vielen Namen angesprochen. Als sie von dem so Benannten sangen, meinten sie immer noch Du: die ersten Mythen waren Lobgesänge. Dann kehrten die Namen in die Esssprache ein; immer stärker trieb es die Menschen, ihr ewiges Du als ein Es zu bedenken und zu bereden. Aber alle Gottesnamen bleiben geheiligt: weil in ihnen nicht bloß von Gott, sondern auch zu ihm geredet worden ist.

Die Menschen machen laut Buber das ewige Du immer wieder zum Es, „machen Gott zum Ding", ihrem Wesen nach. So entstehe „das ausgesagte Wissen und das gesetzte Tun der Religionen". „Der Mensch begehrt Gott zu haben; er begehrt nach einer Kontinuität des Gotthabens in der Zeit und im Raum." Gott werde zum Glaubensobjekt. Der Glaube, der ursprünglich in der Zeit die Beziehungsakte ergänze, ersetze sie allmählich.

Auch die Lebensstruktur der reinen Beziehung, die „Einsamkeit" des Ich vor dem Du, das Gesetz, daß der Mensch, wie er auch die Welt in die Begegnung einbezieht, doch nur als Person zu Gott ausgehn und ihm begegnen kann, tut dem Kontinuitätsdurst des Menschen nicht Genüge. Er verlangt nach räumlicher Ausbreitung, nach der Darstellung, in der sich die Gemeinschaft der Gläubigen mit ihrem Gott vereint. So wird Gott zum Kultobjekt. Auch der Kult ergänzt ursprünglich die Beziehungsakte [...]; und auch er wird allmählich zum Ersatz...

Im wahren Gebet aber „vereinigen und reinigen sich" laut Buber „Kult und Glaube zur lebendigen Beziehung."[147]

Die Anknüpfungspunkte zwischen Buber und Frankl geben sich deutlich zu erkennen. Die wahre Beziehung zwischen zwei Menschen ist auch nach Frankl eine Ich-Du-Beziehung, wenn man den Menschen seiner Menschenwürde beraubt, entwürdigt man das Du zu einem Es, und das Ich kann nur durch ein Du Ich werden. Auch für Frankl sollte zwischen dem Menschen und Gott, den er sowohl das ewige Du als auch das Ur-Du nennt, eine Ich-Du-Beziehung bestehen, die eine Potenzierung derjenigen zwischen Mensch und Mensch darstellt. Auch die Distinktion zwischen *von* Gott und *zu* ihm zu sprechen findet bei Buber seine wörtliche Parallele.

Obwohl sich Frankl also in der Regel bei diesen Gedankengängen nicht auf Buber berufen hat, ist es ganz offenbar, daß er an diesem Punkt stark von diesem bedeutenden jüdischen Philosophen beeinflußt war. Eigentlich ist ‚beeinflußt' zu wenig gesagt – er ist ihm gefolgt, er hat seine Gedankengänge wörtlich übernommen. Darum ist es frappant, daß er so selten auf ihn hinweist. Dies könnte dadurch erklärt werden, daß Buber als der Urheber der Ich-Du- und Ich-Es-Kategorien so bekannt war, daß man nicht explizite auf ihn hat hinweisen müssen. Doch war Frankl sonst eher darum besorgt, die Verfasser, die er zitierte, anzugeben.[148] Hierbei wäre aber daran zu denken, daß Frankl ziemlich selten jüdische Quellen angeführt hat. Wenn er den berühmten Spruch von Rabbi Hillel („Wenn ich es nicht tue – wer sonst wird es tun? Und wenn ich es aber nur für mich tue – was bin ich dann? Und wenn ich es nicht jetzt tue – wann denn soll ich es tun?") zitiert, scheint es, als ob er es im Glauben, daß dies in der Bibel nachgeschlagen werden könne, tue.[149] Vielleicht sollte hierbei der „Sitz im Leben" seiner Vorträge und Bücher beachtet werden: war doch das Judentum kurz nach dem Holocaust ein heikles Thema. Obwohl Frankl sicher keineswegs den Holocaust verschweigen wollte,[150] hat er es vielleicht nicht angebracht gefunden, diese schmerzvollen Erinnerungen durch einen Hinweis auf einen berühmten jüdischen Philosophen, den die Nazis verfolgt hatten, herbeizurufen,

---

[147]Buber 1954, 7, 12, 32, 76, 102, 113-116, 119-120 (vgl. Ebner 1963, 86, 90, 95, 255-256, 258).

[148]Vgl. Fabry & Lukas, 138-140.

[149]Frankl 1982a, 89; 1988, 55; 1996b, 100; in einem Interview hat der dies ausdrücklich behauptet (Frankl & Kreuzer 1997, 57).

[150]Vgl. Frankl 1996b, 138-139.

da er doch seinen Zuhörern/Lesern im Augenblick etwas anderes sagen wollte.[151] Außerdem wäre zu beachten, daß von den vier Hinweisen auf Buber in diesem Zusammenhang zwei in 1969 bzw. 1979 veröffentlichten amerikanischen Büchern zu finden sind, ein dritter in einem 1985 in den USA gehaltenen, später ins Deutsche übertragenen Vortrag vorkommt, während der vierte von 1950 stammt (s. o. Anm. 146). Mit größerem zeitlichen und geographischen Abstand hat Frankl offenbar sich freier gefühlt, explizite auf Buber hinzuweisen.

2.2.12. Der Selbstmord (und die Euthanasie)

Unsere Erörterungen über den Aufgabencharakter des Lebens rufen die Frage nach der Einstellung zum Selbstmord hervor. Wie im Abschnitt 1.1. erwähnt wurde, war Frankl schon 1938, als die Machtübernahme der Nazis seine Karriere unter andere Bedingungen stellte, ein erfahrener Spezialist sowohl bezüglich der Vorbeugung von Selbstmorden als auch der Nachpflege von Selbstmordversuchen. Er sagte, man müsse den Entschluß eines Menschen, sich das Leben zu nehmen, respektieren. Diese Feststellung in der autobiographischen Skizze von 1995 bleibt aber angesichts der zahlreichen Verwerfungen des Selbstmords, die Frankl sein Leben hindurch wiederholt hat, einmalig. Noch in dem obenerwähnten Vortrag von 1994, 89 Jahre alt, fragte er sich: „Was ist Selbstmord oder Selbstmordversuch als ein Nein als Antwort auf die Frage, ob mein Leben einen Sinn hat?"[152]

Frankl rechnet mit vier Gründen, aus denen Menschen Selbstmord begehen: körperliche Zustände, eine Berechnung seiner Wirkungen auf die Umgebung, Lebensmüdigkeit und schließlich ein Unvermögen, an den Sinn des Weiterlebens zu glauben. Er beschäftigt sich hauptsächlich mit dem vierten Typus, dem sogenannten Bilanz-Selbstmord, und stellt in Frage, „ob die Wert-Bilanz des Lebens jemals so negativ werden kann, daß ein Weiterleben wertlos erscheinen muß", oder „ob der Mensch überhaupt imstande ist, eine Lebens-Bilanz mit genügender Objektivität zu ziehen."

---

[151]Vgl. dazu Frankls Hinweis auf die Umstände der Wiener Juden unter dem Zweiten Weltkrieg: „...eine ganze Selbstmordepidemie angesichts besonderer, eine ganze Menschengruppe aufs äußerste bedrohender Umstände..." (1996b, 121-122).

[152]Frankl 1995b, 58; 1996a, 56; 1996b, 22; 1997c; 1998, 285.

Wenn auch nur ein Einziger von den Vielen, die aus Überzeugung von der Ausweglosigkeit ihrer Lage Selbstmord versuchten, nicht Recht behalten hätte, wenn sich nur bei diesem Einzigen nachträglich trotzdem noch ein anderer Ausweg gefunden hätte – dann wäre schon jeder Selbstmordversuch unberechtigt.

Der Selbstmord ist sonach praktisch niemals gerechtfertigt. „...only an erroneous conscience will ever command a person to commit suicide." Der Mensch, der den Freitod wählt, verletzt die Spielregeln des Lebens, die von uns nicht verlangen, daß wir um jeden Preis siegen, wohl aber, daß wir auf keinen Fall den Kampf aufgeben. Es ist nicht nur das Recht, sondern die Pflicht des Arztes, bei einem Selbstmordversuch ärztlich zu intervenieren.

Heißt dies Schicksal zu spielen? Nein, sondern *der* Arzt versucht Schicksal zu spielen, der einen Selbstmörder seinem Schicksal überläßt. Denn wenn es dem „Schicksal" gefallen hätte, den betreffenden Selbstmörder wirklich zugrunde gehen zu lassen, dann hätte dieses Schicksal sicher auch Mittel und Wege gefunden, um den Sterbenden nicht rechtzeitig in die Hände eines Arztes fallen zu lassen.[153]

Dieses kategorische Nein zum Selbstmord ist deutlich auf die Idee von der Pflicht der Wertverwirklichung bezogen. Der Mensch sollte ein gut Stück Sinn seines Lebens darin sehen, daß er sein Unglück innerlich überwindet, an ihm wächst und sich seinem Schicksal gewachsen zeigt. Frankl meint aber auch, daß sogar der Selbstmörder an einen Sinn glaubt – nämlich an den des Sterbens. Zu den Selbstmorden unter den KZ-Häftlingen bemerkt Frankl: „...in a situation which is itself abnormal to the degree represented by a concentration camp, an 'abnormal' reaction of this sort is something normal." Interessanterweise umfaßt die Willensfreiheit des Menschen laut Frankl auch die Möglichkeit der Selbstvernichtung, die er *„dieses radikalste Sich-selbst-in-Fragestellen"* nennt, und *etwas, das sein Sein vor allem anderen Sein auszeichnet.*[154]

---

[153]Frankl 1982a, 56, 66-67; 1988, 66-67; 1992, 124; 1996b, 85-86, 95-96.

[154]Frankl 1970, 96; 1982a, 67, 93-94; (zu bemerken ist, daß der im Kursivdruck wiedergegebene Gedanke nur in früheren Auflagen der „Ärztlichen Seelsorge" vorkommt [1946a 61], in der siebenten Auflage aber fortgelassen worden ist [1966, 94; der obige Hinweis auf 1982a, 93-94 bezieht sich auf die entsprechende Stelle]); 1988, 151; 1997a, 94.

Die Frage nach dem Selbstmord ruft diejenige nach der Euthanasie hervor. Frankl gibt zu, daß die Grenze zwischen Schmerzlinderung und Gnadentod fließend ist, aber die Möglichkeit, dem Patienten das Leben zu nehmen, weist er ab. Er fragt sich, ob wir jemals dazu berechtigt sind, einem unheilbar Kranken die Chance zu nehmen, „seinen Tod" zu sterben.[155] Wieder ist seine Einstellung auf die Wertverwirklichung bezogen: bei der Chance, „seinen Tod" zu sterben, handelt es sich um

> die Chance, noch bis zum letzten Augenblick seines Daseins dieses mit Sinn zu erfüllen, mag es sich auch dann nur mehr darum handeln, Einstellungswerte zu verwirklichen, also um die Frage, wie der Patient, der „Leidende", eben zu seinem Leiden an dessen Höhepunkt und Schlußpunkt sich einstellt.[156]

Hatte Frankl sich schon vor seinen Erlebnissen während des Holocausts gründlich mit der Selbstmordproblematik auseinandergesetzt, wurde sie ihm erst recht in jener Zeit sowohl zu einer ganz brennenden als auch persönlichen Sache. Dies haben wir schon im Kapitel 1 berührt. Als Vorstand des jüdischen Spitals in Wien war er damals derjenige, der vielleicht am klarsten die Stimmungen unter den Wiener Juden beobachten konnte: täglich wurden bis zu zehn Selbstmordpatienten eingeliefert. Er rettete auch seine Assistentin, Frau Dr. Martha Rappaport, die, nachdem sie den Befehl erhalten hatte, sich zur Deportation einzufinden, einen Selbstmordversuch unternahm – „zwar ohne Dank, aber mit Erfolg." Frau Rappaport wurde dann später doch ins KZ gebracht, wo sie auch verstarb. Frankl wußte also, daß er sie zu einem grauenvollen Tod gerettet hatte, war aber nicht destoweniger davon überzeugt, unter allen Umständen Leben retten zu müssen. Sogar im KZ hat er eine Selbstmordverhütung organisiert, womit er sich größter Gefahr aussetzte; war es doch streng verboten, irgendjemanden, der einen Selbstmordversuch unternahm, zu retten.[157]

Aber auch ganz persönlich wurde Frankl durch den Holocaust von der Selbstmordproblematik betroffen. Für denjenigen, der ins KZ gebracht wurde,

---

[155] Vgl. Heidegger 1977, 240: „Keiner kann dem Anderen sein Sterben abnehmen." „Das Sterben muß jedes Dasein jeweilig selbst auf sich nehmen. Der Tod ist, sofern er ‚ist', wesensmäßig je der meine." Doch weist Frankl diesen Ausdruck betreffend auf Rilke hin (1998, 210).

[156] Frankl 1982a, 63; 1996a, 215; 1996b, 112-113.

[157] Frankl 1970, 102, 109; 1995a, 128; 1995b, 55-58; 1996b, 121-122; 158.

war der Selbstmord eine beachtenswerte Alternative, wozu ja nicht viel gehörte; „in den Draht gehen" ist seitdem ein bekannter Begriff. Er erzählt aber:

> Aus einer weltanschaulichen Grundeinstellung heraus, die an andern Stellen noch klar werden wird, habe ich selber unmittelbar vor dem Einschlafen am ersten Abend in Auschwitz sozusagen von einer Hand in die andere mir das Versprechen abgenommen, nicht „in den Draht zu laufen".

Die schwerste Versuchung hat Frankl aber erst nach der Befreiung erlebt. Wie er selbst betonte, macht eben die Zeit unmittelbar nach einer Prüfung im Hinblick auf das Suizidrisiko die gefährlichste Phase aus. So war er auch in der Zeit nach seiner Rückkehr nach Wien im August 1945 offenbar sehr nahe daran, Selbstmord zu begehen. Es ist anzunehmen, daß die Überwindung dieser Versuchung für das Denken Frankls geradezu maßgeblich gewesen ist. Darauf deuten die folgenden Worte:

> Mag sein, daß ich wirklich einseitig vorgegangen bin und übertrieben habe, wenn ich so sehr die drohende Gefahr des Nihilismus, des *Homunkulismus*[158] an die Wand gemalt habe. Vielleicht bin ich wirklich überempfindlich – aber wenn dem so ist, halten Sie mir bitte zugute, daß ich nur deshalb so überempfindlich und so sehr imstande bin, den Nihilismus dort zu wittern, wo er lauert, weil ich ihn in mir selbst habe überwinden müssen.

Hierzu wäre noch anzumerken, daß dasjenige von Frankls Büchern, in dem er am häufigsten auf den Selbstmord hinweist, „...trotzdem Ja zum Leben sagen" (enthalten in der „Sinnfrage in der Psychotherapie" [S. 77-141]), ist. Es besteht aus drei Vorträgen, die er im März und April 1946, also weniger als ein Jahr nach der Befreiung, gehalten hat.[159]

Während der Nazizeit ist Frankl auch der Euthanasie konkret und brutal begegnet. Wurde doch damals der Begriff „Lebensunwertes Leben" verwendet, um die Vernichtung von geistig Behinderten und Geisteskranken zu begründen.

---

[158]Diesen Ausdruck betreffend s. Frankl 1970, 117-118; 1996a, 157.

[159]Frankl 1959, 110; 1970, 116, 130-131; 1995a, 38; 1995b, 81; 1946c, 15-16; 27-28; 61-62; 67-68 (=1996b, 85-86, 95-96, 121-122, 126-127); Frankl/Kreuzer 1997, 62; Fabry & Lukas 1995, 154 (vgl. 1.3., Anm. 25).

Als Arzt hat er gegen die Euthanasie gekämpft, und diese Erfahrung hat offenbar seine abweisende Einstellung gegenüber dem, was im heutigen Sprachgebrauch mit Euthanasie bezweckt wird, verstärkt. Eine drastische Formulierung spiegelt dies wider:

> Ein Staat, dem es wirtschaftlich bereits so dreckig geht, daß er darauf angewiesen ist, den relativ doch so geringfügigen Prozentsatz seiner Unheilbaren zu vertilgen, um damit an den genannten Gütern einzusparen, – ein solcher Staat hat wirtschaftlich ohnehin schon längst ausgespielt!

Wieder ist es bemerkenswert, daß Frankl auch diese Frage am gründlichsten gerade in seinem Buch „...trotzdem Ja zum Leben sagen" behandelt.[160]

Als Arzt ist ein Psychiater selbstverständlich verpflichtet, seine Patienten vor dem Selbstmord zu behüten, weil er ja unter allen Umständen das Leben bewahren soll. Man kann aber sagen, daß Frankls Verwerfung des Freitodes über das strikt Ärztliche hinausgeht, befaßt er sich ja mit der Frage aus dem Blickwinkel desjenigen, der vor der Wahl steht, sein Leben zu beenden oder nicht, ja mit der Frage nach der moralischen Berechtigung des Selbstmords. Durch seine Verwerfung des Selbstmords schließt er sich eng an die jüdische Tradition an. Obwohl der Selbstmord im Talmud nicht verboten ist, sieht man ihn in nachtalmudischer Zeit als eine der schlimmsten Sünden an, die sogar schlimmer ist als der Mord. Man betrachtet ihn als eine Verneinung der Lehren von Belohnung und Strafe, von der künftigen Welt und der Allmacht Gottes. Zwar wird der Selbstmord auch von der christlichen Tradition verworfen, aber trotzdem scheint es mir, als ob das Judentum in seiner Verurteilung noch strenger ist.[161] Andererseits scheint es, als ob Frankls Erfahrungen im Konzentrationslager und – in noch höherem Grad – sein eigener Kampf nach der Befreiung gegen die Versuchung, sein Leben zu beenden, dazu beigetragen haben, seine Verurteilung des Freitodes erheblich zu verstärken. So kann dieser Einschlag in seinem Denken als eine Frucht teils hergebrachten jüdischen Denkens, teils der jüngsten jüdischen Geschichte betrachtet werden.

---

[160]Frankl 1996a, 62, 109, 216; 1996b, 115-121, 158-159.

[161]Cohn 1971, 489; vgl. Mausbach 1953, 75-77.

2.2.13. Der Tod

Unter unseren bisherigen Erörterungen sind es mehrere Fragestellungen, die die vom Tode hervorgerufen haben. Der Sinn des Lebens begründet den Entschluß, das Leben dem Tod vorzuziehen, und das Leiden ist oft vom eigenen nahenden Tod oder dem eines anderen Menschen verursacht, vom Selbstmord – dem Freitod – und der Euthanasie – dem Gnadentod – ganz zu schweigen. Auch Frankls Ideen über die Vergangenheit werfen die Frage nach seiner Sicht der Endlichkeit des Menschenlebens auf, und der Tod ist ein Bestandteil der „tragischen Trias". Er sagt, er sei zum erstenmal von dem Gedanken über seine Sterblichkeit im Alter von vier Jahren aufgerüttelt worden und habe sich seither immer wieder mit dem Tod auseinandergesetzt.[162]

Das Sterben eines Menschen – vorausgesetzt, daß es wirklich *sein* Sterben ist – gehört laut Frankl zu seinem Leben, es „rundet dieses Leben zu einer sinnhaften Totalität erst ab." Folgerichtig heißt ein Abschnitt im Kapitel „Vom Sinn des Lebens" in der „Ärztlichen Seelsorge" eben „Vom Sinn des Todes". Die Endlichkeit des Menschen „muß [...] ebenfalls etwas darstellen, was dem menschlichen Dasein Sinn gibt und nicht den Sinn nehmen kann." Frankl fragt sich, was geschehen würde, wenn wir unsterblich wären, und antwortet: wir könnten dann jede Handlung ins Unendliche aufschieben. Unsere Endlichkeit zwingt uns, unsere Lebenszeit auszunützen und „die einmaligen Gelegenheiten" nicht zu verpassen. So ist die Endlichkeit für den Sinn des Lebens konstitutiv. In einem Interview sagt er einmal:

> Man kann sich nicht früh genug und man kann sich nicht oft genug mit dem Tod konfrontieren. Denn wenn Sie das Beste aus Ihrem Leben herausschlagen wollen, dann müssen Sie die Tatsache des Todes, die Tatsache der Sterblichkeit, die Tatsache der Vergänglichkeit des menschlichen Daseins ununterbrochen in Rechnung stellen.

Weiter bezieht Frankl die Gedanken von der Sinnhaftigkeit des Todes – wieder – auf die Verantwortlichkeit: „Die Lebensverantwortung eines Menschen ist daher nur dann zu verstehen, wenn sie als eine Verantwortung im Hinblick auf Zeitlichkeit und Einmaligkeit verstanden wird." Auch sei die Sinnfülle eines Menschenlebens nicht von seiner Länge, sondern von seinem Inhaltsreichtum abhängig.

---

[162]Frankl 1995b, 9; 1996b, 144; Frankl & Kreuzer 1997, 56.

"Nicht die Dauer der Existenz ist maßgebend und ausschlaggebend, sondern die Sinnfülle der Existenz."[163]

Andererseits könne der Tod auch an sich, abgesehen davon, daß er dem Leben Sinn gebe, sinnvoll gestaltet werden, etwas, was schon im Zusammenhang mit der Euthanasie berührt wurde: dem sterbenden Patienten dürfe man nicht die Chance nehmen, „seinen Tod" zu sterben. Frankl teilt auch die herkömmliche Sicht vom Tode für eine gute Sache, als einem Opfer: im Konzentrationslager vor der Wahl stehend, als unproduktiver Erdarbeiter oder als Arzt im Fleckfieberlager zu sterben, hat der das letztgenannte vorgezogen. Auch hier scheint wieder das KZ das Laboratorium seiner Gedanken gewesen zu sein:

> Denn was wäre dieses Leben, wenn es an sich einen Wert bedeutete und sein ganzer Wert nicht gerade darin bestünde, daß es hingegeben werden kann für etwas anderes? Gerade im Konzentrationslager ist diese wesenhafte Transzendenz des Lebens, dieses sein „intentionales" Hinausweisen über sich selbst, aufgebrochen. [...] So wurde hinter all der scheinbaren Sinnlosigkeit des Leidens und des Opfers in den Konzentrationslagern eine so unbedingte Sinnhaftigkeit offenbar, daß sie auch noch den Sinn von Leiden, Opfer und Tod mit einbeschloß.
>
> Unseren Tod, galt es für uns, zu sterben – und nicht etwa jenen Tod, den uns die SS aufdiktiert hatte![164]

Frankl verwendet sogar das Wort „lebensunwürdig" von einem Leben, dessen Sinnhaftigkeit vom zufälligen Überleben abhängig ist.[165]

Seine Anschauung ist auch eng mit seinen Gedanken über die Vergangenheit verbunden. Die Antwort auf die Frage nach dem Tod, zu der er sich durchgerungen hat, lautet: „Vor allem aber kann die Vergänglichkeit des Daseins dessen Sinn aus dem einfachen Grunde nicht Abbruch tun, weil in der Ver-

---

[163]Frankl 1970, 30, 88, 128; 1982a, 63; 82-85; 1995b, 9; 1996a, 138, 211; 1996b, 96-97, 145; 1997b, 104; 1998, 23-24, 142-143; Frankl & Kreuzer 1997, 56.

[164]Vgl. Anm. 155.

[165]Frankl 1970, 103; 1982a, 63; 1995a, 82; 1996a, 211-212; 1996b, 62, 122, 133; 1997b, 90-91.

gangenheit nichts unwiederbringlich verloren, vielmehr alles unverlierbar geborgen ist."[166]

Aber nicht nur durch die Idee von der Geborgenheit in der Vergangenheit wird der Tod in Frankls Denken überwunden. Etwas mehr wird angedeutet, wenn er es für unfaßlich hält, daß einem personalen Wesen nach seinem Tod „keinerlei Form von Sein mehr zugehöre." Er setzt sich aber auch expressis verbis mit der Frage des Lebens nach dem Tod auseinander. Subjektiv gesehen könne ein Toter weiterleben, wie z. B. ein Sänger durch Schallplatten, aber:

> Darum hätten wir uns nun mit der Frage auseinanderzusetzen, ob es, darüber hinaus, nicht auch eine objektive Unsterblichkeit gebe: mit der Frage des Fortlebens des Geistigen im Menschen nach dessen Tode, des Weiterlebens der geistigen Person nach dem Absterben des psychophysischen Organismus. Von vornherein müßte dies möglich sein...

Ein Fortleben des Geistigen könne nicht gedacht werden, ließe sich aber vorstellen. Es sei nicht nur möglich, sondern auch notwendig: es sei nämlich unmöglich, daß das, was wesentlich jenseits von Raum und Zeit sei, sterben könne. Es handle sich aber um einen Modus des Lebens, der das menschliche Fassungsvermögen völlig übersteige. (In einem anderen Zusammenhang erläutert Frankl jedoch: Der Mensch verliert ganz und gar sein psychophysisches Ich, so daß nur das geistige Ich bleibt; er „hat" kein Ich mehr, er „hat" überhaupt nichts mehr, sondern er „ist" nur mehr: eben sein Selbst.) Auch werde das Persönliche nicht aufgelöst: „auch das rein Geistige ist und bleibt ein individuiert Geistiges..." Frankl weist die Idee von einer Seelenwanderung ab, indem er feststellt, daß es sich dabei von einer Wanderung der Geister handeln müßte, die aber ein Dasein jenseits von Raum und Zeit repräsentieren und deswegen nicht „wandern" können. „Damit erledigt sich alles Gerede von wiederholten Existenzen von selbst."[167]

Was im Tod geschieht, vergleicht Frankl mit dem Aufwachen: dabei werden wir von unserer Traumwelt zu unserem eigentlichen Sein aufgeweckt. Er fragt sich: „Ergeht es nun dem Sterbenden nicht ähnlich?" Der Tod erweckt uns „zu einer eigentlicheren, realeren Realität unserer selbst."

---

[166]Frankl 1970, 84; 1995b, 9; 1996a, 135-136; 1996b, 144-145.

[167]Frankl 1946a, 107 (=1982a, 138); 1947, 24-25 (=1997b, 54); 1949, 82-86 (=1996a, 132-135); 1979, 112; (vgl. 1950, 81-82 Anm. 1 [=1996, 221, Anm. 2]).

Denn wenn wir davon sprachen, daß wir etwas in die Welt
schaffen, indem wir es in das Sein der Vergangenheit hinein-
schaffen, dann ist es erstens der Mensch selbst, der sich in die
Welt schafft, er setzt „sich selbst" in die Welt; und zweitens
wird er nicht mit seiner Geburt in die Welt gesetzt, sondern er
setzt sich selber in die Welt erst im Tode.

Betreffend Belohnung und Strafe nach dem Tod meint er, daß der Mensch sein eigener Himmel und seine eigene Hölle ist, je nachdem, was ihm im Leben geschehen ist und was er geschaffen hat. Darüber hinaus sieht Frankl die Geburt und den Tod als parallele Prozesse, als ein Ein- bzw. Abtreten in die bzw. aus der Welt, die naturwissenschaftlich betrachtet „Wunder" (Frankls Anführungszeichen) darstellen.[168]

Die Gedanken über das Leben nach dem Tod sind eigentlich alle dem relativ jungen Frankl zuzuschreiben. Sie stehen in Büchern aus den vierziger Jahren zu lesen, abgesehen von dem, was er in „The Unheard Cry for Meaning" (Erstausgabe 1978) schreibt; doch ist das Kapitel mit dem angeführten Zitat eine Umarbeitung des als „Zeit und Verantwortung" veröffentlichten Vortrags, und den Tod betreffend gibt er mehr oder minder wörtlich seine Erörterungen von 1947 wieder. In einem Interview am Ende der siebziger Jahre hält Frankl die Frage, was nach dem Tod geschieht, nicht für legitim, weil die Zeit- und Raumkategorien beim Tod automatisch wegfallen und es dadurch sinnlos wird, von einem „Vorher" oder einem „Nachher" zu sprechen. Auch die Frage nach dem Fortleben nach dem Tod fällt daher für ihn weg.[169]

Frankls Erörterungen über den Tod sind zweierlei Art: einerseits setzt er sich mit dem Sinn des Todes auseinander. Hierbei erörtert er die Frage nach der Sinnhaftigkeit des einzelnen Todes, dessen Wofür, spielt aber auch mit dem Gedanken, daß es keinen Tod gebe. Was das Wofür des Todes betrifft, darf es wohl als eine Tatsache gelten, daß man u. U. das Leben für eine gute Sache opfern kann. Und obwohl die Idee vom Nichtsein des Todes eine gänzlich irreale, hypothetische ist, ist der Franklsche Schluß durchaus plausibel: ohne die Endlichkeit des Lebens könnte alles ins Unendliche aufgeschoben werden. Dies gibt dem Tod Sinn, und dem beizustimmen, setzt keinen religiösen Glauben voraus. Trotzdem fragt man sich, warum man nicht alles aufschieben könnte. Bei Frankl ist dies mit

---

[168]Frankl 1979, 112-113; 1996a, 129; 1997b, 54-56.

[169]Frankl & Kreuzer 1997, 57-58.

der Verantwortlichkeit verbunden, die ja, wie wir oben festgestellt haben, die Frage weckt, vor wem der Mensch verantwortlich ist. Ganz unabhängig von der Weltanschauung eines jeden ist es nicht, ob man eine Idee vom Sinn des Todes, geradezu als eine für den Sinn des Lebens konstitutive, umfassen kann.

Andererseits äußert sich Frankl über die Frage des Lebens nach dem Tod, die doch aller Empirie ausweicht und die ja neben der von der Existenz Gottes für fast alle Religion grundlegend ist. Es handelt sich bei Frankl nicht um einen herkömmlichen religiösen Glauben an die Auferstehung der Toten oder die künftige Welt, sondern, wie er selbst betont, um einen Modus des Lebens, der das menschliche Fassungsvermögen völlig übersteigt. Seine Anschauung ist mit seiner trichotomischen Menschenauffassung verbunden: der Mensch besteht aus Leib, Seele und Geist, und das Leben nach dem Tod gilt nur für den letztgenannten. Der Geist ist völlig über die Bedingungen zeitlichen und materiellen Lebens hinausgehoben, und *kann* eben darum gar nicht sterben. Das geistige Leben ist auch nicht ein um das Psychophysische reduziertes, obzwar das Psychophysische nach Frankl offenbar ein für allemal beim Tod stirbt, sondern, im Gegenteil, eine eigentlichere, realere Realität unserer selbst. So ist die Grundlage für Frankls Glauben an ein Leben nach dem Tod schon in seine Gedanken vom Geist einbegriffen und macht nur ihre logische Folge aus.

Die Anschauung, nach der das Leben nach dem Tod ein geistiges ist, während das Psychophysicum ein für allemal gestorben ist, wurzelt im hellenistischen Denken. Tatsächlich haben die mittelalterlichen jüdischen Philosophen gerade die Unsterblichkeit der Seele betont, obwohl sie aus doktrinären Gründen die Auferstehung in ihre Gedankengebäude einschlossen. Das Reformjudentum aber, dessen Anhänger der Vater Frankls offenbar war, hat den Glauben an eine künftige Auferstehung völlig aufgegeben und befaßt sich nur mit einem Glauben an ein geistiges Leben nach dem Tod. In der „Pittsburgh Platform", einer Grundsatzerklärung des Reformjudentums aus dem Jahre 1885, heißt es:

> We reassert the doctrine of Judaism, that the soul of man is immortal, grounding this belief on the divine nature of the human spirit, which forever finds bliss in righteousness and misery in wickedness. We reject as ideas not rooted in Judaism the beliefs both in bodily resurrection and in Gehenna and Eden (Hell and Paradise) as abodes for everlasting punishment or reward.

Darüber hinaus ist Frankls Idee über die Parallelität von Geburt und Tod jüdisches Gedankengut.[170]

Er verneint nicht explizite eine leibliche Auferstehung, aber dieses deutet m. E. eher darauf hin, daß das Abrücken von einer derartigen Auffassung für ihn mehr oder minder selbstverständlich war. Besonders in seinem späteren Denken nähert er sich dem Standpunkt, den die „Pittsburgh Platform" widerspiegelt. Einen Zusatz zum reformjüdischen Denken macht seine trichotomische Menschenauffassung aus: nicht die Seele, sondern der Geist ist es, der den Tod überlebt. Wir sehen auch, daß seine Gedanken von Himmel und Hölle mit reformjüdischem Denken übereinstimmen. Ein so radikales Neudenken über die Auferstehung wäre kaum in einer christlichen Kirche zu denken; der Glaube an eine leibliche Auferstehung ist ein Bestandteil ihres Bekenntnisses. So ist Frankls Sicht vom Leben nach dem Tod, die zwar im Grunde eine religiöse, aber keine hergebrachte, sondern eine dem Denken des gelehrten Philosophen angepaßte ist, am besten mit der religiösen Tradition kompatibel, in der er aufgewachsen ist.

2.2.14. Schlußfolgerungen

Um uns mit Frankls Menschenbild auseinanderzusetzen, haben wir oben 13 Themen beleuchtet, die in seinem Denken eine zentrale Rolle spielen. Viele von diesen Themen decken einander zum Teil und stellen eher verschiedene Gesichtspunkte zu denselben Sachverhalten dar. Dies ist beispielsweise der Fall bei Verantwortlichkeit und Freiheit oder auch bei Sinn und Leben als einer Aufgabe.

Wiederholt haben wir beobachtet, daß Frankl in diesen seinen Erörterungen die Grenze zwischen immanenten und transzendenten Kategorien überschreitet.

---

[170]Encyclopaedia Judaica 1971 Bd. 2, 338-339; Encyclopaedia Judaica 1971 Bd. 5, 1423; Martin 1974, 239; Frankl 1995b, 5. Die „Pittsburgh Platform" ist zwar ein amerikanisches Aktenstück, spiegelt aber zum großen Teil das deutschorientierte amerikanische Reformjudentum wider; manche von den führenden Rabbinern der Reformbewegung sind um die Mitte des 19. Jahrhunderts nach Amerika übersiedelt (Encyclopaedia Judaica 1971 Bd. 13, 570-571; Martin 1974, 244, 300-301; Meyer 1988, 264-272, 387-388). Es ist daher durchaus berechtigt, die „Pittsburgh Platform" als ein Aktenstück zu betrachten, das auch die Strömungen unter den europäischen liberalen Juden widerspiegelt. Martin (1974, 421) und Meyer (1988, 265) stellen fest, daß die „Pittsburgh Platform" ein halbes Jahrhundert hindurch für die Reformbewegung maßgeblich blieb. Durch die *Columbus Platform* (1937) wurde der Standpunkt der Bewegung wesentlich modifiziert, (Martin 1974, 420-421; Meyer 1988, 318-320, 388-391). Da Frankl offenbar nur durch seinen Vater mit dem Reformjudentum zu verbinden ist, ist es m. E. sachlich, die Columbus Platform außer acht zu lassen.

Dies gilt z. B. für das Vorhandensein des Sinns als eine objektive Tatsache oder für die Frage, wem oder was gegenüber der Mensch verantwortlich ist. Frankl ist sich dieser Grenzüberschreitung durchaus bewußt. Den Übersinn betreffend macht er beispielsweise klar, daß man an ihn nur glauben kann, und hinsichtlich des Gewissens stellt er sogar fest, daß es der Mandatar Gottes ist. Doch ist er weniger explizit darin, daß z. B. die Idee vom Geist des Menschen, der nicht der Tödlichkeit unterworfen ist, eine transzendente Kategorie darstellt. Seine Erläuterung über das eigene „Selbst" und Gott als letzten Endes praktisch identische Größen läßt die Frage offen, welche von den beiden eine Umbenennung des „tatsächlichen" Sachverhalts ist.

Wir haben auch versucht, Anknüpfungspunkte zwischen Frankls jüdischer Tradition und seinem Denken nachzuweisen. Es ist klar, daß er sein Gedankengebäude nicht bewußt auf das Judentum gegründet hat. Eine andere Sache ist es aber, daß manche Betonungen bei ihm seinen jüdischen Hintergrund widerspiegeln. Das Thema der Verantwortlichkeit des Menschen für seine Wahl zwischen Sinnvollem und Sinnlosem entspricht dem jüdischen Gedanken von der Pflicht des Menschen, der guten Neigung zu folgen und die böse abzulehnen. Weiter könnte man Frankls Auffassung des sinnvollen Lebens als einer Pflicht von einem berühmten Talmudsatz herleiten, nach dem jeder einzelne verpflichtet ist, zu sagen: Um meinetwillen ist die Welt erschaffen worden. Seine Gedanken zu der Existenz von Einstellungswerten – die er ja selber tatsächlich einmal dem Christentum, d. h. dem Katholizismus, zuschrieb – sind auch im Talmud zu finden. Dort heißt es, daß der Mensch verpflichtet ist, Gott für das Schlechte ebenso zu preisen, wie er ihn für das Gute preist. Daß Frankl die Ich-Du-Kategorien in sein Denken einverleibt hat, ist natürlich Martin BUBER zu verdanken. Selbstverständlich braucht man nicht Jude zu sein, um von Buber beeinflußt zu sein, aber andererseits handelt es sich trotzdem um eben einen jüdischen Einfluß. Frankls starke Ablehnung des Selbstmords ist auch ein jüdischer Zug, ebenso wie seine Hochschätzung des Leidens.

Die zwei letzterwähnten Tatbestände hängen auch damit zusammen, daß Frankl ein Überlebender der Konzentrationslager war. Die Bedeutung des Holocausts für sein Denken ist kaum zu überschätzen. Obwohl der Holocaust ein Teil der modernen europäischen Geschichte ist, ist er auch in höchstem Grad ein Teil der jüdischen Geschichte. Ein Denken, das sich auf ihn gründet, ist schon deshalb als jüdisch zu bezeichnen.

3. Frankl und der Gottesglaube

In den beiden ersten Kapiteln haben wir wiederholt auf Fragen hingewiesen, die mit der Religion, in erster Linie mit dem Judentum, aber auch mit dem Christentum, verbunden sind. Dabei sind wir den Fragen nachgegangen, wie sich das Franklsche Denken zu den immanenten bzw. transzendenten Kategorien verhält und ob es von seiner jüdischen Tradition beeinflußt worden ist. Wir haben feststellen können, daß Frankl meistens die Grenze zwischen den immanenten und transzendenten Kategorien überschreitet, daß er sich manchmal explizite in religiösen Fragen äußert, und daß sein Denken in bedeutendem Maße vom Judentum abhängig ist. Doch waren unser Ausgangspunkt Themen, die nicht ausgeprägt religiöser Natur sind, sondern in den Bereich der Anthropologie gehören, obzwar sie in der Regel auch die Religion einbeziehen können – was im Franklschen Denken meistens auch der Fall ist.

Frankl hat sich in seinen Büchern, die mit Ausnahme von einem Werk – „Der unbewußte Gott" – alle der psychotherapeutischen Literatur zuzurechnen sind, aber mehrfach mit eindeutig religiösen Fragen befaßt. Er hat sich mit dem Gottesglauben und dem Wesen Gottes auseinandergesetzt und sich manchmal über das Judentum wie auch über die Konfessionen geäußert. Dazu hat er häufig die Bibel zitiert, nahezu ausschließlich das Alte, aber manchmal auch das Neue Testament. Auch die Frage nach der Theodizee hat er erörtert. All dies aber nicht von den psychotherapeutischen Auseinandersetzungen getrennt, sondern eher so, daß gerade diese zu den religiösen Fragestellungen überleiten, ja geradezu dazu zwingen. Er macht auch ganz klar, daß seine Lehre kein Ersatz für Religion sein soll: „nichts liegt ihr ferner. Auch in der Logotherapie oder Existenzanalyse sind wir noch Ärzte und wollen es bleiben." „Die Psychotherapie muß sich also diesseits des Offenbarungsglaubens bewegen..." Die Logotherapeuten sollten nicht mit den Priestern konkurrieren, und z. B. auf die Frage nach dem Wovor der Verantwortung müsse die Existenzanalyse die Antwort zwar schuldig bleiben, aber die Möglichkeiten ärztlichen Tuns ausschöpfen. Andererseits lehnt Frankl es ab, daß man „die Psychotherapie zur Ancilla der Theologie" mache. Wer so täte, raubte der Psychotherapie „nicht nur die Würde einer selbständigen Wissenschaft, sondern in einem damit [...] auch den möglichen Nutzwert, den sie für die Religion haben kann." Die Logotherapie müsse auf jeden Kranken und durch jeden Arzt, gläubigen oder ungläubigen, anwendbar sein. Frankl wirft den Amerikanern die „so gängige Laxheit der Grenzziehung zwischen Psychoanalyse und Religion zu überwinden" vor. Trotzdem betrachtet er es als ein Problem,

„was mit den faktisch nichtreligiösen Menschen geschehen soll, wenn sie sich, lechzend nach einer Antwort auf jene Fragen, die sie zutiefst bewegen, nun einmal an den Arzt wenden." Die religiöse Erlebnisweise wird u. a. aus therapeutischen bzw. prophylaktischen Gründen in die Existenzanalyse einbezogen. Kaum eine andere Einstellung gegenüber schicksalhaften Grenzsituationen wie die religiöse befähigt nach Frankl den Menschen diese Situationen zu bewältigen. 1947 stellte Frankl die religiöse Einstellung betreffend sogar fest:

> Ja, man ist oft in Versuchung zu sagen: Wir verstehen die Selbstmörder, und wir verstehen auch die Menschen, die nicht an irgendeinen höheren Sinn ihres Daseins glauben; aber was wir eigentlich nicht verstehen, das wäre: warum nicht alle, die an diesen höheren Sinn nicht glauben, – Selbstmord begehen.[1]

Obwohl Frankl also Arzt bleiben, und keineswegs einen religiösen Glauben zu einer Bedingung für eine erfolgreiche logotherapeutische Behandlung machen will, wird mehr als angedeutet, daß er einfach nicht weiß, wie sich ein echtes psychisches Wohlbefinden ohne Gottesglauben darstellen würde. „Der Mensch hat entweder einen Glauben oder einen Aberglauben." So stellt Frankl auch fest, daß die Frage nach dem Wovor der Verantwortung doch offen gehalten werden soll, wie auch „die Türe zur Transzendenz. [...] Denn es ist wahrscheinlich, daß jede *rein* immanente Perspektive, die sich ihres Angrenzens an das Transzendente nicht einmal bewußt wird [...] eine *verzerrende Perspektive ist.*" Er findet es durchaus legitim, wenn die Logotherapie „sich nicht nur mit dem ‚Willen zum Sinn' befaßt und beschäftigt, sondern auch mit dem Willen zu einem *letzten* Sinn, einem Über-Sinn. Und der religiöse Glaube ist letzten Endes ein Glaube an den Über-Sinn."[2]

Weiter wäre zu bemerken, daß Frankl in einem Brief an Wilhelm BÖRNER und dessen Frau vom Jahre 1946 schreibt, daß der Buchtitel „Ärztliche Seelsorge" „bewußt provokatorisch – nämlich für kirchliche Kreise – gehalten" ist.[3]

---

[1]Frankl 1947b, 51; 1959, 53-54, 68; 1970, 13; 1982a, 217-221; 1993, 183-184; 1996b, 64; 1997a, 93; 1997b, 74-75, 105, 117-118; 1998, 127-129, 144-145.

[2]Frankl 1982a, 220; 1988, 143; 1992, 136; 1996a, 80; 1996b, 75; 1997b, 105. Wicki (1991, 182) stellt fest, „ daß Religion für die Logotherapie nur ein Gegenstand ist, dem gegenüber sie sich zwar neutral verhält, der ihr aber wichtig ist."

[3]Gimpl 1996, 407.

Sofern eine psychoanalytische Behandlung wirklich wirksam sein solle, müsse sie das geistige Leben des Patienten einbeziehen, und zum geistigen Leben gehört nach Frankl die Religion, die, wie er bemerkt, laut Sigmund FREUD eine Illusion ohne Zukunft ist. Er fragt sich, ob dies auch anders möglich wäre. Denn die Psychoanalyse „bewegt sich innerhalb des seelischen Unterbaus des geistigen Lebens und *beschränkt* sich auf" ihn.

> Mag nun die Religion für die Logotherapie auch noch so sehr „nur" ein Gegenstand sein, wie eingangs gesagt wurde, so liegt sie ihr doch zumindest sehr am Herzen, und zwar aus einem einfachen Grund: im Zusammenhang mit Logotherapie meint Logos Geist und, darüber hinaus, Sinn. Unter Geist ist zu verstehen die Dimension der spezifisch humanen Phänomene, und im Gegensatz zum Reduktionismus versagt sich die Logotherapie eben, sie auf irgendwelche sub-humanen Phänomene zu reduzieren bzw. von ihnen zu deduzieren.[4]

Es heißt bei Frankl sogar:

> Zusammenfassend ließe sich sagen: Der Gegenstand der Existenzanalyse ist *der unbewußte Glaube*; das Objekt der Logotherapie ist *der bewußte Unglaube.*

Diese Feststellung, im „Homo patiens" enthalten, hat Frankl jedoch in der Neuausgabe („Der leidende Mensch") fortgelassen,[5] etwas, was auf dem Hintergrund seiner an diesem Punkt auch sonst eine große Buntheit aufweisenden Definitionen (s. o. Exkurs im Kapitel 2) verständlich ist.

In einem anderen Abschnitt des „Homo patiens", der auch im „Leidenden Menschen" fortgelassen ist, setzt sich Frankl mit dem Konflikt zwischen Glauben und Wissen auseinander. „Das Gespräch zwischen Glauben und Wissen, zwischen Religion und Wissenschaft", scheitert nach ihm einerseits an der Kleinlichkeit der Gläubigen insofern, als diese „nicht selten am Buchstaben und nicht am Geist ihrer Konfession haften", andererseits am Größenwahn der Wissenschaftler insofern, als diese „oft wähnen, im Besitz der Weisheit zu sein." Die ersteren könnten z. B. feststellen, daß es keine Evolution gebe, weil die Welt

---

[4]Frankl 1950, 24; 1996a, 179-180; 1997a, 93-94.
[5]Frankl 1950, 102 (vgl. 1996a, 233).

in sieben Tagen erschaffen worden sei, während die letzeren in der exakten Wissenschaft den einzigen Weg zum Wissen sähen.[6]

„Homo patiens" ist vielleicht dasjenige von Frankls Büchern (abgesehen von dem „Unbewußten Gott"), in dem er sich am klarsten über seine religiöse Anschauung äußert. In der Neuausgabe findet sich hierzu ein Kommentar:

> Mögen auch viele unter den Ausführungen, die nun folgen, die „anthropologischen Grundlagen der Psychotherapie" auf theologische Grenzfragen zu überschreiten – ich habe davon, auch nach einem viertel Jahrhundert, kaum etwas zu revozieren! Und doch muß im Auge behalten werden, daß die im folgenden skizzierten Überlegungen und Erwägungen zum anthropologisch-theologischen Grenzgebiet keineswegs für einen Bestandteil der Logotherapie gehalten werden dürfen...[7]

3.1. Gott

> Es ist unerlaubt, etwa aus dem Umstand, daß der Gottesbegriff der Angst des Urmenschen vor übermächtigen Naturgewalten seine Entstehung verdankt, das Dasein eines göttlichen Wesens zu bestreiten; oder etwa aus dem Umstand, daß ein Künstler in einem krankhaften seelischen Zustand, sagen wir: in einer psychotischen Lebensphase, ein Werk schuf, auf den künstlerischen Wert oder Unwert dieser Schöpfung zu schließen.

Diese Feststellung findet sich im Zusammenhang von Frankls Auseinandersetzung mit dem Psychologismus. Wonach er strebt, ist eine am Geistigen orientierte Psychotherapie, womit keine religiöse gemeint ist. Es handelt sich darum, daß die Weltanschauung des Patienten, die z. B. Pessimismus, Skeptizismus oder Fatalismus auszeichnen mag, nicht als etwas Krankhaftes betrachtet werden darf. Ist die Weltanschauung des Patienten falsch, muß sie korrigiert werden, aber mit Mitteln, die für derartige Fragen geeignet sind, und gerade dies bezeichnet Frankl als das Geistige.

---

[6]Frankl 1950, 111.

[7]Frankl 1996a, 219.

> Denn eine geistige Schöpfung als solche ist psychologisch irreduzibel, schon deshalb, weil das Geistige und das Seelische inkommensurabel sind. Niemals läßt sich der Inhalt eines weltanschaulichen Gebildes aus den seelischen Wurzeln seines Schöpfers zur Gänze ableiten.[8]

Daß Frankl die Frage nach dem Dasein eines göttlichen Wesens hier einbezieht, ist jedenfalls signifikant. Einerseits deutet es darauf hin, daß seine Erörterungen über das Geistige, obzwar sie sich vornehmlich mit immanenten Kategorien wie beispielsweise der Weltanschauung befassen, das Transzendente nicht ausschließen. Andererseits ist die isolierte Aussage als ein Abrücken von psychologisierenden Erklärungen zur Entstehung des Gottesbegriffes an sich ernst zu nehmen. Frankl erklärt, daß kein Psychologe sich unterstehen sollte zu behaupten, daß er imstande sei, den Gegenbeweis gegen die Existenz Gottes zu führen, und dies in einem Zusammenhang, wo es gerade sein Anliegen sei, seine psychotherapeutische Lehre zu erläutern.

Frankl stellt fest, daß Gott keine Vater-Imago, sondern der Vater eine Imago Gottes ist und umgekehrt: der Vater ist nicht das Urbild aller Göttlichkeit, sondern Gott ist das Urbild aller Vaterhaftigkeit. In einem anderen Zusammenhang weist er auf eine Untersuchung hin, die er sein Personal an der Wiener Poliklinik hat durchführen lassen: 23 Patienten hatten eine positive Vater-Imago, während 13 eine negative hatten; unter den ersteren aber sahen 16 und unter den letzteren zwei ihre religiöse Entwicklung restlos von dieser Imago her bestimmt. Also hatte die Hälfte der Fälle ihre religiösen Vorstellungen unabhängig von ihrer Vater-Imago entwickelt. In einem anderen Zusammenhang stellt Frankl fest:

> Die Ähnlichkeit von Inhalten (ich meine: der Gottesvorstellungen) ist nicht zurückzuführen auf die Gleichheit irgendwelcher Formen (gemeint ist: der Archetypen), sondern auf die Selbigkeit des Gegenstands (das heißt: des einen Gottes).[9]

---

[8] Frankl 1982a, 21-26 (vgl. 1970, 30; 1997a, 92-93).
[9] Frankl 1959, 90; 1970, 29; 1982a, 29; 1988, 136; 1991, 52-53; 1998, 113.

3.1.1. Die Personalität Gottes

Wie im vorigen Kapitel im Abschnitt 2.2.10. erwähnt wurde, ist nach Frankl der Mensch der vom Leben her Befragte. Dabei sei es das Gewissen, das zu uns spreche. Der religiöse Mensch sei aber „gleichsam hellhöriger" als der Nichtreligiöse, er erlebe zum Gesprochenen den Sprecher hinzu: in der Zwiesprache mit seinem Gewissen sei ihm Gott der Partner. Hierzu bemerkt Frankl:

> Hier ist natürlich nur von jener Religiosität die Rede, die dort erst anfängt, wo Gott als ein persönliches Wesen, ja als die Personalität schlechthin, als deren Urbild, erlebt wird, oder – wie man dann auch sagen könnte: als das erste und das letzte „Du"; für den solcherart religiösen Menschen ist das Gotteserlebnis schlechterdings das Erlebnis des Ur-„Du".[10]

Wir haben auch bemerkt, daß Frankl, obwohl er die Religiosität nicht notwendig für das Erlebnis vom Leben als Aufgabe betrachtet, offenbar die religiöse Daseinshaltung bevorzugt. Das obige Zitat macht es darüber hinaus klar, daß die von ihm bevorzugte Religiosität ein Glaube an einen persönlichen Gott ist; dies aber in der Bedeutung, die sie bei Martin BUBER hat, nach dem Gott nur in einer Beziehung, und zwar einer Ich-Du-Beziehung erreicht werden kann (s. o. 2.2.11.). In seinen Erörterungen über den unbewußten Gott lehnt Frankl die pantheistische Gottesauffassung ab. Obwohl der Mensch eine unbewußte Beziehung zu Gott habe, sei Gott nicht „in uns", fülle nicht unser Unbewußtes aus – dieses wären „Thesen einer dilettierenden Theologie". Weiter stellt er fest, die vollkommene Liebe „muß Liebe sein zu einem Wer und nicht einem Was, zu einem Du und nicht einem Es – und kann daher auch niemals eine pantheistische Liebe sein."[11]

Die Personalität Gottes sei aber jedenfalls etwas Verborgenes.

> Religiosität ist letztlich und wesentlich vielleicht das Erleben der eigenen Fragmentarität und Relativität des Menschen auf einem Hintergrund, den als „das Absolute" zu bezeichnen eigentlich und irgendwie auch schon vermessen ist – *so absolut* müßte dieses Absolute ja gemeint sein! Man dürfte vielmehr höchstens von einem Nicht-Fragmentarischen, von einem

---

[10]Frankl 1982a, 73, 247 Anm. 15.

[11]Frankl 1991, 56; 1996a, 236.

> Nicht-Relativen sprechen. Was aber ist dann das Erlebnis der Fragmentarität und Relativität in ihrer Bezogenheit auf ein Unbeziehbares? Es ist schlicht eben Geborgenheit. So ist denn das, worin der Religiöse sich geborgen weiß, in der Transzendenz verborgen. Und so gibt es für das Suchen kein Gefundenes – dieses bleibt vielmehr immer in der Transzendenz –, aber für den Suchenden gibt es immerhin das Gesuchte! [...] So ist Gott für den religiösen Menschen der immer Schweigende – aber auch der immer Gerufene. Und so ist Gott für den religiösen Menschen das niemals Aussprechbare – aber das je schon Angesprochene!

Oder auch heißt es bei Frankl, daß Gott kein relativ Seiendes ist, sondern ein Absolutes, *das* Absolute, eben das Sein selbst. Und weiter:

> Alle Aussagen hinsichtlich Gottes gelten nur per analogiam. So denn auch Aussagen hinsichtlich seiner Personalität: er ist quasi-personal, ist eben Über-person.[12]

So betont also Frankl einerseits, daß sich die echte Religiosität an einen persönlichen Gott richtet, der nicht „in uns" ist, andererseits aber, daß dieser Gott sogar allzu absolut ist, um „das Absolute" genannt zu werden, daß es sich um eine Bezogenheit auf ein Unbeziehbares handelt. Damit hat er seine Gottesauffassung von zwei Seiten her abgegrenzt: Gott ist persönlich und doch nicht persönlich, er ist nicht mit dem Dasein identisch, aber auch nicht ein Seiender unter anderen Seienden.

3.1.2. Die Bezogenheit des Menschen auf Gott

Wenn man also Gott als eine Person betrachtet, die aber in der Transzendenz verborgen bleibt, dann besteht eines: die Beziehung. Diese Beziehung zu Gott haben laut Frankl alle Menschen: Gott ist von uns unbewußt schon immer intendiert.[13] Hierbei gibt es wieder eine Parallele bei Martin BUBER, der feststellt, daß sich die Welt der Beziehung in drei Sphären errichtet: im Leben mit der

---

[12] Frankl 1982a, 249 Anm. 27; 1996a, 91, 236.

[13] Frankl 1991, 55 (vgl. 1997a, 31 Anm.).

Natur, im Leben mit den Menschen und im Leben mit den geistigen Wesenheiten. Von der dritten Sphäre heißt es bei ihm:

> Da ist die Beziehung in Wolke gehüllt, aber sich offenbarend, sprachlos, aber sprachzeugend. Wir vernehmen kein Du und fühlen uns doch angerufen, wir antworten – bildend, denkend, handelnd: wir sprechen mit unserm Wesen das Grundwort, ohne mit unserm Munde Du sagen zu können.[14]

Unter dem Titel „Existenzanalyse des Homo religiosus" stellt Frankl fest, wieder spürbar von Buber beeinflußt, daß der religiöse Mensch seinen „Auftraggeber" keinesfalls als „Sache" (vgl. Ich-Es-Beziehung), sondern als „Person" (vgl. Ich-Du-Beziehung) erlebt. Dabei weist Frankl jedes Verlangen eines Gottesbeweises ab. Solches sei nicht die Sache einer Existenzanalyse, aber sein persönliches Empfinden sei es, daß „überhaupt alle sogenannten Gottesbeweise letztlich vielleicht Gotteslästerungen sind", weil nur Innerweltliches sich beweisen lasse. In Analogie zu Gott als dem Schweigenden, aber Gerufenen, heißt es hier: „...nur Spiritisten glauben an Geister, die ihnen auf ihre Fragen in Worten antworten oder in ‚Wundern' eingreifen ins tägliche Getriebe [...] Aber ‚Geist' antwortet nicht. Denn aufs Fragen kommt hier alles an." Und weiter:

> Wir wissen: vom unendlich fernen, unendlich tiefen Grund des Seins her wird uns nur dann keine Antwort zuteil, wenn wir unsere Fragen – richtig adressiert haben. Denn dann bleiben wir gerade deshalb ohne Antwort, weil unsere Fragen – das Unendliche erreicht haben.

Das Absolute ist nicht gegeben als ein Gefundenes, sondern als ein Gesuchtes, nicht in seiner „Washeit", sondern in seiner „Daßheit". Es kann nicht als eine ontische Wirklichkeit auf logischem Wege gefunden werden. Es handelt sich aber um die Wahrhaftigkeit des Suchens. Frankl beschreibt auch das Eintreten in eine Gottesbeziehung als ein Wagnis, den festen Boden unter den Füßen zu verlieren und sich in einen Nebel hineinzuwagen.[15]

Wurde oben festgestellt, daß nach Frankls Abgrenzungen von zwei Seiten her nur noch eines besteht: die Beziehung, so muß dies auf dem Hintergrund des

---

[14]Buber 1954, 10.

[15]Frankl 1988, 154; 1991, 49; 1997b, 63, 69-70.

vorhin Angeführten präzisiert werden: nicht die Beziehung, sondern die *Bezogenheit*, nämlich des Menschen auf Gott. Der Mensch kann Gott überhaupt nicht vernehmen; wäre dies der Fall, wäre es gerade dadurch klargemacht, daß das Vernommene eben nicht die wahre Gottheit ist, sondern eher die „Geister". Gerade die Einseitigkeit der Beziehung, das Nichtantworten von seiten des Glaubensgegenstandes, beweist, daß es sich um einen Glauben an eine wahre Gottheit handelt.

Frankl notiert, daß ein Mensch in „Grenzsituationen" wie angesichts einer erwarteten Hinrichtung Zwiesprache mit sich selbst halten kann, und fragt sich, mit wem diese Gespräche eigentlich geführt werden. Er findet zwei Antworten möglich: mit sich selbst oder mit Gott. Da aber die zweite Antwort als theologisch abgelehnt werden könnte, käme „scheinbar" noch eine dritte in Frage: der Mensch ist allein und hält Zwiesprache mit nichts. Dieses Nichts, meint Frankl, ist aber soviel wie alles, d. h. zwischen nichts und alles besteht kein großer Unterschied. Dies leitet ihn über zu der Feststellung: „Denn Gott ist alles *und* nichts." Er zerrinnt zu nichts, wenn man ihn zum Begriff gerinnen läßt und dann fassen will, während er alles ist, „wenn man unter dem Nichts das Unfaßliche versteht, das Unsagbare; denn dann sagt einem dieses Nichts alles." Dieser Feststellung fügt Frankl das Bubersche Bild von der Ich-Du-Beziehung hinzu:

> Und in dieses Unsagbare, Unnennbare: in dieses „Nichts" hinein – spricht der Mensch als Du. [...] So ist dann das Selbstgespräch nur ein Grenz- und Sonderfall – das Eigentliche und Ursprüngliche ist die Zwiesprache. Und gerade dann, wenn es niemanden gibt, mit dem der Mensch sie hält, just dann, wenn er das Du scheinbar ins Leere, ins Nichts hinein spricht, – ebendann spricht er es zum ewigen Du: ewig darum, weil er es – wenn auch noch so unbewußt – immer schon angesprochen hat – und von ihm her auch immer schon angesprochen ist. Denn das erste Wort, das wir zu diesem Du sprechen, ist immer schon eine Ant-Wort.

Daß das Angesprochene ein Nichts zu sein scheint, hängt damit zusammen, daß es nichts Seiendes unter Seiendem ist, „aber der Grund alles Seienden – das Sein selbst." Und:

Dieses Nichts ist ja nur das Negativ, nur die Rückseite des Seins, – „Du siehst meinen Rücken; aber mein Angesicht kann nicht gesehen werden" (Exodus 33/23).[16]

Dieses Bibelzitat ist insofern bemerkenswert, als Frankl es nicht, wie in den meisten Fällen, als eine Illustration zum Gesagten gebraucht, sondern durch dieses tatsächlich ein Stück – zwar höchst persönlicher – Bibelauslegung darbietet. Es ist, als ob er sagte: dies ist es, was dieses rätselhafte Bibelwort sagen will; die obigen Auseinandersetzungen helfen uns, es zu verstehen. So hat er nicht nur das Thema von der Gottheit in sein psychotherapeutisches Denken einbezogen, sondern auch eben den biblischen – alttestamentlichen – Gottesglauben. Darüber hinaus ist zu bemerken, daß es um eine Bibelstelle geht, die ein für das Judentum zentrales Thema anschlägt, nämlich die Ehrfurcht vor der Gottesbegegnung, besonders dem Sehen Gottes.

Oben haben wir uns mit der Anschauung Frankls auseinandergesetzt, nach der Gott so vollkommen absolut ist, daß er für den Menschen sogar unnennbar ist, ja nichts und alles zugleich. Doch kann Frankl das Verhältnis zwischen Mensch und Gott auch etwas weniger absolut darstellen. Es sei eine Beziehung von Nicht-Ebenbürtigkeit oder absoluter Überlegenheit Gottes, der etwas qualitativ Anderes repräsentiere. Der Mensch stehe vor Gott nicht wie ein Bräutigam, sondern wie ein Kind vor dem Vater, doch mit der Ausnahme, daß er nicht wie das Kind erwachsen und wie sein Vater werden könne. Daher verhalte sich der Mensch zu Gott eher wie ein Tier dem Menschen gegenüber: „So wie ‚die' Welt des Menschen die ‚Umwelt' des Tieres umgreift, so wird die Welt des Menschen von der Überwelt umfaßt." Gott verstehe den Menschen, der ihn niemals restlos begreife, in unvergleichlich höherem Maße als er jemals verstehen könne, wie der Mensch das Tier besser verstehe als das Tier sich selbst. Frankl bemerkt hierbei, daß die jüdische Umschreibung von Gottes Namen nicht „*awi*" („mein Vater") sondern „*adonai*" („mein Herr") lautet. Doch meint er, daß man Gott, der eine Überperson ist, ebenso gut wie eine menschliche Person *lieben* kann.[17]

Was bei diesen Erläuterungen zu bemerken ist, ist, daß Frankl einerseits die *Beziehung* zwischen Gott und Mensch hervorhebt, andererseits aber eine Gegenseitigkeit dieser Beziehung ablehnt, indem er unterstreicht, daß man von Gott keine Antwort erwarten darf. Eine derartige Auffassung stimmt mit der für das Judentum bezeichnenden Abneigung gegenüber dem Anthropomorphismus

---

[16]Frankl 1996a, 231-232.

[17]Frankl 1949, 32; 1996a, 91-92, 184.

überein, von der unten (3.1.7.) die Rede sein wird. Bemerkenswert ist es aber auch wieder, daß Frankl derartige Auseinandersetzungen zum Teil in seine wissenschaftlichen Arbeiten, in diesem Fall in Vorlesungen an der Medizinischen Fakultät der Universität Wien über die Logotherapie,[18] einbezogen hat.

3.1.3. Gott als Überperson

Obwohl Frankl die Möglichkeit von Gottesbeweisen als letzten Endes Gotteslästerungen abgewiesen hat, scheint er selbst tatsächlich einmal versucht zu haben, einen Gottesbeweis zu liefern. Er stellt – vom Wertrelativismus abrückend – fest, daß die Werte relativ nicht auf das wertende Subjekt, sondern auf einen absoluten Wert hin sind, weil nur von einem absoluten Wert her überhaupt gewertet werden kann.

> Allein, der absolute Wert schlechthin, das summum bonum, läßt sich nicht anders denken denn als geknüpft an eine Person, an die summa persona bona. Als solche ist sie notwendig auch schon mehr als Person im herkömmlichen Sinne: sie muß notwendigerweise eine Überperson sein.

Die Idee vom *summum bonum* geht mit der katholischen Theologie einher und geht u. a. über AUGUSTIN auf PLATO und ARISTOTELES zurück. Bei Augustin heißt es: „*Bonorum summa Deus nobis est. Deus est nobis summum bonum.*" Die protestantische Theologie hat diesen Gedanken nicht aufgenommen.[19] Frankl begründet seine These weiter damit, daß auch die höchsten menschlichen Werte, wie die Einstellungswerte, an eine menschliche Person gebunden und von ihr bestimmt sind. „Um wieviel mehr [...] muß nun gar erst der höchste Wert schlechthin, muß gar der letzte Sinn – der Übersinn – [...] analogerweise eben an eine Überperson gebunden sein." Er nennt zwar im engen Zusammenhang weder Gott noch Gottheit, sondern begnügt sich mit der Überperson. Aber wenige Zeilen weiter stellt er fest, daß die Dinge erst „von einer absoluten Wertperson

---

[18]Frankl 1996a, 7.

[19]*De moribus ecclesiæ catholicæ*, lib I, cap. VIII.13 (Migne 1316); Hebblethwaite 1986, 435-438.

her: von Gott her" einen Wert erhalten, und daß „das Bezugssystem der Wertbezüge" Gott ist.[20]

Man kann daher diese Herleitung der Existenz einer Überperson für einen Gottesbeweis halten, und zwar für einen sogenannten *moralischen Gottesbeweis*.[21] Doch handelt es sich m. E. nicht um einen besonders haltbaren Beweis. Man fragt sich nämlich, warum der absolute Wert sich nicht anders als an eine Person geknüpft denken läßt. Frankl begründet dies damit, daß auch die höchsten menschlichen Werte an eine menschliche Person gebunden sind, wobei er auf die Einstellungswerte hinweist. Wieder fragt man sich, ob die Logik haltbar ist, um nicht in Frage zu stellen, wie dies den Schluß auf die Überperson einleuchtend begründen sollte. Andererseits sollte man nicht zu streng über Frankl urteilen, ist er ja nicht einem Gottesbeweis, sondern einer Kritik des Wertrelativismus nachgegangen. Daß er dabei den Weg des Gottesbeweises betreten hat, deutet darauf hin, daß ihm die Frage nach dem Gottesglauben sehr wichtig war.

Die obigen Erörterungen über Gott sind in einer Vorlesung enthalten, die später in dem „Leidenden Menschen" mit dem Untertitel „Anthropologische Grundlagen der Psychotherapie" aufgenommen worden ist. Sie machen keine Abweichung von der Anthropologie aus. Wird dadurch, daß man nachweist, daß der Mensch „keineswegs eindeutig bestimmt ist von vitalen und sozialen Kräften und Mächten, vielmehr frei von ihnen und verantwortlich für die Selbstbestimmung, [...] die Existenz des Menschen zurückgewonnen", so gilt es,

> durch Einbezug der Transzendenz in die Wesenslehre vom Menschen ein Menschenbild wiederherzustellen, das dem Wesen Mensch insofern gerecht wird als in diesem Bilde der Wesenszug seiner Tranzendentalität mit eingezeichnet ist.

Im Rahmen der Immanenz ist das Bild vom Menschen nicht vollendbar. Versteht er sich nicht als Ebenbild Gottes, mißrät er zum Zerrbild seiner selbst. Er kann auch unmöglich sein eigener Maßstab sein, sondern kann sich selbst vielmehr nur „am Absoluten, an einem absoluten Wert, an Gott" messen – aber nur *an* ihm, nicht *mit* ihm; das letztere hieße vermessen sein.[22]

Nach Ansicht des Arztes Frankl ist das Bild vom Menschen also ohne den Einbezug Gottes nicht vollendbar. Eingangs wurde darauf hingewiesen, daß er,

---

[20]Frankl 1996a, 222-224 (vgl. 1970, 64).

[21]Vgl. Clayton 1984, 756-760.

[22]Frankl 1951, 64; 1996a, 230; s. auch 220-221.

obwohl er nicht mit den Priestern konkurrieren will, es immerhin als ein Problem betrachtet, was mit dem nichtreligiösen Menschen geschehen soll, der sich mit den Fragen, die ihn zutiefst bewegen, an den Arzt wendet. Es ist nicht schwer zu verstehen, daß er seine Rolle als Psychotherapeut problematisch findet, wenn er es mit nichtreligiösen Patienten zu tun hat. Daß er aber Gott in sein Denken einbezieht, beruht darauf, daß er dies als eine Bedingung für ein vollendetes Menschenbild ansieht. Es ist anzumerken, daß die Zitate in diesem Abschnitt sich ausschließlich auf Vorlesungen an der Medizinischen Fakultät beziehen.

3.1.4. Der Zugang zu Gott vom Menschen her

Kann der Mensch letztlich erst von Gott her verstanden werden, findet Frankl es ebenso wahr, daß der Mensch „den Zugang zu Gott vielfach nur von sich, nur vom Menschen her finden" kann. Wer dem andern einen Weg zu Gott weisen wolle, könne nicht vom Rationalen, sondern müsse vom Emotionalen ausgehen. „Am Grunde unseres Seins liegt eine Sehnsucht, die dermaßen unstillbar ist, daß sie gar nichts anderes meinen kann als Gott." Dieser Sehnsucht mißt Frankl „metaphysische Relevanz" und „ontologische Dignität" bei. Auch von der Liebe her ließe sich ein Weg zu Gott weisen. Frankl formuliert die These „*Amo ergo est*", die nach ihm dieselbe Beweiskraft wie „*Cogito ergo sum*" besitzt. Wie in der letzteren These *sum* („ich bin") auf das denkende Subjekt hinweist, so weist in der ersten *est* („er ist") auf das geliebte Objekt, d. h. Gott, hin.[23]

Oben haben wir bemerkt, daß Frankl es für unerlaubt hält, aus dem Umstand, daß der Gottesbegriff der Angst des Urmenschen vor übermächtigen Naturgewalten seine Entstehung verdankt, das Dasein eines göttlichen Wesens zu bestreiten, wie es in dem, was er den Psychologismus nennt, geschieht. Hier stellt er aber fest, daß man den Zugang zu Gott vielfach nur vom Menschen her finden kann. Zwar behauptet er nicht, daß der Gottesbegriff nicht der menschlichen Angst zu verdanken wäre, sondern tritt nur dem Schluß, daß daher kein göttliches Wesen existiert, entgegen. Im vorliegenden Zusammenhang weist er mit eigenen Worten auf die Beobachtung hin, aus der der Psychologismus diesen von ihm kritisierten Schluß gezogen hat, und es scheint auch, als ob er auf einem anderen Weg zu dieser Einsicht gelangt wäre. Man hätte erwartet, daß Frankl, falls er das Zusammenfallen seiner Gedanken mit denen des kritisierten Psychologismus bemerkt hätte, dies mit einigen Worten kommentiert hätte. Was hiermit gesagt

---

[23]Frankl 1996a, 233-234; 1997b, 66 (vgl. 1947b, 40-41 Anm.).

werden soll, ist nicht, daß er sich widerspreche. Eher soll diese Beobachtung zeigen, wie man aus derselben Tatsache diametral entgegengesetzte Schlüsse ziehen kann. Es kommt auf den Glauben an, ob solche Erörterungen in Gottesglauben oder dessen Verneinung einmünden.

So stellt Frankl auch in demselben Zusammenhang fest, daß sowohl die Existenz Gottes als auch seine Nichtexistenz je eine Denkmöglichkeit, aber keine Denknotwendigkeit sind. Gott ist undenkbar und unsagbar, aber statt dessen glaubbar und liebbar. Dies gibt Frankl auch den Anlaß, sich über die Theologie zu äußern, etwas, was er ziemlich selten getan hat:

> Alle Thesen der Theologien mögen in diesem Lichte wie bloße Gleichungen erscheinen, Gleichungen mit einer Unbekannten – Gleichnisse mit dem einen Thema des „unbekannten" Gottes. Gott ist und bleibt, allem Diesseitigen, Irdischen, Menschlichen, Zeitlichen gegenüber, in absoluter Inkommensurabilität.

Frankl stellt sogar fest, daß die anthropomorphistischen Züge, die der Glaube der Kinder und der kindliche Glaube von Erwachsenen in ihr Gottesbild einzeichnen, vom wahren Wesen Gottes sowieso mehr sagen als „der metaphysische Begriff eines abstrakten Absoluten", der seine formale Exaktheit und Geltung um den Preis inhaltlicher Verarmung und Leere erkaufen muß.[24]

Man fragt sich, ob dieses nicht dem widerspricht, was er in einem unserer obigen Zitate sagt: daß Gott so absolut ist, daß man ihn sogar nicht *das* Absolute nennen kann. Darüber hinaus hat Frankl den Anthropomorphismus, zwar indirekt, aber doch eindeutig abgewiesen, was unten im Abschnitt 3.1.7. besprochen wird.[25] Dagegen sagt er also hier, daß anthropomorphistische Züge im Glauben dem metaphysischen Begriff vorzuziehen sind. Doch stellt die Aussage vom „mehr als Absoluten" keinen Begriff dar, der der formalen Exaktheit und Geltung nachgeht, und die anthropomorphistischen Züge werden nicht wegen, sondern trotz ihres Anthropomorphismus vorgezogen: sogar ein solcher Glaube ist besser als ein metaphysischer Begriff. Trotzdem kann man es als eine Paradoxie bezeichnen, daß die Undenkbarkeit und Unsagbarkeit Gottes letztlich dazu führen, daß es der Glaube der Kinder ist, der das wahre Wesen Gottes am besten erläutert.

---

[24]Frankl 1996a, 234, 236.

[25]Frankl 1982a, 249 Anm. 27; 1988, 148-149; 1996a, 239-240; Frankl & Kreuzer 1997, 58.

3.1.5. Die Duhaftigkeit Gottes

Selbst spricht Frankl von der „Paradoxie der gleichzeitigen absoluten Transzendenz und absoluten Intimität Gottes." Er bemerkt die Eigentümlichkeit, daß der Mensch einerseits eine so große Scheu hat, den Namen Gottes auszusprechen, daß er ihn umschreibt, andererseits aber „du", sogar sein intimstes Du, zu Gott sagt und gar nicht anders kann, weil *von* ihm sich vielleicht überhaupt nicht sprechen läßt. Wenn der Gottesbegriff entpersönlicht werde, werde aus dem Du ein Er. „Sobald die Existentialität eines duhaften Bezuges verfällt, verfällt auch die Personalität, d. h. die Duhaftigkeit selbst."[26]

Es ist zu bemerken, daß Frankl einfach feststellt, daß „der Mensch" den Namen Gottes umschreibt. Ist doch dies gerade eine jüdische Eigenheit; wo Jahwe in der hebräischen Bibel steht, liest man Adonai („mein Herr"), ja man schreibt sogar die Vokalzeichen für Adonai unter die Konsonanten J-H-W-H, und in der rabbinischen Literatur nennt man Gott zuerst (1. u. 2. Jh. n. Chr.) „den Gepriesenen", „den Ort" oder „Himmel", dann (ab 3. Jh. n. Chr.) „den Heiligen, gepriesen sei er". Diesen Sprachgebrauch hat das Christentum nie vom Judentum übernommen, obwohl die älteren Bezeichnungen sich auch im Neuen Testament finden.[27] Weiter sehen wir wieder, wie Frankl den Gedanken Martin BUBERS folgt; in den für diesen typischen Kategorien drückt er hier den anderen Pol der Spannung zwischen Transzendenz und Intimität aus. Andererseits ist aber auch dieser Pol im Sprachgebrauch der hebräischen Bibel verankert: zu Gott sagt man immer Du, obzwar man nicht desto weniger von *ihm* spricht, wie es aber der Fall auch im Neuen Testament ist.

Nach Frankl ist allein das Gebet imstande, die Duhaftigkeit zu retten. „es ist der einzige Akt menschlichen Geistes, der Gott als Du präsent zu machen vermag. Das Gebet präsentiert, konkretisiert und personifiziert Gott zu einem Du", es leiste die Intimität der Transzendenz. Dies gelte im weitesten Sinne des Wortes, nicht nur für das lautlose, sondern auch für das wortlose Gebet. Frankl bemerkt:

> Im übrigen soll man nicht geringschätzig davon sprechen, daß
> so manchen Menschen die „Not beten lehrt". Es ist nicht
> einzusehen, warum das Beten in der Not weniger echt, weniger
> eigentlich, weniger ursprünglich sein sollte. *Die Religion, die
> man erst hat, sobald es einem schlecht geht, – in den USA heißt*

---

[26]Frankl 1996a, 236-237.

[27]Siehe Schubert 1992, 25.

> sie *Fox Hole Religion* – ist mir lieber als die Religion, die man nur hat, solange es einem gut geht – ich möchte sie nennen die *Business Men Religion*. Wie oft sind es erst die Ruinen, die den Blick freigegeben auf den Himmel![28]

Es sollte auch hier bemerkt werden, daß all dies in einer Vorlesung, offenbar unter dem Titel „Systeme und Probleme der Psychotherapie"[29] an der Medizinischen Fakultät der Universität Wien gesagt worden ist. Wir haben schon mehrfach gesehen, wie Frankl die Grenze zwischen den immanenten und transzendenten Kategorien überschreitet und auch die Existenz Gottes und den Glauben an ihn erörtert, aber mit dem Einbeziehen des Gebets geht er einen Schritt weiter, da er einen religiösen Akt von Seiten des Menschen her, und zwar des Einzelnen, mit einbegreift. Es ist aber auch nicht zu verkennen, daß es an diesem Punkt um persönlich Erlebtes geht. Im Kapitel 1 haben wir festgestellt, daß nach ihm so mancher im Konzentrationslager und durch dieses wieder gelernt hat, an Gott zu glauben, was wahrscheinlich auf ihn selbst hinweist, und notiert, wie er, wieder verhüllt, von seinen Erlebnissen im Konzentrationslager erzählt:

> Und ich weiß nicht, ob es zum Beispiel einem Menschen, der einmal – sagen wir in einem Konzentrationslager war und im Graben gestanden ist und zu Gott gesprochen hat, ob es diesem Menschen jemals wieder möglich ist [...] *von* Gott zu sprechen *als von demselben, zu* dem er damals im Graben gesprochen hat...[30]

Wir sehen, daß die intime Verknüpfung des Gottesglaubens mit dem Gebet den persönlichen Erlebnissen Frankls entspringt, und zwar den Erlebnissen, die sein Leben und Denken so entscheidend geformt haben: sein Kampf ums Leben im Konzentrationslager. Doch ist er in diesem Punkt auch Buber gefolgt.[31] Übrigens hat er m. W. niemals öffentlich etwas Ausführlicheres von seinen Gebeten erzählt; das obige Zitat, das in einem im Februar 1947 gehaltenen Vortrag vorkommt, bleibt das offenherzigste, und obwohl es für ihn geradezu kenn-

---

[28]Frankl 1996a, 237 (vgl. 1970, 100).

[29]Vorwort zu Frankl 1950.

[30]Frankl 1947, 42 (=1997b, 67); 1982a, 113; 1998, 201 (vgl. 1988, 146).

[31]Buber 1954, 119-120.

zeichnend ist, sich zu wiederholen, ist dieses Bekenntnis m. W. einmalig geblieben.[32] In einem Interview sagt er, daß er, so banal und obsolet es klingen mag, den Satz „Religion ist Privatsache" unterschreiben würde, und daß er, wenn er etwas zu sagen hätte, veranlassen würde, daß drei Dinge nie fotografiert oder gefilmt werden dürften: das Lieben, das Beten und das Sterben, weil sie nämlich „Reservate der intimsten Einsamkeit des Menschen" sind, „wo er ganz er selbst sein, werden und bleiben darf, ohne daß eine Öffentlichkeit ihn angafft."[33] So ist der Franklsche Gedanke vom Gebet als dem intimsten Zentrum des Glaubens auf einen zentralen Abschnitt der modernen jüdischen Geschichte zurückzuführen.

3.1.6. Die Freiheit des Menschen gegenüber Gott

In der kurzen Einführung in die Logotherapie, die der englischen Übersetzung von „Ein Psycholog erlebt das Konzentrationslager", Man's Search for Meaning", angeschlossen ist, stellt Frankl interessanterweise fest :

> Apparently pan-determinism is an infectious disease with which educators have been inoculated; and this is even true of many adherents of religion who are seemingly not aware that they are thereby undermining the very basis of their own convictions. For either man's freedom of decision for or against God, as well as for or against man, must be recognized, or else religion is a delusion, and education an illusion.[34]

Dies ist m. W. das einzige Mal, daß Frankl Gott in seine Erörterungen über die Freiheit, die oben im Abschnitt 2.2.4. erörtert wurde, einbezieht. Hierzu wäre doch zu vergleichen, was er in einem Interview mit Karl-Heinz FLECKENSTEIN in den siebziger Jahren sagte:

> ...ein großer Fehler, den die Konfessionen immer noch begehen. Man sagt: „Du mußt glauben! Wenn du nicht glaubst,

---

[32]Vgl. doch Frankl 1995a, 70: „Wieder hebst du an mit deiner Zwiesprache mit dem geliebten Wesen, oder, zum tausendsten Mal, beginnst du dein Klagen und dein Fragen zum Himmel zu schicken."

[33]Fleckenstein 1975, 108; Frankl & Kreuzer 1997, 58-59.

[34]Frankl 1965, 209.

> bist du verdammt." Das ist das Ärgste, was man, psychologisch gesehen, jemandem antun kann. Statt daß ich den Herrgott glaubwürdig hinstelle, erreiche ich das Gegenteil. Da ist ein komischer alter Herr, der Wert darauf legt, daß ausgerechnet ich an ihn glaube; und wenn nicht, ist er böse, und ich werde verdammt. Damit tut man dem Gottesbild das Ärgste an in den Augen eines Menschen – sagen wir eines Kindes –: wenn man Gott so als Pedanten hinstellt. Er will, daß ich glauben soll? Na bitte, also glaube ich – wenn ich ihm damit einen Gefallen tun kann... Aber das kann doch kein echter Glaube sein. Weil die Intentionalität außer acht gelassen wurde.[35]

Es ist festzustellen, daß Frankl diesen Zwang tatsächlich als „das Ärgste" betrachtet, was man jemandem oder einer Sache antun kann, und zwar in zweierlei Hinsicht: einmal – psychologisch gesehen – einem Menschen und zum anderen – besonders in den Augen des Kindes – dem Gottesbild.

In der christlichen Theologie ist die Frage nach der Willensfreiheit des Menschen gegenüber Gott sehr heikel, da man der Idee von der Prädestination Rechnung tragen muß.[36] Im Abschnitt 2.2.4. wurde auch die zentrale Rolle genannt, die die Freiheit, auch gegenüber Gott, im Judentum spielt.[37] Frankl ist an diesem Punkt vollkommen kategorisch: wird die Freiheit des Menschen, sich für oder gegen Gott zu entscheiden, nicht erkannt, ist die Religion – Trug! Sein Standpunkt läßt deutlich erkennen, daß sich hier ein Jude äußert.

3.1.7. Die Theodizee

Mit der Frage nach der Theodizee, d. h. wie und ob Gott angesichts des Leidens und Unrechts in der Welt als gerecht angesehen werden kann, hat Frankl sich explizite auseinandergesetzt:

> Was wir gesucht haben, ist ein Zugang zum Sinn des Leidens. Die Suche nach ihm führte uns über das eigentliche Sein des Menschen und, über den Sinn des Leidens hinaus, bis zum

---

[35] Fleckenstein 1975, 103-104

[36] S. Fries 1963, 336-338.

[37] S. Anm. 96 im Kap. 2.

letzten Sinn des Lebens. Das eigentliche Sein des Menschen ist die Existenz und der letzte Sinn des Lebens ist die Transzendenz. [...] Von der Transzendenz allein her läßt sich der letzte Sinn des Leidens finden. Dies bedeutet nichts anderes als eine Konfrontation mit dem Theodizeeproblem.

Sowohl die Existenzanalyse als auch die Logotherapie haben laut Frankl nicht nur das Recht, sondern auch die Pflicht, sich mit derartigen Fragen zu befassen, weil nämlich beide, psychotherapeutisch angewandt, notwendig auf religiöse Problematik stoßen. Die Frage nach der Theodizee führt ihn weiter zu allgemeinen Erörterungen über den Gottesglauben, in denen er sich zu verlieren scheint. Solle ein Mensch dem anderen einen Weg zu Gott weisen, könne er nicht vom Rationalen, sondern müsse vom Emotionalen ausgehen. Um an die Wirklichkeit Gottes heranzukommen, bedürfe es nicht des Selbstverständnisses des Daseins als eines Denkens, sondern als eines Sehnens. Als eine zweite, ebenso notwendige Unterscheidung bezeichnet Frankl diejenige zwischen dem intellektuellen und existentiellen Weg zu Gott.

> In jedem Glaubensentscheid spricht ebenso viel für die eine Denkmöglichkeit wie für die andere – z. B. ebenso viel für einen letzten Unsinn wie für einen letzten Sinn, für einen Übersinn. [...] Gerade dort fängt ja der Glaube überhaupt erst an, wo ich frei zu wählen, mich zu entscheiden habe für eine der Möglichkeiten, wo also die Waagschalen des Für und Wider gleich hoch stehen: ebendort wirft der Wählende und Wägende sich selbst, das Gewicht seiner eigenen Existenz, in eine der beiden Waagschalen. Der Glaube ist nicht ein Denken, vermindert um die Realität des Gedachten, sondern ein Denken, vermehrt um die Existenzialität des Denkenden.

Nach dieser Abweichung kehrt Frankl zum Thema Theodizee zurück, scheinbar, als ob er es nicht vorher berührt hätte. Er bezeichnet die bloße Fragestellung und rationale Antworten auf sie als einen einzigen großen Anthropomorphismus, als ein Anlegen menschlicher Maßstäbe an die Motivation des Schöpfers. Daß das Leiden sinnvoll ist, könne man nur glauben, nicht wissen.

> Angesichts der Aporie jeder Theodizee ist die dem Menschen einzig angemessene Haltung die des Hiob, der mit Gott gehadert hat, dem Gott dann ein paar Dutzend Fragen gestellt

hat und der dann die Hand auf den Mund gelegt hat, um zu schweigen im vorweggenommenen sokratischen Wissen darum, daß er nichts weiß.

Der Mensch ist aus seiner Welt heraus außerstande, die Zeichen zu deuten, die aus der Überwelt heraus geschehen mögen.[38]

Frankls Lösung des Problems der Theodizee bezieht also seinen Gedanken vom Übersinn ein, mit dem wir uns schon oben (2.2.1.) auseinandergesetzt haben. Dabei wurde klar, daß der Glaube an einen Übersinn eben ein Glaube ist, der eigentlich mit Gottesglauben gleichzustellen ist, obwohl Frankl bemerkt, daß der Übersinn keine religiöse, sondern eine metaphysische Begriffsbildung ist. In seinen Erörterungen über die Theodizee spricht er aber von Gott, den Wegen zu Gott und der Existenz Gottes, dabei auch den Übersinn einbeziehend, in einer Weise, die zeigt, daß er keineswegs darum besorgt ist, diese Kategorien getrennt zu halten. Frankl stellt fest, daß es die Pflicht der Existenzanalyse und Logotherapie ist, sich mit Fragen wie der Theodizee zu befassen. Zwar ist die Theodizee eine Frage, mit der sich nur Menschen, die an die Existenz Gottes glauben, befassen. Aber die Franklsche Antwort auf sie ist nichts anderes als eine weitere religiöse Belehrung, was durch den Hinweis auf Hiob bestätigt wird.

Ein selbstverständlicher Ausgangspunkt dieser Auseinandersetzung ist ein Abrücken vom Anthropomorphismus, ein Standpunkt bei Frankl, auf den schon oben hingewiesen wurde. Wenn Frankl feststellt, daß die Theodizee einen Anthropomorphismus darstellt, scheint er vorauszusetzen, daß seine Zuhörer/Leser damit gleich einsehen, daß eine Fragestellung, die von einer anthropomorphistischen Betrachtungsweise ausgeht, von vornherein abzuweisen ist. Die Verwerflichkeit des Anthropomorphismus ist eine zentrale Betonung in der jüdischen Philosophie,[39] während die Einstellung des Christentums in diesem Punkt zweideutig ist. Ist doch Gott in Christus gerade *Mensch* geworden; Christus ist zugleich der wahre Gott und der wahre Mensch. Darum kann man im christlichen Denken nicht ebenso rückhaltlos den Anthropmorphismus mißbilligen, wie es im jüdischen geschieht. Daher gründet der Franklsche Versuch, das Problem der Theodizee zu meistern, auf eine Gottesauffassung mit einer deutlichen jüdischen Betonung.

---

[38]Frankl 1996a, 233-234, 239-240.

[39]Werblowsky 1971, 55-56; Thoma 1984, 635.

3.1.8. Der eine Gott

Frankl meint, daß der Mensch durch das Medium jeder Religion zu Gott – dem einen Gott – finden kann. Dies aber bedeutet nicht, daß es früher oder später zu einer universalen Religion kommen wird. Er bevorzugt eine personale, zutiefst personalisierte Religiosität, „aus der heraus jeder zu seiner persönlichen, seiner eigenen, seiner ureigensten Sprache finden wird, wenn er sich an Gott wendet."

> And what holds for languages is also true of the religions. That is to say, nobody is justified in claiming, out of a superiority complex, that one language is superior to another. For it is possible in each language to arrive at truth – at the one truth – and equally is it possible in each language to err – and to lie.[40]

Es ist zu bemerken, daß Frankl, während er auf deutsch vom Hinwenden zu Gott und Finden von Gott spricht, auf englisch sagt: „when addressing himself to the ultimate being" und: „arrive at the truth". Unsere drei Hinweise beziehen sich auf ziemlich gleichzeitige Arbeiten, nämlich Vorträge, die von 1957 bis 1966 gehalten wurden. In anderem Zusammenhang (s. o. 2.2.3.) haben wir gesehen, wie er sich im Gegenteil hierzu auf amerikanischem Boden in religiöseren Termini ausdrückt, als es in deutschsprachiger Umgebung der Fall ist.

Obwohl der Gedanke, daß man Gott durch das Medium jeder Religion finden kann, keineswegs einmalig ist, ist es doch etwas überraschend, daß ein Denker wie Frankl, der den Gottesglauben so stark hervorgehoben hat, ihn ausspricht. Hierbei sollte man aber wieder den Blick auf seine jüdische Tradition richten, und zwar auf die reformjüdische. In der „Pittsburgh Platform" von 1885 heißt es:

> We recognize in every religion an attempt to grasp the Infinite, and in every mode, source, or book of revelation held sacred in any religious system, the consciousness of the indwelling of God in man. We hold that Judaism presents the highest conception or the God idea as taught in our holy Scriptures and developed and spiritualized by the Jewish teachers, in accordance with the moral and philosophical progress of their respective ages. We maintain that Judaism preserved and

---

[40] Frankl 1970, 13 Anm. 7; 1988, 153-154; 1997a, 96-97.

> defended, midst continual struggles and trials and under enforced isolation, this God idea as the central religious truth for the human race.
> [...]
> Christianity and Islam being daughter religions of Judaism, we appreciate their providential mission to aid in the spreading of monotheistic and moral truth.[41]

Was, abgesehen von der Anerkennung der anderen Religionen, hier hervorzuheben ist, ist der Ausdruck „God idea", der ja wohl mit den Gedanken Frankls zu vergleichen ist, nach denen Gott auch etwa als der Übersinn bezeichnet werden oder mit unserem Selbst verwechselt werden kann.[42] Der Gedanke aber, daß auch Nichtjuden Gott finden können, ohne Juden zu werden, ist uralt im Judentum. In der *Tosefta Sanhedrin* 13,2 lesen wir:

> R. Eli'ezer sagt: Alle Nichtjuden haben keinen Anteil an der zukünftigen Welt; denn es heißt: „Die Ruchlosen sollen ins Totenreich zurückkehren, alle Heiden, die Gottes vergessen."
> „Die Ruchlosen sollen ins Totenreich zurückkehren": das sind die Ruchlosen in Israel. R. Jehoschua' sagte zu ihm: Wenn die Schrift gesagt hätte: „Die Ruchlosen sollen ins Totenreich zurückkehren, alle Heiden" und dann geschwiegen hätte, dann würde ich deinen Worten entsprechend reden; nun aber, wo die Schrift sagt: „[Alle Heiden,] die Gottes vergessen", gibt es folglich Gerechte unter den Völkern, welche Anteil an der zukünftigen Welt haben.

Hierzu bemerkt Kurt SCHUBERT, daß die positive Ansicht des Rabbi Jehoschua sich allgemein durchgesetzt hat.[43]

Frankl hat sich im Grunde immer als ein Jude betrachtet.[44] Seine Leser und Zuhörer aber waren, besonders nach dem Holocaust, zum größten Teil Christen;

---

[41] Encyclopaedia Judaica 1971 Bd. 13, 571.

[42] Frankl 1979, 63 Anm. 4; 1991, 114-115; 1996b, 75; 1998, 279-280 (vgl. Fleckenstein 1975, 113).

[43] Schubert 1992, 127; siehe auch Rosenblatt 1971b, 1357; Cohon 1979, 65; Urbach 1975, 543-544.

[44] Frankl 1995b, 103.

es deutet auch nichts darauf hin, daß er in den USA hauptsächlich mit Juden verkehrt hätte. Wenn er sich über den Gottesglauben geäußert hat, hat er also zu Menschen gesprochen, die sich meistens zu einer anderen Religion als er selbst bekannten. Aber gerade einem Juden mag es leichter gefallen sein als z. B. einem Christen, einen starken Gottesglauben mit einem derartigen Universalismus zu verbinden. Ist doch das Judentum eine Religion, die in sich den Gedanken vom auserwählten Volk einschließt: sie ist die einzig richtige Religion für die eingeborenen Juden. Wer würde aber denken, daß die überwältigende nichtjüdische Mehrheit der Welt von Gott restlos verworfen wäre und bliebe. Dies macht es natürlich zu glauben, daß man Gott auch durch das Medium anderer Religionen hindurch finden kann, wobei doch das Kostbarste festgehalten wird: der Monotheismus, wie auch in der „Pittsburgh Platform" hervorgehoben wird. So hat ja auch Frankl unterstrichen, daß der Gott, den jedermann finden kann, der *eine* Gott ist – „the one truth".

Den Glauben an den einen Gott hat Frankl in einem Vortrag 1947 ganz besonders hervorgehoben:

> Etwas anderes ist es freilich, wenn wir uns fragen, wie die einzelnen Konfessionen, nämlich die monotheistischen, in je ihrem Glauben neben einander bestehen, und das will heißen: sich miteinander vertragen können, ohne „sich etwas zu vergeben". Und in dieser Hinsicht wäre es wohl denkbar, daß sich in gegenseitigem Verständnis und in Toleranz die Konfessionen im Bewußtsein der letzten Gemeinsamkeit des gemeinsamen Letzten irgendwie aneinander schließen, indem sie sich ihrer Gemeinschaft – indem sie des „Monismus der Monotheismen" bewußt werden. Dann aber würde sich das jüdische Hauptgebet „Höre Israel, (je) unser (persönlicher) Gott ist einer!" aufschließen müssen zu einem: Höret all ihr Völker (höret, alle monotheistischen Konfessionen): (je) unser (konfessioneller) Gott ist einer *und ein und derselbe.*

Dieser Gedanke Frankls stimmt weitgehend mit reformjüdischem Denken, besonders der „Pittsburgh Platform" überein, die ja das Christentum und den Islam, die zwei anderen monotheistischen Weltreligionen, als „daughter religions of Judaism" bezeichnet. Andererseits ist der Ausgangspunkt hier das jüdische

Hauptgebet Schema Israel, das ja einst im Konzentrationslager sein kostbarster Schatz war.[45]

3.2. Die Konfessionen

Wenn Frankl sich über die Konfessionen äußert, ist neben den christlichen Kirchen auch das Judentum mit einbegriffen; er weist auf dieses nicht als eine andere Religion hin. In einer Anmerkung, die zur dritten Auflage der „Ärztlichen Seelsorge" hinzugefügt worden ist und die auf eine Erörterung über die Lebensauffassung religiöser Menschen bezogen ist, äußert sich Frankl vor dem Hintergrund der drei Wertkategorien über das Judentum, das Christentum (womit er offenbar den Katholizismus meint) und den Protestantismus, die er als „die Konfessionen des Abendlandes" bezeichnet:

> So mag es denn recht eigentlich die Leistung des *mosaischen Monotheismus* gewesen sein, daß er dem Menschengeschlecht im ständigen Hinblick auf eine göttliche Instanz – im Blick auf den Menschen als ein vor Gott stehendes Wesen – ein gehobenes Verantwortungsbewußtsein vermittelte, indem er die Lebensaufgabe als göttlichen Auftrag erleben ließ. Nur dürfen wir hiebei eines nicht vergessen: die damit verbundene Erhöhung des sittlichen Lebensgefühls bezog sich vorzüglich auf das, was wir *schöpferische Werte* genannt haben. Um so bemerkenswerter muß es uns erscheinen, wenn wir sehen, daß das *Christentum* die von uns so bezeichneten *Einstellungswerte* – also die zweite der drei Hauptgruppen möglicher Werte – in den Vordergrund des moralischen Bewußtseins der Menschheit gerückt hat; so zwar, daß nunmehr das Dasein, in der christlichen Perspektive auf das Kreuz, auf den Gekreuzigten hin, letztlich und wesentlich so recht zu einer fakultativen Nachfolge Christi wurde (Passion!). Während es schließlich im besonderen dem *Protestantismus* vorbehalten blieb, insofern noch ein Zusätzliches zu leisten, als er – in seiner Betonung des Gnadenbegriffs – das Verantwortlichkeitsgefühl des Menschen auch in bezug auf die dritte und letzte Wertkategorie, die der „*Erlebniswerte*", vertiefte; wird doch, eben im Sinne der für ihn

---

[45]Frankl 1947, 48 (=1997b, 71-72); 1970, 25-26; 1995b, 72-73; Martin 1974, 240.

so sehr im Mittelpunkt stehenden Idee der Gnade, alle Begegnung des Menschen mit Werthaltigem recht eigentlich zum Empfangen eines (Gnaden-) Geschenks.[46]

Es ist zu bemerken, daß Frankl die Reihenfolge der Wertkategorien hier ändert; sonst zählt er ja die Erlebniswerte als die zweite Kategorie auf, während die Einstellungwerte die dritte ausmachen. Dies mag dadurch zu erklären sein, daß die Reihenfolge der Konfessionen nicht anders als Judentum-Katholizismus-Protestantismus dargestellt werden kann.

Dies zeigt erstens, daß nach Frankl die Konfessionen einander nicht bekämpfen sollten, sondern daß jede ihren Beitrag leisten und den der anderen begrüßen sollte. Zweitens hat jede Konfession einem jeden etwas zu geben. So können laut dem Juden Frankl alle Menschen durch die Idee von der Nachfolge Christi die Einstellungswerte besser verstehen lernen. Und tatsächlich hat er ja die Einstellungswerte als die höchsten angesehen (s. o. 2.2.6.) und dies im selben Buch, dem die betreffende Anmerkung hinzugefügt worden ist.[47] Doch kann man sich fragen, ob es nicht ganz grundlegend ist, daß die Lebensaufgabe als ein göttlicher Auftrag erlebt wird. Diese Einsicht ist nach Frankl eben das Verdienst des mosaischen Monotheismus. Hierzu ist auch seine Idee vom „Monismus der Monotheismen" zu vergleichen (s. o. 3.1.8.).

Doch ist die Parallele zwischen den Wertkategorien und den Konfessionen m. E. nicht besonders einleuchtend. Sie ist eher als ein weiteres Beispiel für die Vorliebe Frankls für die Trias zu betrachten, die ihn dazu verleitet hat, zwischen seinen Wertkategorien und dem religiösen Leben Europas auch andere Verbindungen als eben die Dreiteilung sehen zu glauben. Daher ist es nicht verwunderlich, daß er diese seine Erläuterung aus der siebenten Auflage der „Ärztlichen Seelsorge" fortgelassen, und dasselbe mit ihrer Parallele in „Zeit und Verantwortung" in der Neuausgabe in dem „Willen zum Sinn" getan hat.

Später stellt Frankl fest, daß die Logotherapie weder eine protestantische, noch eine katholische, noch eine jüdische Psychotherapie ist.[48] Aus Frankls Sicht hat die Religion

---

[46]Frankl 1946b, 200 Anm. 13 (vgl. 1947, 35-36; hier spricht Frankl vom „Christentum schlechthin, dem Protestantismus als Sonderform").

[47]Frankl 1946a, 34; 1982a, 61.

[48]Frankl 1988, 143. Er fügt eine Anmerkung bei: „The late Leo Baeck's conviction that logotherapy is 'the' Jewish psychotherapy is understandable in view of the fact that he once translated 'torah' as 'life task.'"

> nur noch herzlich wenig zu tun [hat] mit konfessioneller
> Engstirnigkeit und deren Folge, mit religiöser Kurzsichtigkeit,
> die in Gott anscheinend ein Wesen sieht, das im Grunde nur auf
> eines aus ist: daß eine möglichst große Zahl von Menschen an
> ihn glaubt, und überdies noch genau so, wie eine ganz be-
> stimmte Konfession es vorschreibt. Ich kann mir einfach nicht
> vorstellen, daß Gott so kleinlich ist.

Auf die Frage, ob der Trend von der Religion wegführt, antwortet Frankl, daß der Trend nicht von der Religion, sehr wohl aber von Konfessionen, die gegeneinander kämpfen, wegführt. Doch bedeutet dies seiner Meinung nach nicht, daß eine universale Religion entstehen wird – er glaubt nicht an eine Art religiöses Esperanto –, sondern vielmehr eine personale, „eine zutiefst personalisierte Religiosität." Doch schließe dies keineswegs gemeinsame Rituale und Symbole aus. Frankl gebraucht ein Bild von einer Vielzahl Sprachen, die doch ein gemeinsames Alphabet haben. Aus diesem Bild gewinnt er eine zusätzliche Deutung: „Niemand kann sagen, daß seine Sprache den anderen Sprachen überlegen ist." Andererseits unterstreicht er, „„...den Glauben des Andersgläubigen respektieren, heißt noch lange nicht sich mit dem anderen Glauben identifizieren."[49]

Frankl betrachtet die Konfession als etwas Notwendiges, ohne das der religiöse Enthusiasmus dazu neigt, „im Nebulosen zu verpuffen, im Vagen zu verschwimmen, im Uferlosen zu zerfließen." Andererseits meint er, daß die konfessionelle Tradition durch Erstarren und Gerinnen gefährdet ist.

> Der Glaube darf nicht starr sein – er soll fest sein. Starrer
> Glaube macht fanatisch – fester Glaube tolerant. Wer nicht fest
> in seinem Glauben steht, klammert sich mit beiden Händen am
> starren Dogma an; wer hingegen fest im Glauben steht, hat die
> Hände frei – und reicht sie den Andern, mit denen er in
> existentieller Kommunikation steht.[50]

Wenn Frankl sich über die Konfessionen äußert, geschieht es fast immer mehr oder minder pauschal; was er von der Beziehung eines einzelnen Menschen zu seiner Konfession sagt, trifft auf jede Konfession zu. Daß das einzige Beispiel

---

[49]Frankl 1970, 13 Anm. 7; 1988, 153-155; 1991, 75-76, 112; 1992, 23; 1997a, 29, 96-97; 1997b, 70-71.

[50]Frankl 1970, 85 Anm. 13; 1996a, 238-239.

für eine Trennung zwischen verschiedenen Konfessionen, das sich in der „Ärztlichen Seelsorge" findet, in späteren Auflagen fortgelassen worden ist, ist charakteristisch. Das Wichtige ist für ihn der Gottesglaube, und zwar ein monotheistischer. Wie im Abschnitt 3.1.8. konstatiert wurde, kann nach der Meinung Frankls der Mensch durch das Medium einer jeden Religion zu Gott – dem einen Gott – finden. Einmal hat er auch klargemacht, daß die Logotherapie *nicht* als *die* jüdische Psychotherapie anzusehen ist, womit er die Meinung des von ihm sehr geschätzten Leo BAECK (eines von den Büchern Frankls, „Das Menschenbild der Seelenheilkunde", wurde dem Andenken Baecks gewidmet) halbwegs abgelehnt hat.

Wie oben schon gesagt, weist Frankl den Konfessionen durchaus eine wichtige Rolle zu. Sie seien die Mittel, die den echten Glauben stützen sollen, aber mit dem eigentlichen Glauben nicht verwechselt werden dürfen. Seine Anmerkung, daß die Respektierung des Glaubens des anderen nicht gleichbedeutend mit Identifizierung ist, deutet darauf hin, daß er es für gut hält, daß jedermann seiner eigenen Konfession treu bleibt. Darüber hinaus hat er sich sehr zurückhaltend über Konversionen geäußert:

> Und so mag es auch echte und religiös fruchtbare Konversionen geben; sie aber vom Standpunkt einer bestimmten Konfession aus, den einer selber einnimmt, von andern, von allen andern, zu fordern, ist nicht nur ungerecht und unbillig, sondern wäre auch unsachlich.[51]

3.2.1. Das Christentum

Nur in einem Zusammenhang hat sich Frankl m. W. über sein persönliches Verhältnis zum Christentum geäußert. In einem Interview hat Karl Heinz FLECKENSTEIN ihn gefragt, was Jesus für ihn bedeute. Er antwortete:

> Was immer ich dazu sage, wird in Ihren Ohren blasphemisch klingen – wenn ich sage: ein höchst respektabler Rabbi seiner Zeit; einer der ersten existentiellen Denker innerhalb der

---
[51]Frankl 1997b, 71.

> Glaubenswelt; ein Mensch, der wahrscheinlich gar keine Wunder wirken wollte... Daß er aber der Welt eine Religion gegeben hat, die sich im Lauf von Jahrtausenden dermaßen durchgesetzt hat, das ist das Wunder.

Als Fleckenstein bemerkte, daß Frankls Gedankengänge dem Geist des Neuen Testaments sehr nahe stehen, antwortete Frankl u. a:

> ...es ist kein Wunder, daß mir die christliche Religion sehr viel besagt, weil sie wie keine andere – wenn ich jetzt vom Buddhismus absehe – den positiven Wert des Leidens sieht. Wenn ich auch persönlich da nicht mitziehen kann, wo Sie mir einwenden werden, daß eben das Leiden für den Menschen sinnvoll geworden ist seit dem Kreuzestod des Herrn; denn in dem Moment, wo Sie dann nicht an Jesus Christus glauben – in dem Moment wäre dann das Leiden sinnlos! Also so weit kann ich nicht mittun. [...] Deshalb kann ich auch zu großen Teilen die Anthropologie des Christentums glatt unterschreiben – auch wenn ich nicht ein Jota von seiner Theologie zu unterschreiben vermöchte.[52]

Frankls Antwort ist ungemein aufrichtig. Er ist mit dem Christentum vertraut, kann aber selber „nicht mitziehen". Im selben Interview hat er auch bemerkt, daß er für Fleckenstein ein jüdischer Nervenarzt sein soll.[53] Zum Teil kann seine Ablehnung des Glaubens an Christus als eine Voraussetzung für die Sinnhaftigkeit des Leidens vor dem Hintergrund dessen verstanden werden, daß er die Logotherapie nicht vom Glauben des Patienten oder des Arztes abhängig machen wollte. Andererseits sieht er es als ein Problem an, was mit den „faktisch nichtreligiösen Menschen geschehen soll, wenn sie sich, lechzend nach einer Antwort auf jene Fragen, die sie zutiefst bewegen, nun einmal an den Arzt wenden."[54] Er ist also geneigt, den Gottesglauben als eine Voraussetzung für den Sinnglauben zu betrachten, lehnt es aber ab, dem Christus-Glauben eine derartige Bedeutung zuzuschreiben.

---

[52] Fleckenstein 1975, 110-111.

[53] Fleckenstein 1975, 112.

[54] Frankl 1982a, 217-219.

3.3. Die Bibel

Wie schon mehrfach deutlich geworden ist, hat Frankl in seinen Werken häufig die Bibel zitiert. Da es das Anliegen meiner Untersuchung ist, der Rolle des Judentums in Frankls Denken nachzugehen, aber auch zu fragen, ob und wieweit sein Denken vom Christentum beeinflußt worden ist, ist es motiviert, sich mit seinem Bibelgebrauch gründlich auseinanderzusetzen. In diesem Abschnitt werde ich möglichst vollständig die Bibelzitate in Frankls Büchern betrachten, um feststellen zu können, auf welche Teile der Bibel sie sich beziehen und wie sie von ihm angewendet werden.

In den bisherigen Erörterungen bin ich einem thematischen Ordnungprinzip gefolgt. Im Hinblick auf die Bibelzitate ist es schwieriger, irgendein thematisches Prinzip aufzustellen. Deshalb werde ich sie in der Ordnung behandeln, wie sie bei Frankl vorkommen, d. h. die Zitate in jedem seiner Bücher in der Reihenfolge ihres Erscheinens behandeln. Es ist hierbei zu beachten, daß dasselbe Bibelzitat mit übereinstimmenden Überlegungen oft in mehreren Büchern appliziert wird. In solchen Fällen werde ich demjenigen Buch, das zuerst erschienen ist, den Vorrang geben, aber auch die anderen betreffenden Bücher angeben.

In erster Linie führt Frankl die hebräische Bibel[55] bzw. das Alte Testament an, aber auch das Neue Testament. Besonders in den deutschsprachigen Büchern verweist er oft auf die Vulgata, die lateinische Bibel. Dies ist auf dem Hintergrund der katholischen Umgebung des 1905 geborenen Frankl leicht zu verstehen; wurde die Bibel in seiner eigenen jüdischen Tradition auf hebräisch rezitiert, war unter nichtjüdischen Österreichern das Latein die Sprache der Heiligen Schrift.

3.3.1. Die hebräische Bibel

Vor dem Hintergrund der zahlreichen Bibelzitate in Frankls anderen Büchern ist es bemerkenswert, daß in der „Ärztlichen Seelsorge" ursprünglich keine Bibelzitate vorkommen. In einer Ergänzung, die der siebenten Auflage dieses Buches hinzugefügt worden ist, finden sich aber drei Anführungen, die ihre Vorlagen in

---

[55]Hiermit wird nicht angedeutet, daß Frankl die Bibel auf hebräisch gelesen hätte; das war nicht der Fall. „Die hebräische Bibel" bezeichnet den Teil der Bibel, der ursprünglich auf hebräisch geschrieben worden ist. Zum christlichen Alten Testament gehören ja auch die hauptsächlich in griechischer Sprache verfaßten Apokryphischen Bücher.

anderen Büchern haben.[56] Darüber hinaus hat Frankl das Vorwort zur siebenten Auflage mit einem Psalmenzitat versehen:

> *Euntes eunt et plorant*
> *semen spargendum portantes:*
> *Venientes venient cum exsultatione,*
> *portantes manipulos suos.*[57]

Hier handelt es sich um Psalm 126,6, was nicht ausdrücklich gesagt wird. Aus dem Zusammenhang geht überhaupt nicht hervor, wozu das Zitat dienen soll. Dies wird aber in einer „Autobiographischen Skizze" (in: „Die Sinnfrage in der Psychotherapie" enthalten, S. 143-166) ausdrücklich erläutert. Hatte doch Frankl das Manuskript schon vor seiner Deportation 1942 vollendet, es aber bei der Ankunft in Auschwitz verloren und schließlich nach seiner Befreiung rekonstruiert:

> Was aber die „Ärztliche Seelsorge" anlangt, gehörte es zum herrlichsten, das mir jemals vergönnt war, das Manuskript der entgültigen Fassung unter dem Arm tragend zu meinem ersten Verleger Franz Deuticke zu gehen...[58]

Die Entstehung des Buches ist also untrennbar mit Frankls Erlebnissen während des Holocausts verknüpft. Seine damit verbundenen Gefühle hat er manchmal mit den Worten der Pesach-Haggada ausgedrückt, was schon im Abschnitt 1.3.1. erwähnt worden ist. Daher ist es nicht unangebracht zu bemerken, daß auch der 126. Psalm in der Pesach-Feier rezitiert wird.

Gerade im Abschnitt 1.3.1. war auch von der Beschreibung eines Erlebnisses, das Frankl ein paar Tage nach der Befreiung aus dem Konzentrationslager hatte, die Rede. Diese Beschreibung ist in seinem Buch „Ein Psycholog erlebt das Konzentrationslager" enthalten. In einem Selbstgespräch hat er immer wieder einen Satz, den wir als Psalm 118,5 identifiziert haben, wiederholt: „Aus der Enge rief

---

[56]Frankl 1966, 73-82, bes. 78-79, 82 (=1982a, 73-82, 78-79, 82).

[57]Frankl 1966, V (=1982a, V). (Weinend gehn sie dahin,/ sie gehn und streuen den Samen./ Doch kommen sie wieder mit Jauchzen,/ sie kommen und bringen ein ihre Garben.)

[58]Frankl 1996b, 159-161, 164-165 (vgl. 1995b, 69-70, 75-77, 83).

ich den Herrn, und er antwortete mir im freien Raum."[59] Dieser Psalm wird als ein Hallel-Psalm in der Pesach-Feier rezitiert, und zwar gegen Ende der Feier, nach der vollzogenen Befreiung aus Ägypten. Wie auch schon bemerkt, geht der Wortlaut des Zitats wahrscheinlich auf die deutsche Übersetzung des Gebetbuches des im Kapitel 1 erwähnten reformjüdischen Rabbiners Isaac Noah MANNHEIMER zurück, wo es heißt: „In der Enge rief ich Gott, und Gott antwortete mir im freien Raum." Dazu sollten noch der 17., 18. und 21. Vers angeführt werden, wieder im Wortlaut des Gebetbuches:

> Ich sterbe nicht, nein, ich lebe und erzähle die Thaten Gottes.

> Gezüchtigt hat mich Gott, aber nicht dem Tode hingegeben.

> Ich danke dir, Gott, daß Du mich hast erhöret, und warst mein Heil.

Liest man den ganzen 118. Psalm vor dem Hintergrund der Franklschen Anführung des 5. Verses, versteht man, daß Frankl bei der Befreiung vielleicht den ganzen Psalm in seinen Gedanken hatte, wobei der zitierte Vers für ihn so etwas wie eine Zusammenfassung darstellte. So wie dieser, so kann auch der 21. Vers fast wie ein Hinweis auf eines unserer obigen Zitate erscheinen: „...einem Menschen, der einmal, sagen wir in einem Konzentrationslager war, im Graben gestanden ist und zu Gott gesprochen hat..." Oben haben wir angedeutet, daß das Wiedererlernen des Glaubens an Gott im KZ, von dem Frankl – wenn auch verhüllt – Zeugnis abgelegt hat, eng mit dem Gebet verbunden war. Es scheint, als ob es für ihn darüber hinaus gerade um ein erhörtes Gebet ging; sein Überleben im KZ war eine Frucht seiner Gebete, die Antwort des ewigen Du.

Im selben Buch erzählt Frankl von seinen Gefühlen gegenüber der Frage, ob seine Frau noch lebte, als sie im Konzentrationslager voneinander getrennt worden waren. Er kam dazu, daß es eigentlich gegenstandslos geworden war, ob sie noch lebte: es ging um eine Schau ihrer geistigen Gestalt, um eine geistige Zwiesprache, und dabei konnte ihm nichts mehr etwas anhaben. Diese Erörterung schließt er mit einem Zitat aus dem Hohelied (8,6) ab: „Setze mich wie ein Siegel auf dein Herz... Denn Liebe ist stark wie der Tod."[60]

---

[59] Frankl 1995a, 143.

[60] Frankl 1995a, 66-67.

Besonders bemerkenswert ist dieses Zitat nicht; geht es doch um eine Bibelstelle, die wegen ihrer schönen und auch drastischen Bildsprache leicht zu erinnern ist und die die beiden Elemente Liebe und Tod enthält, um die Frankls Gedanken kreisten. Es gibt aber eine Verbindung zu dem Zitat aus dem 118. Psalm, das vorhin erörtert worden ist. War dieser Psalm einer, der in der Pesach-Feier rezitiert wurde, so ist gerade das Hohelied dasjenige von den fünf *Megillot* genannten Büchern, das während der Pesach-Feier gelesen wird. In gewissen Gemeinden geschieht dies just nach dem Abschluß der Pesach-Feier am Seder-Abend.[61] Es sind diese zwei Stellen in der hebräischen Bibel, die Frankl in „Ein Psycholog erlebt das Konzentrationslager" zitiert, und beide sind sie also mit der Pesach-Feier verbunden, deren Zentrum ja die Rettung Israels vor seinen Feinden ist.

Als Motto des Buches „Der unbewußte Gott" steht: *„ecce labia mea non conhibui"*[62] („siehe, ich habe nicht gewehrt meinen Lippen"). Es wird nicht angegeben, was für ein Zitat dies ist; es stammt aber aus dem 10. Vers des 40. Psalms und folgt dem Wortlaut der *nova versio* des Psalters der Vulgata, wie es in Frankls Psalmzitaten in der Regel der Fall ist. Der Psalm wird mit den folgenden Worten eingeleitet (V. 2 u. 3):

> Ich habe gehofft, ja gehofft auf den Herrn,
> und er neigte sich mir und hörte mein Rufen.
>
> Er zog mich heraus aus der Todesgrube, aus Schlamm und Morast,
> er stellte meine Füße auf Felsengrund,
> sicher machte er meine Schritte.

Diese Worte rufen den oben angeführten 118. Psalm, dessen 5. Vers Frankl in „Ein Psycholog erlebt das Konzentrationslager" zitiert, ins Gedächtnis, mit dem wir uns oben auseinandergesetzt haben. Im ganzen lautet der 10. Vers des 40. Psalms:

> Deine Gerechtigkeit hab' ich verkündet in großer Gemeinde;
> siehe, ich habe nicht gewehrt meinen Lippen; Herr, du weißt es.

---

[61] Encyclopaedia Judaica 1971 Bd. 14, 1057.

[62] Frankl 1991, 9.

Das Motto deutet daher darauf hin, daß Frankl sich verpflichtet gefühlt hat, „in der großen Gemeinde" seinen wiedererlernten Gottesglauben kundzutun, daß er mit seinem Buch Gott, der seine Gebete im Konzentrationslager erhört und ihn errettet hatte, hat danken wollen.

In diesem Buch führt Frankl im Zusammenhang mit einer Erörterung über den irreligiösen Menschen, der die Transzendenz des Gewissens verkennt, den Bericht über die Gottesoffenbarung des jungen Samuel an (1. Buch Samuelis 3,2-9). Es schildert, wie Samuel, der im Tempel schläft, von einer Stimme, die seinen Namen ruft, geweckt wird, zum Priester Eli geht, weil er glaubt, dieser habe ihn gerufen. Dieser aber hat ihn gar nicht gerufen. Der Vorgang wiederholt sich, und als Samuel sich zum drittenmal bei Eli einfindet, versteht Eli, daß es Gott ist, der den Namen Samuel gerufen hat. Hierzu bemerkt Frankl:

> Sogar der Prophet hat also, da er noch ein Knabe war, den Anruf, der von der Transzendenz an ihn erging, als solchen verkannt. Wie sollte da ein gewöhnlicher Mensch imstande sein, den transzendenten Charakter jener Stimme, die er aus seinem Gewissen heraushört, ohne weiteres zu erkennen?[63]

Frankl geht also davon aus, daß ein Prophet kein gewöhnlicher Mensch war, auch nicht, wenn dieser noch ein Knabe war, während diejenigen Personen, mit denen er selbst es zu tun hat, ohne weiteres als gewöhnliche Menschen anzusehen sind. Wahrscheinlich hat er sich mit dieser Frage nicht direkt auseinandergesetzt, sondern sie im Unbewußten gelassen. Es bleibt aber eine Tatsache, daß er *expressis verbis* einen Propheten und einen gewöhnlichen Menschen scharf voneinander getrennt hat. In einem anderen Zusammenhang nennt er tatsächlich die Propheten Übermenschen.[64] Einerseits könnte dies eine hergebrachte, unreflektierte Betrachtungsweise widerspiegeln. Andererseits sollte man aber auch den Unterschied zwischen den christlichen und jüdischen Sehweisen bezüglich der Propheten beachten. Im Talmud-Traktat *Joma* 9b heißt es, daß der heilige Geist mit dem Tod der letzten Propheten Haggai, Zacharja und Maleachi von Israel wich und man sich nur des Widerhalls (*bat qôl*) bediente. Dies wird so verstanden, daß die Prophetie aufhörte.[65] Das Neue Testament aber rechnet mit Propheten auch über die alttestamentlichen hinaus (Apostelgeschichte 13,1; 15,32; 21,10), und im

---

[63] Frankl 1991, 48.

[64] Frankl 1996a, 97.

[65] Rothkoff 1971, 324; Rabinowitz 1971b, 1176; Encyclopaedia Judaica 1971 Bd. 11, 816.

Ersten Brief an die Korinther heißt es: „Ihr könnt ja alle der Reihe nach prophetisch reden..." Und im Jakobusbrief lesen wir: „Elija war ein Mensch von gleicher Art wie wir..." So ist der Unterschied zwischen Propheten und „gewöhnlichen Menschen", den Frankl macht, eher auf dem Hintergrund jüdischen Denkens zu verstehen: seit dem Tod der letzten Propheten hat der heilige Geist die Welt verlassen, daher sind wir alle im Vergleich zu den Propheten „gewöhnliche Menschen".

In einer gleichartigen Auseinandersetzung im selben Buch stellt Frankl fest, daß „Gott von uns unbewußt immer schon intendiert ist, daß wir eine, wenn auch unbewußte, so doch intentionale Beziehung zu Gott immer schon haben", und fügt dabei als Anmerkung an: „*Tibi loquitur cor meum.*"[66] Er gibt die Bibelstelle nicht an, ja, er erwähnt nicht einmal, daß es sich um ein Bibelzitat handelt, aber aller Wahrscheinlichkeit nach zitiert er den 8. Vers des 27. Psalms in der Übersetzung der *nova versio* des Psalters der Vulgata. In deutscher Übersetzung (aus dem Hebräischem) lautet der ganze Vers: „Es sprach von dir mein Herz: ‚Suche sein Antlitz!'/ Dein Antlitz, Herr, will ich suchen." In der Vulgata lautet er: „*Tibi loquitur cor meum; te quaerit facies mea;/ faciem tuam, Domine, quaero*" („Zu dir spricht mein Herz; dich sucht mein Antlitz;/ dein Antlitz, Herr, suche ich"). Der hebräische Text ist sehr dunkel; wörtlich steht dort: „Es sprach von dir mein Herz: ‚Suchet mein Antlitz.'" Die Übersetzung der *nova versio* der Vulgata, die mit anderen Versionen der Vulgata und mit der Septuaginta sachlich übereinstimmt, scheint diese Schwierigkeit mit einer Paraphrase zu meistern. Es folgt daraus, daß die Verbindung zwischen dem Sprechen des Herzens und dem Suchen des Antlitzes Gottes gelockert wird, so daß beide parallele Aktionen werden: das Sprechen wird etwas Absolutes, während das Suchen etwas anderes, nicht das, was gesprochen wird, ist. Dies macht den Vers mit den Gedanken Frankls vereinbar. Auch in einer anderen Hinsicht scheint seine Anwendung des Zitats den lateinischen Wortlaut vorauszusetzen; nennt er doch eben die *Beziehung* zu Gott, für die ja ein Sprechen *zu* ihm, statt *von* ihm nötig ist. Doch ist es m. E. nicht wahrscheinlich, daß Frankl die Vulgata dem hebräischen Wortlaut bewußt vorgezogen hat; seine Umgebung war katholisch, und besonders vor dem zweiten Vatikanischen Konzil war es üblich, die Bibel auf Latein anzuführen.

Weiter zitiert Frankl in dem „Unbewußten Gott" den Bericht vom Sündenfall in einer Schilderung vom Zwangsneurotiker. Dieser

---

[66] Frankl 1991, 55; s. auch 1996a, 220.

> ...sei von einem geradezu faustischen Drang nach Hundertprozentigkeit beseelt, indem er die hundertprozentig sichere Erkenntnis und die hundertprozentig gültige Entscheidung suche; insofern, so meinten wir, habe es ihm die Verheißung der Schlange angetan: „eritis sicut Deus, scientes bonum et malum".[67]

Die von ihm zitierte Bibelstelle ist die Genesis 3,5 („...ihr werdet sein wie Gott, der Gutes und Böses erkennt"). Seine Anwendung ist eigenartig, aber zutreffend. M. E. kann man sie weder als besonders jüdisch noch als besonders christlich bezeichnen, und auch der Wortlaut der Vulgata gibt keinen Anlaß zu irgendeinem spezifischen Verständnis, das sich von einer auf den hebräischen Text gegründeten Darstellung unterscheiden würde.

Ein Dutzend Seiten weiter spielt Frankl auf denselben Bibelvers an, wenn er feststellt, daß die Logotherapie weder moralistisch ist noch über Sinn und Unsinn oder Wert und Unwert befindet: „Es war nicht die Logotherapie, sondern die Schlange, die im Paradies den Menschen versprach, sie würde sie machen zu Wesen ‚wie Gott, erkennend Gutes und Böses'."[68] Hier liegt uns also eine völlig andersartige Anwendung von der Genesis 3,5 vor. Frankl scheint zu meinen, daß der Mensch seit dem Sündenfall vor der Wahl zwischen Sinn und Unsinn, Wert und Unwert steht; dies sei das Erkennen von Gutem und Bösem. Anders als im Fall mit dem Zwangsneurotiker geht es nicht darum, die Stimme der Schlange abzuweisen, sondern zu bejahen, daß der Mensch ihr schon längst zugehört hat. Der Sündenfall erhält so etwas wie einen positiven Aspekt: durch ihn findet ein Erwachsenwerden des Menschen statt – er wird *verantwortlich*. Dies stimmt in gewisser Hinsicht damit überein, wie die Juden die Neigungen des Menschen zum Bösen und Guten, *jætsær ra'* und *jætsær tov*, sehen. Nach dieser Sicht, die im *Midrasch Kohelet* 4,13 zur Sprache kommt, gibt sich die Neigung zum Guten erst im Alter von 13 Jahren, dem Bar-Mitzwah-Alter, wenn man das Joch der Tora auf sich nimmt und also persönlich verantwortlich wird, zu erkennen.[69] Daher gehören das Vermögen und die Pflicht, zwischen Gutem und Bösem, zwischen Sinn und Unsinn, Wert und Unwert zu wählen, und damit die Möglichkeit, sich verantwortlich zu verhalten, die ja erst nach dem Sündenfall das Los des Menschen wurden, zu dem erwachsenen Alter. Daß die Neigung zum Bösen im

---

[67] Frankl 1991, 67.

[68] Frankl 1991, 79; s. auch 1982a, 82; 1988, 67; Fabry & Lukas 1995, 53.

[69] Rosenblatt 1971a, 1319.

Judentum nicht als etwas völlig Negatives betrachtet wird, geht auch daraus hervor, daß laut *Berakhot* 54a die Mahnung, Gott mit seinem ganzen Herzen zu lieben (Deuteronomium 6,5), bedeutet, daß man ihn mit seinen beiden Trieben, mit dem Trieb zum Guten und mit dem Trieb zum Bösen, lieben soll.

Gleich vor der Anspielung an den Sündenfallbericht zitiert Frankl Jesaja 40,1: „Ich bin überzeugt, die jahrtausendealten Worte des Jesaja: ‚Tröstet, tröstet mein Volk' gelten nicht nur auch heute noch, sondern sind auch an den Arzt adressiert." Diese Erörterung ist auch in „The Will to Meaning" enthalten, wo es allerdings heißt: „‚...the words, 'Comfort ye, comfort ye my people' [...] are as valid as when they were written and are also addressed to the doctors among 'his people.'" Was hierbei anzumerken ist, ist, daß er den eigentlichen Inhalt der Worte „mein Volk" völlig außer acht läßt. Ist doch dieser Ausdruck eindeutig auf Israel, das jüdische Volk, bezogen, warum eine Anwendung des Verses auf ein allgemeines Trösten auffällig ist. Im letzterwähnten Zusammenhang fügt Frankl eine Anmerkung bei: „'My people' is the vocative rather than the objective. 'His people' are not the objective but rather the subject of the consolation."[70] Dabei ist er der Vulgata gefolgt, und diese Auslegung macht es m. E. etwas leichter, von der Bedeutung des betreffenden Ausdrucks abzusehen. Es wird nicht gemahnt, ein Volk zu trösten, sondern ein Volk soll trösten, wen, wird nicht ausgesagt; eine Ermahnung zu trösten will doch jeder warmherzige Mensch erfüllen. All dies ist aber eigentlich für Frankl geradezu typisch: der Gedanke vom Auserwähltsein der Juden ist etwas, was er ganz und gar verschweigt. Wahrscheinlich war ihm dieser Gedanke mehr oder minder fremd. Im Abschnitt 1.3.2. über Frankl und den Holocaust als Ausdruck des Antisemitismus haben wir schon angedeutet, daß die Juden als eine Gruppe oder ein Volk in seinem Denken kaum eine Rolle gespielt haben.

Weiter nennt Frankl in dem „Unbewußten Gott" in einem Hinweis auf die Weisheit des Herzens, die das Wort hat, wenn die Wissenschaft vor dem unendlichen Sinn aufgeben muß, die *sapientia cordis* im 89. Psalm,[71] was offenbar auf den 12. Vers des 90. Psalms der hebräischen Bibel bezogen ist, wobei er wieder dem Wortlaut der *nova versio* des Psalters der Vulgata folgt: „*Dinumerare nos doce dies nostros, / ut perveniamus ad sapientiam cordis*" („Lehre uns zählen unsere Tage,/ auf daß wir gelangen zu Weisheit des Herzens"). Er verliert aber über den Inhalt des Verses, über den Ausdruck *sapientia cordis* hinaus, kein

---

[70]Frankl 1988, 125; 1991, 79; s. auch 1970, 91; 1982a, 231.

[71]Frankl 1991, 87.

Wort. Es scheint, als ob er eine besondere Vorliebe für „das Herz" hatte, wie ja auch das Beispiel mit dem „Sprechen des Herzens" oben gezeigt hat.

Doch ist zu bemerken, daß es in *Baba bathra* 12a heißt, daß ein Weiser bedeutender sei als ein Prophet, wobei eben Psalm 90,12 angeführt wird, was mit der Gegenüberstellung von Wissenschaft und Weisheit bei Frankl zu vergleichen ist.

Schließlich vergleicht Frankl in diesem Buch den Tod einer seiner Patientinnen mit dem Tod Hiobs: „Sie starb wie Hiob: satt an Jahren."[72] Die nicht angegebene Stelle ist Hiob 42,17. Auch von Abraham und Isaak heißt es in der Bibel, daß sie satt an Jahren starben (Genesis 25,8; 35,29). Wieder sehen wir, daß es der Ausdruck an sich ist, den Frankl hervorheben will. Es ist jedoch denkbar, daß er von diesen drei Gestalten Hiob vorgezogen hat, weil dessen Lebenslauf, wie er in der Bibel geschildert wird, gerade ein solcher war, mit dem er seinen eigenen identifizieren mochte: Hiob ist durch sein Leiden „ein anderer" geworden.[73]

In einer Erörterung über die absolute Überlegenheit Gottes als des Absoluten, nichts relativ Seienden, gegenüber dem Menschen in dem „Leidenden Menschen" (enthalten sind darin als Neuausgaben die auf Vorlesungen der Jahre 1949-50 an der Universität Wien beruhenden, schon ursprünglich zusammengehörenden Publikationen „Der unbedingte Mensch" und „Homo patiens"[74]) fügt Frankl eine Anmerkung bei:

> Diese mehr als quantitativ-graduelle Differenz tritt beispielsweise in einem Wort des Propheten JESAJA (55,9) – das sich sogar auf unser spezielles Problem bezieht – sehr schön zutage: „Sosehr die Himmel höher sind als die Erde, sosehr sind meine Wege höher denn eure Wege, und meine Gedanken über euren Gedanken (ist der Spruch des Ewigen)." Denn tatsächlich ist auch der Himmel, gegenüber der Erde, nicht bloß quantitativ-graduell, sondern qualitativ höher – insofern nämlich auch er ein Absolutes bedeutet: er ist symbolische Repräsentanz der Höhe selbst.[75]

---

[72]Frankl 1991, 95; s. auch 1988, 123.

[73]Vgl. Frankl 1979, 39; 1988, 79; 1997a, 34.

[74]Frankl 1950, Vorwort.

[75]Frankl 1996a, 92, Anm. 24; s. auch 1988, 154.

Dieses Bibelzitat und die Auslegung, die Frankl anschließt, sind eng mit der für das Judentum wie auch für Frankl charakteristischen Ablehnung des Anthropomorphismus, auf die oben hingewiesen wurde, verbunden. Interessanterweise fügt er die Formel „ist der Spruch des Ewigen" mit ihrer für die jüdische Tradition typischen Wiedergabe des Gottesnamens bei, die tatsächlich nicht am Ende dieses Verses, sondern am Ende des vorhergehenden steht. Eine mögliche Erklärung hierzu wäre, daß Frankl sich irgendeiner (mir allerdings unbekannten) Auslegungstradition anschließt, nach der jedes Prophetenwort auf eine Botenformel bezogen ist, die bei jeder Anführung immer mit angeführt werden muß. Darüber hinaus ist zu bemerken, daß Frankl die Übersetzung von Leopold ZUNZ[76] anführt; zwar stimmt das Zitat mit dieser nicht wörtlich überein, aber da dies in mehreren Zusammenhängen, von denen unten die Rede sein wird, der Fall ist, und immerhin die Botenformel übereinstimmt, ist es offenbar, daß auch hier diese jüdische Verdeutschung zitiert wird.

Im selben Buch verteidigt Frankl, ein wenig überraschend vielleicht, den historischen Materialismus. Dieser degradiere nur scheinbar das Kulturelle: „haben wir doch ausdrücklich hervorgekehrt, daß der gesellschaftlich-wirtschaftliche Primat nur um der Gerechtigkeit willen so sehr unterstrichen wird – also das Soziale um eines Kulturellen willen." Und hier schließt sich eine Anmerkung an:

> Wie sehr die Forderung, das Kulturelle müsse zunächst (aber seiner selbst wegen!) zurückstehen, tatsächlich alttestamentarischem Geiste entspricht, möge etwa aus einer Stelle des Alten Testament (AMOS 5,23-24) hervorgehen, an der es heißt: „Darum spricht also der Ewige, Gott der Heerschaften, der Herr: Schaffe fort von mir das Gesumme deiner Lieder, und das Spiel deiner Psalter will ich nicht hören. Aber es wälze sich wie ein Strom das Recht einher, und die Gerechtigkeit wie ein gewaltiger Bach!" – Es wäre nur zu wünschen, daß dieser gewaltige Bach Kulturgüter als „Strandgut" anschwemmt und nicht als „Überbau" fortspült.[77]

Im Abschnitt 1.3.3. wurde schon hervorgehoben, daß Frankl sowohl den Marxismus als auch den dialektischen Materialismus verteidigt hat. Dies scheint

---

[76]Zunz war ein hervorragender jüdischer Gelehrter (s. Glatzer 1971, 1236-1240).

[77]Frankl 1996a, 93, Anm. 26 (vgl. 1997b, 94-95, 96).

mit seiner politischen Überzeugung, die offenbar sozialistisch war, zusammenzuhängen. Das oben angeführte Plädoyer für den historischen Materialismus stimmt hiermit überein. Es ist, als ob er den Verdacht abwehren wollte, er sei auch sonst ein Materialist (obwohl das Gegenteil seinen Zuhörern kaum hat entgehen können[78]), indem er das biblische Prophetenwort anschließt. Das zitierte Wort ist, was die hebräische Bibel als eine Inspirationsquelle für ein soziales Pathos betrifft, geradezu der *locus classicus*. Doch ist es nicht ganz üblich, die Worte des Propheten als ein Plädoyer für den historischen Materialismus anzuwenden. Und tatsächlich ist der Gegensatz in Amos 5 nicht einer zwischen dem Sozialen und dem Kulturellen, sondern einer zwischen dem Sozialen und dem *Kultischen*. Möglicherweise könnte man sich denken, daß Frankl als Jude den Unterschied zwischen dem Kulturellen und dem Kultischen nicht so scharf erlebt hat, wie es oft im Abendland üblich ist; macht doch das Judentum gleichzeitig eine religiöse und eine kulturelle Gemeinschaft aus. Jedenfalls hat er seinen historisch-materialistischen Standpunkt als einen, der in seiner jüdischen Tradition, ja geradezu in seinem jüdischen Glauben verwurzelt war, betrachtet. Sein abschließender Wunsch, daß der gewaltige Bach Kulturgüter anschwemmen und nicht fortspülen würde, mag als eine Kritik an dem zeitgenössischen „Realmaterialismus" – nicht nur an dem ideologischen im allgemeinen, sondern auch insbesondere an dem psychologischen – zu verstehen sein.

Wieder zitiert Frankl nach der Übersetzung von Zunz, diesmal wörtlich, bis auf den Unterschied, daß es bei Zunz ‚Gespiel' statt ‚Spiel' heißt. Das Bibelzitat enthält interessanterweise wieder eine Botenformel, die gerade an dieser Stelle in der Bibel nicht zu finden steht, sondern im 16. Vers desselben Kapitels. Auch diese wird in der Übersetzung von Zunz angeführt. Dies mag unseren obigen Vorschlag, Frankl betrachte jedes Prophetenwort als auf eine Botenformel bezogen, die man bei jeder Anführung mit anführen muß, unterstützen.

Auch in dem „Leidenden Menschen" spielt Frankl auf den Schöpfungsbericht, nämlich den sechsten und siebenten Tag (Genesis 1,26 - 2,3), an:

> Wenn es jedoch in der Genesis heißt, der Mensch sei am sechsten Tag der Schöpfung erschaffen worden, und am siebenten Tag habe Gott geruht, so können wir sagen: Am siebenten Tage legte Gott die Hände in den Schoß, und seither

---

[78]Frankl bemerkt zu dem, was er „personalen Sozialismus" nennt, daß dieser „eine politische Form [ist], deren Erfüllung mit christlichen Inhalten wir selber für wohl kompatibel erachten" (1947a, 25).

liegt es am Menschen, was er, der Mensch, aus sich macht – selber macht. Gott? wartet ab – und sieht zu, wie der Mensch die geschaffenen Möglichkeiten schöpferisch verwirklicht. Noch sind diese Möglichkeiten, wie gesagt, nicht voll ausgeschöpft. Noch wartet Gott, noch ruht er, noch ist es Sabbat: Sabbat in Permanenz.

Dies bedeutet nach Frankl, daß die Menschwerdung sich nicht als Erschaffung, sondern als Ermöglichung des Menschen erweist, die ihrer Selbstverwirklichung durch ihn selbst harrt, d. h.: der Bios und die Physis bewirken niemals den Logos und die Psyche, sondern sie bedingen immer nur.[79]

Oberflächlich kann angemerkt werden, daß Frankl den siebenten Tag gerade den „Sabbat" nennt. Doch von größerem Interesse ist seine Anschauung, nach der die Schöpfung ohne das Mitwirken des Menschen tatsächlich unvollkommen ist, und daß das Ruhen Gottes dazu dient, den Menschen seinen Anteil erfüllen zu lassen. Hierzu wäre der Talmud-Traktat *Sanhedrin* 38a zu vergleichen: als eine von vielen Erklärungen dazu, daß der Mensch am Vorabend des Sabbats erschaffen wurde, wird festgestellt: „damit er direkt zu einer gottgefälligen Handlung gehen könne", womit offenbar auf die Erfüllung des Sabbatgebots hingewiesen wird. Auch *Pesahim* 54a ist zu beachten. Hier heißt es, daß Gott am Ausgang des Sabbats Adam Verstand gab, zwei Steine aneinander zu reiben, wodurch das Feuer hervorkam, und zwei Tiere sich begatten zu lassen, wodurch der Maulesel hervorkam. So war die Schöpfung erst dann vollbracht, als der Mensch das, wozu er erschaffen wurde, zum erstenmal getan hatte, nämlich das Gebot Gottes erfüllt und mit seinen Händen etwas geschaffen hatte. Oder, um mit Frankl zu reden, es war dem Menschen aufgetragen, gleich Werterfüllung zu leisten, während Gott ruhte.

In dem „Unbedingten Menschen", der in dem „Leidenden Menschen" enthalten ist, begründet Frankl in einer Anmerkung, die in der letzterwähnten Neuausgabe fortgelassen worden ist, seine Ansicht, nach der eine Krankheit nur den psychophysischen Organismus zerrütten kann, mit einem Zitat aus Hiob 1,12:

> Nicht nur die Krankheit – bis zu einem gewissen Grade hat auch die Bosheit Macht über das allein, „was einer hat", aber nicht darüber, „was einer ist". Heißt es doch vom Bösen (bzw. von dem, was in seiner Hand ist), es sei ihm gesagt worden:

---

[79] Frankl 1996a, 97.

„Sieh, all das *Seine* ist in deiner Hand; nur an *ihn* lege nicht deine Hand!"[80]

Diese Auslegung ist auf dem Hintergrund dessen zu verstehen, was Frankl vom Psychophysikum und Geist des Menschen feststellt: der Mensch, seine Person, „hat" ein Psychophysikum, „ist" aber Geist (s. o. 2.2.2.).[81] Was hier mit dem Ausdruck „das Seine" wiedergegeben wird, ist genau die hebräische Formulierung für „haben". Daß Frankl die Anmerkung in dem „Leidenden Menschen" fortgelassen hat, mag darauf beruhen, daß sie genaugenommen nicht ganz korrekt ist. Was in dem von ihm zitierten Vers gesagt wird, ist, daß der Böse nur der Habe Hiobs schaden zufügen mag, ihm selber aber nichts antun darf. In Hiob 2,6 erlaubt dagegen Gott dem Bösen, auch Hiob selber zu schaden: „Wohlan, er sei in deiner Hand. Nur schone sein Leben." An der ersterwähnten Stelle wird also ein Unterschied gemacht zwischen dem, was Hiob ganz konkret, d. h. materiell *hat*, während die letzterwähnte für die Ideen Frankls zwar eher angebracht wäre, aber nicht von *Haben* spricht. Dies zeigt aber, wie zentral der Gedanke, daß der Mensch ein Psychophysikum „hat", Geist aber „ist", für ihn war, da er ihn allzu schnell, ja übereilt in Hiob zu erkennen glaubte.

In einer Auseinandersetzung, wo Frankl klar macht, wie unsinnig es wäre zu denken, daß mit dem Tod wirklich alles aus sei, führt er den 90. Psalm, Vers 10 an, doch ohne zu erwähnen, daß es sich um ein Bibelzitat handelt; hier heißt es von der Dauer unseres Lebens, daß sie „siebzig, oder, wenn es hoch kommt, achtzig Jahre" beträgt.[82] Mit dem Psalmzitat spielt er nur auf einen bekannten Satz an, ohne sich eigentlich auf den Psalm irgendwie zu berufen. Dieser hebt ja tatsächlich eher den Gegensatz hervor; von einem Leben nach dem Tod, ein spätes und ungewöhnliches Thema in der hebräischen Bibel, ist hier nicht die Rede: „Du läßt die Sterblichen wiederkehren zum Staub;/ du sprichst: ‚Ihr Menschenkinder, kehret zurück!'" (V. 3). Oben haben wir schon bemerkt, daß Frankl denselben Psalm in dem „Unbewußten Gott" zitiert, auch da nur auf einen einzelnen Ausdruck bezogen und nicht den Inhalt des Kontextes einbeziehend.

Unsere bisherigen Hinweise auf den „Leidenden Menschen" sind auf den „Unbedingten Menschen", die weiteren aber auf „Homo patiens" bezogen. Da heißt es, wenn der Sinn des Lebens als eben das Leben bezeichnet wird, doch so,

---

[80] Frankl 1949, 57, Anm. 1. Die Übersetzung von Zunz.

[81] Frankl 1991, 29; 1996a, 112.

[82] Frankl 1996a, 129. Wahrscheinlich die Übersetzung von Zunz.

daß das Wort „Leben" nicht beide Male dasselbe bedeutet, sondern das erste Mal das Faktische, das gegebene Dasein, zum zweiten Mal ein fakultatives Leben, das Dasein als ein aufgegebenes:

> Denn niemals „ist" der Mensch – immer „wird" er erst; niemals ist er einer, der von sich sagen dürfte: Ich bin, der ich bin – immer ist er einer, der von sich nur sagen kann: Ich bin, der ich werde – oder: Ich werde, der ich bin – ich „werde" actu (der Wirklichkeit nach), der ich potentia (der Möglichkeit nach) „bin". Gott allein könnte von sich sagen: Ich bin, der ich bin – er allein konnte sich so nennen. Denn Gott ist „actus purus", ist aktuierte Potenz, verwirklichte Möglichkeit. Bei Gott haben wir es zu tun mit einer Kongruenz von Dasein und Sosein, von existentia und essentia. Beim Menschen ist jedoch das Sein einerseits und andererseits das Können und das Sollen immer diskrepant. Diese Diskrepanz, diese Distanz zwischen Dasein und Wesen eignet allem menschlichen Sein als solchem.[83]

Die Bibelstelle, auf die hier angespielt wird, ist Exodus 3,14: „Da sprach Gott zu Mose: ‚Ich bin der Ich-bin!' Und er fuhr fort: ‚So sollst du zu den Israeliten sprechen: Der Ich-bin hat mich zu euch gesandt.'" Dies ist die Bibelstelle, mit der der Gottesname Jahwe begründet wird; er ist am wahrscheinlichsten etymologisch vom hebräischen Verb *haja* (‚sein') herzuleiten.[84] Selbstverständlich ist diese Stelle für das Judentum ungeheuer zentral, da sie vom heiligen, unaussprechbaren Gottesnamen handelt. Zur Auslegung Frankls wären die Worte vom *Midrasch Schemot Rabba* zu diesem Vers zu vergleichen:

> Nach R. Jizchak sprach Gott zu Mose: Sage ihnen: ich bin der, welcher ich gewesen, ich bin der, welcher jetzt ist und ich bin der, welcher sein wird, und darum heißt es hier dreimal: *'ehje* ich bin.

Zwar handelt es sich bei Frankl kaum um eine auf den Midrasch basierende Auslegung, da ja der letzterwähnte, oberflächlich betrachtet, sogar das Gegenteil sagt, obzwar er tatsächlich feststellt, daß sein, gewesen sein und werden bei Gott

---

[83] Frankl 1996a, 199.

[84] Freedman 1982, 534; Thompson 1992, 1011.

zusammenfließen. Frankl aber stellt das absolute Sein Gottes dem auf Werden bezogenen Sein des Menschen gegenüber. Doch ist m. E. anzunehmen, daß die Gegenüberstellung von Sein und Werden an diesem Punkt im Midrasch wurzelt.

Andererseits ist zu bemerken, daß Frankl diese temporalen Aspekte auf modale Aspekte bezieht, nämlich auf Begriffe wie *actus* und *potentia* oder *existentia* und *essentia*, die ja Elemente der abendländischen Ontologie darstellen. Dies scheint mir nicht besonders angebracht zu sein, spiegelt aber seinen Willen wider, sein Denken in der hebräischen Bibel zu verankern.

Im selben Buch findet sich ein Zitat aus dem jüdischen Hauptgebet *Schema Israel* (Deuteronomium 6,5; in der Anführung mit Kursivdruck markiert):

> Das Herz – das ist die intime Person; das ist nicht das, was einer hat, sondern das, was er ist, zutiefst ist: die wahre Tiefenperson – nämlich nicht die triebhafte, sondern die geistige. Was unter Tiefenperson in diesem Sinne verstanden wird, ist auch im Alten Testament gemeint, wann immer dort vom „Herzen" die Rede ist. So heißt es ebendort, der Mensch solle Gott *„lieben mit ganzem Herzen, ganzer Seele und ganzem Vermögen."* Das heißt so viel, wie daß der Mensch Gott lieben soll unter allen Bedingungen, unter allen Umständen – auch wenn dem Menschen alle relativen Wertmöglichkeiten entzogen sind, in der Vielfalt der ganzen Wertskala, ja auch noch dann, wenn ihm der vorletzte, der vorhöchste Wert entzogen zu werden droht, und das ist wohl das Leben selbst. Was ihm hier somit abverlangt ist, das ist: die Bereitschaft, alles herzugeben, hinzugeben, aufzugeben, aufzuopfern – das ist also: die bedingungslose Opferbereitschaft.[85]

Hier begegnen wir wieder Frankls Vorliebe für das „Herz", wie aus den oben erörterten Anführungen des 27. und 90. Psalms hervorgeht. Wenn er feststellt, daß immer, wenn im Alten Testament die Rede vom Herzen ist, die geistige Tiefenperson gemeint sei, fragt man sich, ob dies nicht einen übereilten Schluß darstellt. Im Abschnitt 2.2.2.1. wurde bemerkt, daß sowohl die jüdische als auch die christliche Anthropologie hauptsächlich dichotomisch, nicht trichotomisch sind. Die Anthropologie der hebräischen Bibel ist aber eher monistisch. Zwar weist Frankl hier nicht explizite auf seine trichotomische Menschenauffassung hin, wir wissen aber, daß die geistige Person eben ihre dritte, höchste Schicht

---
[85] Frankl 1996a, 226.

ausmacht. Das Wort *lēb* kommt in der hebräischen Bibel etwa 600mal vor; daher ist es etwas gewagt zu behaupten, daß es immer auf *die geistige Person* des Menschen bezogen wäre. Efraim E. URBACH stellt im Gegenteil fest, daß das Herz den ganzen Leib repräsentiert.[86]

Haben wir oben eine Vorliebe für das „Herz" bei Frankl angedeutet, ist vielleicht am vorliegenden Beispiel tatsächlich seine Quelle zu spüren. Wiederholt haben wir schon bemerkt, welche ungeheuer zentrale Rolle das jüdische Hauptgebet *Schema Israel* in seinem Leben einmal gespielt hat. Daß die Anführung im obigen Zitat auch auf das Erlebnis in Auschwitz bezogen ist, ist ganz offenbar. Darauf deuten die Hinweise auf das Entzogenwerden aller Wertmöglichkeiten, des vorhöchsten Wertes, des Lebens, inbegriffen, und auf die bedingungslose Opferbereitschaft. Das vollständige *Schema Israel* besteht aus Deuteronomium 6,4-9; 11,13-21 und Numeri 15,37-41, und weist insgesamt sechsmal auf das Herz hin. Der Mensch soll Gott aus seinem ganzen *Herzen*, seiner ganzen Seele und mit all seiner Kraft lieben (Deuteronomium 6,5; 11,13), und die Worte Gottes sollen in seinem *Herzen* bleiben (6,6), dem *Herzen* und der Seele der Israeliten eingeprägt werden (11,18). Die Israeliten sollen sich in acht nehmen, daß ihr *Herz* sich nicht betören lasse (11,16), und nicht nach den Gelüsten ihres *Herzen* und ihrer Augen abschweifen (Numeri 15,39). Das Herz im *Schema Israel* wird auch in den Talmud-Traktaten *Berakhot* 13b und *Megilla* 20a hervorgehoben. So mag gerade hier der Ausgangspunkt für Frankls Neigung, Bibelzitate anzuführen, die das Wort „Herz" enthalten, zu finden sein.

Wenn Frankl in dem „Leidenden Menschen" weiter Gott als „alles und nichts" bezeichnet, fügt er, wie eine Illustration, ein Zitat aus Hiob (9,11) bei: „Sieh, zöge er an mir vorbei, ich sähe nichts; und schwebte er dahin, ich merkte nichts von ihm."[87] Dieses Zitat ist im Zusammenhang geradezu perfekt. In den vorherstehenden Versen wird die Macht und Größe Gottes geschildert (in der Übersetzung von Zunz):

> Er spannte die Himmel allein, und trat nieder des Meeres Höhen.
>
> Er schuf den Bären, Orion, und Plejaden und des Südens Kammern.

---

[86]Urbach 1975, 214-215; Albertz 1992, 465 (vgl. doch Cohon 1971, 347-348).

[87]Frankl 1996a, 232. Die Übersetzung von Zunz.

> Er thut Großes, das nicht zu fassen, und Wunderbares, das nicht
> zu zählen.

Auch in den nachfolgenden Versen wird die Lobpreisung der göttlichen Macht wiederaufgenommen. In diese Doxologie wird diese merkwürdige Feststellung eingesprengt: „ich sähe nichts, ich merkte nichts von ihm." Gott wird wahrlich als „alles und nichts" geschildert. Daß Frankl Hiob 9,11 anführt, ist auch völlig verständlich auf dem Hintergrund dessen, was im vorigen Abschnitt erläutert wurde: „‚Geist' antwortet nicht." „...bleiben wir gerade deshalb ohne Antwort, weil unsere Fragen – das Unendliche erreicht haben."

Wenige Zeilen weiter führt Frankl ein ähnliches Wort an (Exodus 33,23): „Du siehst meinen Rücken; aber mein Angesicht kann nicht gesehen werden."[88] Mit diesen Worten antwortet Gott auf Moses' Begehren, seine Herrlichkeit zu schauen. Dieses Zitat hatten wir schon oben im Abschnitt 3.1.2. Anlaß zu erörtern. Es scheint, als ob Frankl es wegen des Schlüsselwortes „Rücken" gewählt hat; bevor er es anführt, stellt er nämlich fest, daß das Nichts von Gott „nur die Rückseite des Seins" ist. Oben haben wir dieses Zitat als ein Stück höchst persönlicher Bibelauslegung bezeichnet. Jetzt können wir jedoch feststellen, daß diese persönliche Auslegung eigentlich wenig einleuchtend ist. Die Schlüsselwortanalogie hat Frankl offenbar so in seinen Bann gezogen, daß er nicht weiter daran gedacht hat, ob dieses Bibelwort darüber hinaus die Problematik, mit der er sich im Zusammenhang auseinandersetzt, beleuchten kann.

Als ein Motto für den abschließenden Abschnitt in dem „Leidenden Menschen" über Anthropomorphismus zitiert Frankl, ohne anzugeben, daß es sich um ein Bibelzitat handelt, das 1. Buch der Könige 8,27: *„Si enim caelum et caeli caelorum te capere non possunt quanto magis domus haec quam aedificavi"*[89] („Die Himmel und der Himmel der Himmel vermögen dich nicht zu fassen, geschweige denn dieser Tempel, den ich erbaut habe"). Diese Worte sind im Gebet Salomos bei der Tempeleinweihung enthalten. Trotzdem spiegeln sie offenbar eine gegenüber dem Tempelkult kritische Einstellung wider, obzwar der Verfasser des Gebets sie nicht teilt. Ähnliche Formulierungen finden sich auch in Jesaja 66,1: „Der Himmel ist mein Thron, und die Erde der Schemel meiner Füße. Was für ein Haus wolltet ihr mir bauen, und welcher Art ist der Ort meiner Ruhestatt?"; und im 2. Buch Samuelis 7,4-7, im Gottesorakel an David, der einen Tempel bauen wollte, was aber Gott ihm versagt. Das letztgenannte Wort mündet

---

[88]Frankl 1996a, 232. Die Übersetzung von Zunz.

[89]Frankl 1996a, 232.

zwar darin aus, daß Davids Sohn Salomo den Tempel bauen wird (V. 13.), aber auch hier ist die kritische Einstellung gegenüber dem Tempelkult nicht zu verkennen. Es ist sogar wahrscheinlich, daß V. 13 ein Zusatz ist, so daß das Orakel eine Abneigung gegen den Tempel ausdrückt.[90]

Andererseits hat das Judentum seit der Zerstörung des zweiten Tempels im Jahre 70 ohne einen Tempel zurechtkommen müssen. Daher hat die Entwicklung des Judentums dazu geführt, daß es heute kaum einem Opferkult Raum läßt. Besonders im Reformjudentum, dem ja Frankl offenbar durch seinen Vater nahestand, wird dies klar ausgedrückt. In der „Pittsburgh Platform" von 1885 heißt es:

> ...to-day we accept as binding only the moral laws, and maintain only such ceremonies as elevate and sanctify our lives, but reject all such as are not adapted to the views and habits of modern civilization. [...]

> We consider ourselves no longer a nation, but a religious community, and therefore expect neither a return to Palestine, nor a sacrificial worship under the sons of Aaron, nor the restoration of any of the laws concerning the Jewish state.[91]

Für Frankl lag es daher nahe, den Tempelkult als letzten Endes einen Anthropomorphismus zu betrachten und folglich in Bibelworten wie im 1. Buch der Könige 8,27 eine Ablehnung des Anthropomorphismus zu hören.

Übrigens können wir wieder bemerken, wie er eine aus ihrem Zusammenhang gerissene Bibelstelle gebraucht. Obwohl der vorliegende Vers u. E. eine gegenüber dem Tempel kritische Einstellung widerspiegelt, ist sein Sitz im Leben eben die Einweihung des Tempels von Salomo. Zwar ist das herausgerissene Wort hier etwas umfassender als z. B. das oben erörterte „*sapientia cordis*".

In seinen Auseinandersetzungen mit dem Anthropomorphismus kehrt Frankl zu einer von ihm schon vorher im selben Buch zitierten Bibelstelle, Jesaja 55,9, zurück:

> Gott ist und bleibt, allem Diesseitigen, Irdischen, Menschlichen, Zeitlichen gegenüber, in absoluter Inkommensurabilität. Nicht ohne Absicht haben wir dabei soeben das Wörtchen

---

[90]Die Jerusalemer Bibel zu dieser Stelle.

[91]Vgl. Martin 1974, 234.

> „irdisch" gewählt; denn vielleicht am tiefsten ist der in Frage stehende Sachverhalt ausgesagt im biblischen Gleichnis, dem zufolge die göttlichen Gedanken sich zu den menschlichen genau so verhalten wie der Himmel zur Erde: ist doch die Erde im Raum – der Himmel jedoch der Raum selbst, die symbolische Repräsentanz der Raumdimension an sich.[92]

Bei der ersten Anführung ging es um den qualitativen Unterschied zwischen dem Himmel und der Erde: der Himmel ist nicht nur höher als die Erde, sondern qualitative Repräsentanz der Höhe. Hier begegnen wir demselben Gedanken in etwas variierter Form; er wird von einem dimensionalen Gesichtswinkel aus verstanden. Doch ist zu fragen, ob Frankl hier nicht eine moderne, kopernikanische Weltauffassung voraussetzt. Die biblische dagegen stellte sich den Himmel als einen Ort eindeutig *über* der Erde vor, und nicht so, daß die Erde sozusagen im Himmel wie in einem Raum war.

Wie im Zusammenhang mit der ersten Anführung dieses Verses, ist auch hier zu bemerken, wie die Franklsche Anwendung sich an die Ablehnung des Anthropomorphismus anschließt.

Schließlich weist Frankl in seiner Auseinandersetzung mit dem Anthropomorphismus, die auch die Theodizee einbezieht, auf Hiob hin. Dieser Hinweis wurde schon im Abschnitt 3.1.7. zitiert. Angesichts der Aporie jeder Theodizee sollte der Mensch wie Hiob tun: die Hand auf den Mund legen im wissen darum, daß er nichts weiß.[93] Der von ihm angeführte Vers ist Hiob 40,4: nachdem Gott selber Hiob, der mit seinen drei Freunden disputiert hat und von Elihu zurechtgewiesen worden ist, geantwortet hat, sagt Hiob: „Sieh, zu gering bin ich. Was soll ich erwidern?/ Ich lege meine Hand auf meinen Mund." Der Hinweis paßt hier perfekt. Entspricht doch die Franklsche Lösung der Theodizee genau derjenigen, die im Buch Hiob dargeboten wird. Niemand erklärt Hiob, warum er so schwer hat leiden müssen; zwar haben seine drei Freunde dies versucht, aber ihre Erklärungen werden schließlich von Gott selbst abgewiesen (Hiob 42,7). Die Lösung liegt eben darin, daß Hiob zugibt, daß es für die menschliche Vernunft um allzu schwere Fragen geht.

In „...trotzdem Ja zum Leben sagen", ein Büchlein aus dem Jahre 1946, in dem drei im März und April desselben Jahres gehaltene Vorträge veröffentlicht

---

[92]Frankl 1996a, 234.

[93]Frankl 1996a, 240; s. auch 1998, 138.

wurden und das in der „Sinnfrage in der Psychotherapie" enthalten ist, zitiert Frankl in einem Bericht über getäuschte Hoffnungen einiger Konzentrationslagerinsassen, ohne die Stelle anzugeben, das Buch der Sprüche 13,12: „Das Herz, das immer enttäuscht wird, wird krank." Anders als in den oben erörterten Psalmenzitaten geht es hier nicht um einen aus dem Zusammenhang gerissenen Ausdruck, obzwar Frankl den Spruch zugespitzt deutet: „Fürwahr, es wird krank – so krank, daß es schließlich zu schlagen aufhören mag", was auf den Tod der enttäuschten Lagerinsassen bezogen ist.[94] Wieder begegnen wir dem Schlüsselwort „Herz"! Zwar ist der Spruch sehr für die von Frankl geschilderte Situation geeignet, wenn wir uns aber fragen, wie er in diesem Zusammenhang gerade an diesen gedacht hat, liegt es nahe, die Erklärung im Wort „Herz" zu sehen.

In der „Psychotherapie in der Praxis" nimmt Frankl im Zusammenhang mit den klimakterischen Neurosen sein Bild vom Stoppelfeld der Vergänglichkeit und den vollen Scheunen der Vergangenheit (s.o. 2.2.7.) auf und schließt mit diesen Worten ab:

> Und wer von der Torschlußpanik ergriffen ist, der hat vergessen, daß das Tor, das sich zu schließen droht, eben das Tor einer vollen Scheune ist... Und er überhört den Trost und die Weisheit, die uns entgegenklingen aus den Worten: „Du gehst im Alter zu Grabe, wie der Garbenhaufen eingefahren wird zur Zeit" (JOB 5, 26).[95]

Die Stelle gibt die Worte des Eliphas, eines der drei Freunde Hiobs, wieder. Es ist nicht schwer zu verstehen, was dieses Zitat im Zusammenhang veranlaßt: es ist das Wort „Garbenhaufen", das ja sowohl auf das Stoppelfeld als auch die vollen Scheunen bezogen ist. Etwas problematisch ist die Anwendung dieses Verses immerhin, da der Trost der Freunde Hiobs ja im Buch Hiob schließlich von Gott selbst verworfen wird. Andererseits ist ein derartiger Mißbrauch nicht nur Frankl eigen, sondern mehr oder minder herkömmlich; das Gespräch zwischen Hiob und seinen Freunden enthält einfach allzu zahlreiche schöne Formulierungen, um als nichts anderes als ein Beispiel für falsches Denken betrachtet zu werden.

Im selben Buch wird ein Traum beschrieben und gedeutet, der zwar auf einen Patienten bezogen ist, aber doch ganz offenbar ein Traum Frankls ist. Ist

---

[94]Frankl 1996b, 131-132; s. auch 1993, 74-75, wo fälschlich Sprüche 13,3 angegeben wird.

[95]Frankl 1982b, 152-153; s. auch 1979, 39; 1988, 123; 1992, 61. Die Übersetzung von Zunz.

doch der Träumer ein Kletterer, der auch ein Überlebender des Konzentrationslagers ist, von dessen Angehörigen niemand außer der Schwester zurückgekommen ist; seine Mutter endete im Krematorium Auschwitz:

> Außerdem las unser Patient am Vorabend vor dem vorstehenden Traum, unmittelbar vor dem Einschlafen, in den Psalmen just den 120., in dem es heißt: „Ich erhebe meine Augen zu den Bergen; von wo wird mir Hilfe kommen? Hilfe kommt vom Herrn..." Im Traum erhob unser Patient sein geistiges Auge tatsächlich zu den Bergen, und er gedachte hierbei der Hilfe, die ihm und seiner Schwester vom Herrn gekommen.[96]

Der angeführte Vers ist der erste des Psalms, der auch als der 121. aufgezählt wird. Bei dieser Auslegung ist wohl nichts anzumerken; begegnen wir ja hier einem der beliebtesten Psalmen. Sie spiegelt aber Frankls Auffassung von seiner Rettung aus dem Konzentrationslager wider: Gott hat ihn gerettet, er hat sein Gebet erhört. Auch die Rettung seiner Schwester dadurch, daß sie Österreich rechtzeitig verlassen hat, ist der Hilfe Gottes zu verdanken.

In „Zeit und Verantwortung", einem Buch aus dem Jahre 1947, das in dem „Willen zum Sinn" als Neuausgabe enthalten ist, zitiert Frankl, ohne anzugeben, daß es sich um ein Bibelzitat handelt, den 10. Vers des 90. Psalms, den er auch in dem „Leidenden Menschen" anführt, diesmal aber vollständiger: „Das Leben des Menschen währet siebzig Jahre, und wenn es hoch kommt, achtzig, und wenn es köstlich war, dann ist es Mühe und Arbeit gewesen." Im erstgenannten Zusammenhang sagte er, daß es niemandem eingehen wird, daß das Leben einmal einfach aus sein soll. Hier aber gebraucht er das Zitat, um im Gegenteil zu unterstreichen, wie vergänglich das Menschenleben ist, doch auch bemerkend, daß ebenso, wie alles vergänglich ist, es auch ewig ist.[97] Diesmal ist der Vers aber einigermaßen „richtig" angewandt, da ja sein Anliegen mit dem Frankls zusammenfällt.

---

[96]Frankl 1982b, 197-198. Ich habe die Hinweise auf die Bibel von den Patienten, deren Fälle Frankl wiedergibt, in diesem Kapitel sonst nicht beachtet, da es ja um sein eigenes Verhältnis zur Bibel geht. Da der „Patient" in diesem Fall doch offenbar Frankl selbst ist, ist es begründet, dieses Beispiel einzubeziehen.

[97]Frankl 1997b, 51-52.

Im selben Buch wird in zwei Hinweisen auf die einleitenden und zentralen Worte vom *Schema Israel* in Deuteronomium 6,4 angespielt: Gott ist der Eine – ein Einer. Im ersten Hinweis heißt es:

> Nicht anders mag es sich nun mit dem verhalten, was wir Werte nennen: auch sie scheinen zu konvergieren, zu einem einheitlichen Punkt hin. Und wenn wir sie, die „Wertlinien" innerhalb des Daseins, nur konsequent genug verfolgen, dann müßte eigentlich auch jener „Punkt", jenes Transzendente und doch Konstitutive, in dem diese Wertlinien zusammenlaufen, zur Gegebenheit gelangen.

Frankl schlägt vor, daß sich das *Schema Israel* in seinem „tiefsten und letzten Sinngehalt" in diesem Sinne deuten läßt, „so daß vielleicht jede Wahrheit, zu Ende gedacht, Gott meint; und alle Schönheit, zu Ende geliebt, schaut Gott; und jeder Gruß, richtig verstanden, grüßt Gott."[98]

Zu diesen Gedanken wäre das einleitende Stück der „Pittsburgh Platform" zu vergleichen, das feststellt: „We hold that Judaism presents the highest conception of the God idea...", und von „this God idea as the central religious truth for the human race" spricht. Der Begriff „God idea" scheint mir dieselbe Gedankenlinie zu repräsentieren, die bei Frankl in seinem Gedanken von Gott als dem Konvergenzpunkt aller Werte zum Ausdruck kommt.

Der zweite Hinweis auf das *Schema Israel* mündet in einem Aufruf zu einem Bewußtwerden eines „Monismus der Monotheismen" aus.[99] Diese Erläuterung wurde schon im Abschnitt 3.1.8. erörtert, und es wurde konstatiert, daß Frankl sich mit ihr eng an eben die „Pittsburgh Platform" anschließt, die ja das Christentum und den Islam als „daughter religions of Judaism" betrachtet.

In einem Plädoyer für das Zerreißen der Kette des Bösen in „Logos und Existenz" von 1951, auch in dem „Willen zum Sinn" enthalten, berührt Frankl den Ausdruck „Aug um Auge und Zahn um Zahn", der in Exodus 21,24, Leviticus 24,20 und Deuteronomium 19,21 vorkommt. Er stellt diesem gegenüber die Geschichte vom Brudermörder Kain und besonders dem Kainszeichen (Genesis 4,15) und erläutert, daß das Zeichen keineswegs dazu gedient hat, Kain zu stigmatisieren,

---

[98]Frankl 1997b, 67-68.

[99]Frankl 1997b, 72.

sondern im Gegenteil, ihn zu schützen.[100] Seine Auslegung an diesem Punkt ist höchst vernünftig und kaum originell. Doch kann bemerkt werden, daß in herkömmlichem christlichen Denken gerade das Wort „Aug um Auge und Zahn um Zahn" als dasjenige hervorgehoben wird, das den harten Charakter des Alten Testaments widerspiegelt und dem man das Evangelium gegenüberstellt, während Frankl das Wort also mit einem anderen alttestamentlichen Wort, sogar aus der Tora, widerlegt.[101]

In der „Theorie und Therapie der Neurosen", in einer Anmerkung zu Erläuterungen über Zwangsneurosen, führt Frankl den Prediger an:

> Worauf es prophylaktisch ankommt, das ist eine Empfehlung, die auf eine Überwindung des Willens zur Hundertprozentigkeit, auf einen Verzicht auf den Anspruch auf eine hundertprozentig weise Erkenntnis und eine hundertprozentig gerechte Entscheidung hinausläuft. Die Empfehlung wurde längst schon vorweggenommen: „Sei nicht zu gerecht und mache dich nicht zu weise! Warum willst du wahnsinnig werden?" (Prediger, Kapitel VII, Vers 16.) Der Betreffende wird nicht gerade wahnsinnig, irrsinnig, geisteskrank; aber wer wird schon der Bibel verargen, wenn sie nicht die Differentialdiagnose zwischen Neurose und Psychose stellte?[102]

Der Ausdruck „wahnsinnig werden" im Zitat gibt die hebräische Verbform „*tiššōmēm*" wieder. Gewöhnlich wird er mit „zugrundegehen" übersetzt. Einerseits schreibt Frankl hier der Bibel eine moderne psychotherapeutische Einsicht zu, andererseits hält er es für selbstverständlich, daß sie nicht mit allen Distinktionen der modernen Psychiatrie vertraut ist. Am ehesten ist wohl anzunehmen, daß es die Ermahnung, nicht zu gerecht oder weise zu sein, ist, die Frankl den Anlaß gegeben hat, diesen Vers hier anzuführen. Da eine derartige Ermahnung wohl einmalig in der Bibel ist, ist es verständlich, daß er sich an diesem Punkt gerade an diesen Vers erinnert hat.

---

[100]Frankl 1997b, 100.

[101]Hierzu ist doch der Talmud-Traktat *Baba qamma* 84a (und *Kethuboth* 38a) zu vergleichen: „in der Schule Hiskijas lehrten sie: Auge um Auge, Leben um Leben, nicht aber Leben und Auge um Auge."

[102]Frankl 1993, 111; s. auch 1998, 176 Anm. 1. Die Übersetzung von Zunz.

Oben haben wir ein anderes Bibelzitat von Frankl im Zusammenhang mit Erläuterungen über Zwangsneurotiker behandelt, nämlich die Genesis 3,5 („...ihr werdet sein wie Gott, der Gutes und Böses erkennt").[103] Interessanterweise wird die Auslegung des betreffenden Verses im Prediger im *Midrasch Kohelet* mit den Worten „Wolle nicht gerechter sein als dein Schöpfer" eingeleitet. Obwohl die Wahl, den Prediger in diesem Zusammenhang zu zitieren, nicht an sich als etwas Jüdisches bezeichnet werden sollte, gibt es also trotzdem eine Verbindung zwischen diesen beiden Versen, die im rabbinischen Schrifttum zu finden ist. Daß Frankl zuerst, in dem „Unbewußten Gott", die Genesis an diesem Punkt angeführt hat, später aber den Prediger, mag dieser Verbindung in der rabbinischen Literatur zu verdanken sein.

Im selben Buch schließt Frankl bei einer Besprechung des Begriffs „Arrangement" von ADLER eine Anmerkung an:

> Nebenbei bemerkt, findet sich ein Hinweis auf den möglichen Arrangementcharakter einer Straßenangst in der Bibel, und zwar unter den Sprüchen (22, 13): „Der Träge spricht: Ein Löwe ist auf der Gasse, und mitten in den Straßen könnte ich ermordet werden." Unter biblischen Lebensbedingungen fürchtet sich der Träge, der Platzangst vorschützt, selbstverständlich nicht vor Kollaps, Infarkt und Insult, sondern vor Löwen, Tigern und Hyänen.[104]

In dieser Anmerkung begegnen wir wohl keiner tieferen Auslegung, sondern eher einem Witz. Was Frankl unterstreichen will, ist, daß hinter den psychotherapeutischen Theorien Erscheinungen stehen, die schon immer zu beobachten gewesen sind.

Im „Grundriß der Existenzanalyse und Logotherapie" aus dem Jahre 1959, in der „Logotherapie und Existenzanalyse" als Neuausgabe enthalten, führt Frankl einen Bibelspruch an, wenn er an Menschen denkt, die „das trostloseste und aussichtsloseste Schicksal" tragen müssen:

> Dargelebt haben es uns Patienten, und vorgelebt haben es uns Propheten. Die Lebensbedingungen palästinensischer Bauern

---

[103]Frankl 1991, 67.

[104]Frankl 1993, 130 Anm. 5; s. auch 1998, 253-254. Die Übersetzung von Zunz.

> biblischer Zeiten waren ganz andere als die eines Falles von Dementia praecocissima, eines Mannes in Kriegsgefangenschaft oder in einem Konzentrationslager [...] ihre leerstehenden Scheunen und Mißernten waren solche im wörtlichen Wortsinn – trotzdem hat ein Habakuk – Gott zuliebe – ja zum Leiden gesagt: „Die Feigen blühen nicht, und kein Ertrag ist an den Weinstöcken, die Olive trägt keine Frucht, die Flur trägt keine Speisen. Kein Schaf befindet sich in den Hürden, und kein Rind ist in den Ställen. Ich aber jauchze in dem Ewigen, juble im Gott meines Heiles."

Die nicht angegebene Stelle ist Habakuk 3,17.18. Das Zitat steht am Ende einer Erörterung, zu der das von Frankl oft wiederholte Bild von den leeren Stoppelfeldern und den vollen Scheunen übergeleitet hat. Er stellt die Frage, wie es mit denjenigen gehen wird, deren Scheunen leer sind, mit senilen Männern, unfruchtbaren Frauen usw. Dieses Bibelzitat macht die letzte Antwort Frankls auf diese Frage aus.[105]

Eine Gedenkrede von 1949 anläßlich der in den Jahren 1938-1945 verstorbenen Wiener Ärzte, die u. a. in dem „Leidenden Menschen" und „Psychotherapy and Existentialism" veröffentlicht worden ist, leitet Frankl mit den Worten des Psalmisten ein: „Was ist der Mensch, daß Du seiner gedenkst?" Er gibt die Stelle nicht an; sie ist Psalm 8,5. Er fährt fort:

> So lautete eine Frage, die der Psalmist an Gott richtet. Lassen Sie uns diese Frage hier und heute an uns selber richten und fragen: Was waren die toten Kollegen, daß wir an diesem Tage ihrer gedenken?"[106]

Dieser Psalmvers ist auch den Christen bekannt und wird in christlichen Predigten und Auslegungen oft angeführt. Doch ist Frankls Anwendung dieses Verses ungewöhnlich. Gewöhnlich versteht man ihn wohl als auf einen beliebigen Menschen bezogen. Doch ist zu bemerken, daß im *Midrasch Tehillim* Vers 5a als auf Abraham, 5b auf Isaak, 6a auf Jakob, 6b auf Mose bezogen erläutert werden, usw., bis schließlich Vers 9 als ein Hinweis auf Elia, Jona und die Israeliten

---

[105] Frankl 1998, 143-146 (s. auch 1988, 156-157). Der letzte Satz des Zitats stimmt mit der Übersetzung von Zunz überein.

[106] Frankl 1970, 107; 1996a, 216.

betrachtet wird. Hier wendet Frankl Vers 5a an, als ob er für den einzelnen Menschen galt, und auch seine Rede ist eine aus kurzen biographischen Notizen bestehende Aufrechnung von *gerechten* Menschen, nämlich Märtyrern, die nicht mehr unter uns sind.

Die Rede wurde weniger als vier Jahre nach dem Ende des Zweiten Weltkrieges – und des Holocausts, dessen Opfern sie ja gewidmet war – gehalten. Wie Frankl die Worte des Psalms anwendet, sollte vor diesem Hintergrund verstanden werden; nach drei Jahren in den Vernichtungslagern hatte diese Frage für ihn einen neuen Inhalt erhalten: Was ist der Mensch? So kehrt er auch am Ende seiner Rede auf die Frage des Psalmisten zurück und beantwortet sie:

> Ein Wesen, das in sich gleichermaßen die Möglichkeit birgt, auf das Niveau eines Tieres herabzusinken oder sich zu einem heiligmäßigen Leben aufzuschwingen. Der Mensch ist jenes Wesen, das immerhin die Gaskammern erfunden hat; aber er ist zugleich auch jenes Wesen, das in eben diese Gaskammern hineingeschritten ist in aufrechter Haltung und das Vaterunser oder das jüdische Sterbegebet auf den Lippen.

Unter Hinweis auf das PASCALsche „Schilfrohr, das denkt", stellt Frankl weiter fest, daß

> dieses Denken, dieses Bewußtsein, dieses Verantwortlichsein –, es macht die Würde des Menschen aus, die Würde jedes einzelnen Menschen. Und es liegt ganz und gar immer nur am einzelnen Menschen, ob er sie mit Füßen tritt – oder ob er sie wahrt.[107]

Diese Antwort liegt eigentlich schon weit vom Ausgangspunkt des Psalms, der die Kleinheit des Menschen und seine Erhebung kontrastiert, entfernt. Und doch hebt Frankl mit seiner Antwort gerade einen Kontrast hervor, aber den zwischen den moralischen Leistungen und dem Versagen des Menschen. Zu seiner Auslegung ist auch die jüdische Lehre von den Neigungen zum Bösen und Guten zu vergleichen. Mit ihr stimmt völlig überein, was er unterstreicht: „es liegt ganz und gar immer nur am einzelnen Menschen..."

---

[107] Frankl 1970, 110-111; 1996a, 218.

In dem „Menschenbild der Seelenheilkunde" (1959) führt Frankl den Bericht über Salomo an, dem es erlaubt war, von Gott zu wünschen was er wollte, wobei er um Weisheit bat. Gott antwortete, daß gerade deswegen, weil er keine egoistischen Wünsche verlangt hat, ihm die Weisheit gegeben würde, aber auch all das, worum er nicht gebeten hat. Frankl bezeichnet diesen Bericht als das Urbild davon, daß Lust oder gutes Gewissen oder auch Macht sich nur von dem finden lassen, der nicht nach ihnen trachtet, während derjenige, der bewußt zum Glück gelangen will, es eben verpaßt.[108] Zu dieser Anspielung ist nicht viel zu sagen; gehört doch dieser Bericht über Salomo (1. Buch der Könige 3,5-13) zu den berühmtesten und beliebtesten in der Bibel, auch unter den Christen.

Im selben Buch zitiert Frankl den 6. Vers des 8. Psalms:

> Hatten doch die bisherigen großen drei Homunkulismen – der Biologismus, der Psychologismus, der Soziologismus – ihm [dem Menschen] in einem Zerrspiegel ein Zerrbild seiner selbst vor Augen gehalten, demzufolge er eben „nichts" war „als" je nachdem ein Reflexautomat, ein Triebapparat, ein psychischer Mechanismus oder aber bloßes Produkt von Produktionsverhältnissen. Dies war vom Menschen geblieben: vom Menschen, den der Psalmist noch „paulo minor Angelis" genannt, also knapp unter die rein geistigen Wesen gestellt hatte.[109]

Er zitiert die Vulgata (wo es doch „*paulo minus ab angelis*", oder laut *nova versio* „*paulo minorem Angelis*" heißt), die mit der Septuaginta übereinstimmend „wenig geringer als die Engel" übersetzt, während es in der hebräischen Bibel „fast zu einem Gott" heißt. Die Übersetzung ‚Engel' mag darauf beruhen, daß der Gedanke, der Mensch sei fast zu einem Gott gemacht worden, von den Übersetzern der Septuaginta im 2. oder 3. Jahrhundert v. Chr. als nahezu blasphemisch erlebt wurde, weshalb eine Umdeutung erforderlich war. Im *Midrasch Tehillim*, einer mittelalterlichen Auslegung des Psalters, wird aber der vorliegende Ausdruck auf Jakob bezogen, und zwar eben davon ausgehend, daß das hebräische Wort *'elōhîm* buchstäblich, also als ‚Gott' zu verstehen ist. Der hebräische Wortlaut, der auch in der von Frankl häufig angeführten Übersetzung von ZUNZ wörtlich wiedergegeben wird, hätte sich doch für Frankls Anliegen noch besser

---

[108] Frankl 1959, 37 (s. auch 1988, 40-41).

[109] Frankl 1959, 47; s. auch 1950, 106; 1970, 123.

geeignet. Offenbar hat er dieser Unterscheidung zwischen ‚Gott' und ‚Engel' keine entscheidende Bedeutung zugemessen.

Es gibt übrigens eine Verbindung zwischen dieser Anführung von Psalm 8,6 und der vorhin erörterten des vorigen Verses. War Frankls Verständnis im letztgenannten Beispiel vom Holocaust gefärbt, so ist dies auch hier der Fall. Er fährt nämlich fort und erklärt: „Jedenfalls ist es meines Erachtens nur ein Schritt der Konsequenz, der von einem solchen homunkulistischen Menschenbild in die Gaskammern hineinführt."[110]

In einer Auseinandersetzung mit der Frage nach der Existenz Gottes, auch in dem „Menschenbild der Seelenheilkunde", weist Frankl darauf hin, daß es von Gott „im Psalm 8, Vers 12 heißt: ‚Er hüllte sich in Finsternis.'" Dies schließt an ein Gleichnis mit einem Schauspieler an, der auf der Bühne steht und wegen der Soffitten und Rampen seine Zuschauer nicht sehen kann.[111] Die Stelle ist aber in Wirklichkeit Psalm *18*,12. Dieses Zitat ist wohl am ehesten als eine oberflächliche Assoziation zu bezeichnen, da die Technik eines modernen Theaters ihren Ausgangspunkt ausmacht. Trotzdem spiegelt es Frankls Bild von Gott wider als einem, zu dem der Mensch sprechen soll, ohne aber eine Antwort zu erwarten.

In der „Sinnfrage in der Psychotherapie" (1977) begründet Frankl seinen Glauben an den Übersinn damit, daß die Natur, die uns nach Sinn fahnden ließ, damit selbst einen Sinn verfolgt haben muß, und fügt eine Anmerkung hinzu:

> Ähnlich muß auch die Antwort gelautet haben, die der Psalmist auf seine Frage erwartet hatte: „Der das Auge geschaffen – er sollte nicht sehen? Und der das Ohr geschaffen – er sollte nicht hören?"[112]

Die nicht angegebene Stelle ist Psalm 94,9. Die Anmerkung appelliert an eine logische Analogie und ist am ehesten als auf allgemeine Vernunft gegründet zu betrachten.

---

[110]Frankl 1959, 47-48; s. auch 1970, 123.

[111]Frankl 1959, 98; s. auch 1988, 153 (vgl. 1998, 113, wo dasselbe Bild ohne das Bibelzitat gebraucht wird).

[112]Frankl 1996b, 71-72; s. auch 1982a, 253 Anm. 38.

In einer Auseinandersetzung mit dem Verhältnis zwischen Sinn und Sein in „Psychotherapy and Existentialism" spielt Frankl auf den Bericht von der Wüstenwanderung an. Diese Erläuterung ist auch in einer Erweiterung der „Ärztlichen Seelsorge"[113] enthalten, weshalb wir sie in deutscher Sprache zitieren können:

> Wie heißt es doch in der Bibel: Während der Wanderung Israels durch die Wüste schritt Gott in Form einer Wolke seinem Volk voran – und es mag nicht abwegig sein, diesen Bericht so zu deuten, daß wir sagen: Der (letzte) Sinn (der Übersinn, wie ich es zu formulieren pflege) schritt dem Sein voran, auf daß letzteres ersterem folge, auf daß ersterer letzteres mit sich reiße. Fragen wir uns aber einmal, was denn geschehen wäre, wenn Gottes Herrlichkeit nicht Israel vorangeschritten wäre, vielmehr inmitten dieses Volkes geweilt hätte – es liegt auf der Hand, was geschehen wäre: die Wolke wäre nimmermehr imstande gewesen, Israel durch die Wüste zu geleiten und ans Ziel, an seinen Bestimmungsort zu bringen, sondern die Wolke hätte alles eingenebelt, niemand hätte sich zurechtgefunden, und Israel wäre irregegangen.[114]

Hier liefert Frankl eine Auslegung des Exodus 13,21, die man irgendwie als einen Midrasch bezeichnen könnte. Bezieht er sich doch hier darauf, daß Gott in Form einer Wolke seinem Volk *voran*ging, und fragt sich, was geschehen wäre, wenn es anders gewesen wäre, wenn Gott *inmitten* des Volkes geweilt hätte. In der *Mechiltha zu Exodus* wird bei der Auslegung dieses Verses die Frage gestellt, wie der Ewige, der doch laut anderen Bibelstellen die Himmel und die Erde füllt, d. h. überall zugegen ist, seinem Volk *voran*gehen konnte. Die Antwort lautet: „Es geschieht nicht deshalb, weil ich keinen hätte, der die Lampe nähme und meinen Söhnen leuchtete, sondern siehe, ich will euch die Liebe zu meinen Söhnen kundtun, damit ihr ihnen Ehre erweiset." So ist die Franklsche Fragestellung eine, die die rabbinische nur leicht variiert: wäre Gott konkret überall zugegen gewesen, hätte er auch inmitten des Volkes geweilt. Zwar kann man sich fragen, ob er sich dadurch nicht direkt des Anthropomorphismus, den er ja streng ablehnte, schuldig macht: hätte Gott inmitten Israel geweilt, hätte das Resultat nur

---

[113]Frankl 1982a, 73-82.

[114]Frankl 1970, 11-12; 1982a, 78; s. auch 1988, 51.

eines sein können. Doch liegen die Dinge vielleicht etwas anders: was erklärt werden soll ist nicht, warum Gott nicht das bewirkt hat, was uns recht erscheint. Statt dessen geht es darum, eine Wohltat Gottes, sein Vorangehen, vor dem Hintergrund seiner Ubiquität verständlich zu machen.

Dieser Auslegung schließt sich eine Erörterung über zweierlei Menschentypen an: „pacemakers" und „peacemakers", wobei Frankl wieder einen Hinweis auf Mose hinzufügt. Die ersteren konfrontieren uns mit Werten und Sinn, während die letzteren versuchen, uns zu entlasten und uns diese Konfrontierung abzunehmen. Diese Erläuterung ist in derselben Erweiterung der „Ärztlichen Seelsorge" enthalten, weshalb wir sie wieder in deutscher Sprache zitieren können:

> Ein Schrittmacher in diesem Sinne war beispielsweise MOSES: er trachtete keineswegs, das Gewissen seines Volkes einzulullen, im Gegenteil, er forderte es heraus. Er brachte seinem Volk die Zehn Gebote mit, als er vom Berge Sinai herniederstieg, und ersparte ihm weder die Konfrontierung mit Idealen noch das Wissen um die ihnen nur nachhinkende Realität.[115]

Mit dieser Anspielung knüpft Frankl an eine der zentralsten Traditionen des Judentums an: die Überlieferung der Tora durch Moses. Obwohl dieser Bericht in der christlichen Theologie keineswegs peripher ist, hat er dort einen negativen Nebenton, der es weniger wahrscheinlich macht, daß ein Christ ihn wie Frankl als ein positives Beispiel anführen würde. So heißt es im 2. Brief an die Korinther 3,7.9.10:

> Er ist es auch, der uns befähigte, Diener eines neuen Bundes zu sein, nicht des Buchstabens, sondern des Geistes; denn der Buchstabe tötet, der Geist aber macht lebendig. [...] Wenn nämlich der Dienst der Verurteilung herrlich war, ist weit mehr der Dienst der Gerechtigkeit überreich an Herrlichkeit. Ja es ist eigentlich gar nichts Herrliches mehr, was in dieser Beziehung (durch das Gesetz) herrlich geworden ist, gegenüber der überschwenglichen Herrlichkeit (des Evangeliums).

So wird im christlichen Denken das Gesetz mehr oder minder selbstverständlich mit etwas Freudlosem, Zwanghaftem verknüpft, es stellt den dunklen Hintergrund

---

[115]Frankl 1982a, 79; 1970, 12.

des herrlichen Evangeliums dar, und daher sind Anspielungen auf das Gesetz in christlicher Umgebung weniger angebracht, etwas, was Frankl als Jude vielleicht nicht beachtet hatte.

In „Psychotherapy and Existentialism" rekapituliert Frankl dann einen Fall, einen orthodoxen Rabbiner, dessen erste Frau mit ihren sechs Kindern in Auschwitz ins Gas gegangen sind, und dessen zweite Frau unfruchtbar war. Da seine Kinder als unschuldige Märtyrer gestorben waren, würden ihnen seiner Auffassung gemäß die höchsten Plätze im Himmel angewiesen werden, während er selbst, ein alter sündiger Mann, dies nicht erwarten konnte, so daß er also seine Kinder nicht wiedersehen würde. Hierzu sagt Frankl aber:

> Is it not conceivable, Rabbi, that precisely this was the meaning of your surviving your children; that you may be purified through these years of suffering, so that finally you, too, though not innocent like your children, may *become* worthy of joining them in Heaven? Is it not written in the Psalms that God preserves all your tears? So perhaps your sufferings were not in vain.

In einer Anmerkung dazu zitiert Frankl wörtlich die Stelle (Psalm 56,9): „Thou hast kept count of my tossings; put thou my tears in thy bottle! Are they not in thy book?" und gibt auch die Stelle an: Psalm 56,9. Hier begegnen wir einem einzigartigen Beispiel für den Franklschen Bibelgebrauch. Sein Patient ist Jude, und zwar ein höchst bewußter Jude: ein Rabbiner. Dazu kommt, daß sowohl Patient als auch Therapeut Überlebende der Konzentrationslager sind. Frankl zaudert nicht, seine Kenntnisse des jüdischen Glaubens auszunützen, welches mit Erfolg geschieht: „For the first time in many years he found relief by seeing his suffering in the new light I had cast upon it through having him reevaluate it in his own terms."[116]

Man fragt sich, ob es wirklich ausschließlich „in his own terms" war, ob Frankl dem Rabbiner nicht einfach begegnet wie ein Jude einem anderen Juden.[117] Es ist übrigens bemerkenswert, vorausgesetzt, daß die Schilderung das Gespräch getreu wiedergibt, wie gut er die Bibel kennt, so daß er gleich auf eine geeignete Stelle hinweisen kann. Darüber hinaus ist seine Auslegung zu beachten. Es ist, als ob er sich frage, was es bedeuten soll, wenn es heißt, daß Gott die

---

[116]Frankl 1970, 85-86; s. auch 1965, 188-190.

[117]Vgl. Frankl 1982a, 219.

Tränen aufbewahrt. Daß die Frage nach einer solchen Einzelheit gestellt wird, könnte man als genuin rabbinisch bezeichnen. Auf diese Frage antwortet Frankl: es bedeutet, daß unser Leiden uns auf die künftige Welt vorbereiten soll. Hierzu wäre zu vergleichen, was im Abschnitt 2.2.9. von Frankls hoher Schätzung des Leidens konstatiert wurde: eine derartige Auffassung ist auch im rabbinischen Judentum zu finden.

In „The Will to Meaning" nennt Frankl, daß in drei Psalmen auf Gott als einen „lachenden" hingewiesen wird. Er tut es, indem er seine Hochschätzung für den Humor ausdrückt und feststellt, daß der Humor sogar eine göttliche Eigenschaft ist.[118] Die Psalmen, die er nicht angibt, sind der 2. (V. 4), 37. (V. 13) und der 59. (V. 9). Hierzu ist wieder der *Midrasch Tehillim* zu vergleichen. Einerseits werden gerade diese drei Psalmenstellen aufgerechnet (dazu noch Sprüche 1,26), andererseits wird in einem Kommentar zum Lachen Gottes unterstrichen, daß alle Verrichtungen Gottes in Heiligkeit geschehen.

Im selben Buch berührt Frankl zuerst das Gebot „Du sollst nicht töten", und fährt dann fort:

> Conscience also has the power to discover unique meanings that contradict accepted values. The Commandment I have just quoted is followed by another, "Thou shalt not commit adultery." What comes to mind, in this context, is the story of a man who, together with his young wife, was imprisoned in Auschwitz. When they came there, he told me after his liberation, and were separated from each other, he suddenly felt a strong urge to implore her to survive "at any expense – you understand? At any cost..." She understood what he meant: she was a beauty, and there might be, in the near future, a chance for her to save her life by agreeing to prostitution among the SS. And if such a situation should arise, her husband wanted to give her his absolution, as it were, in advance. [...] In the unique situation – indeed a unique one – the unique meaning was to abandon the universal value of marital faithfulness, to disobey one of the Ten Commandments. To be sure, this was the only way to obey another of the Ten Commandments – "Thou shalt

---

[118]Frankl 1988, 17.

not kill." Not giving her his absolution would have made him co-responsible for her death.[119]

Im Abschnitt 1.3. wurde schon bemerkt, daß das Ehepaar in Wirklichkeit Viktor Frankl und seine erste, später in Bergen-Belsen verstorbene Frau Tilly war. Dies geht klar aus „Was nicht in meinen Büchern steht" hervor.[120] Diese Auseinandersetzung ist also eine, die Frankl mit seinem Herzblut geschrieben hat, und sie ist auf erschütternde Weise mit der jüdischen Geschichte verbunden. Darüber hinaus ist aber ihr Charakter zu beachten: sie löst ein Problem, das darin besteht, daß zwei Gebote (Exodus 20,13 und 14) in Widerspruch zueinander geraten. Eine derartige Problemstellung ist geradezu bezeichnend für das Judentum, dessen Gebote und ihre Befolgung ja einen zentralen Teil seiner Essenz ausmachen. Hierzu ist der Talmud-Traktat *Sanhedrin* 74a (dazu auch *Pesahim* 25b und *Joma* 82a) zu vergleichen:

> ...wenn man jemand bei Todesandrohung zwingt, eine aller in der Gesetzlehre genannten Sünden zu begehen, er sie begehe und sich nicht töten lasse, ausgenommen sind Götzendienst, Hurerei und Blutvergießen.

Die rabbinische Diskussion in *Sanhedrin* geht weiter und läßt sogar die Möglichkeit offen, daß Götzendienst unter solchen Umständen erlaubt ist. Dabei beruft man sich auf Leviticus 18,5, wo es von demjenigen, der Gottes Gebote erfüllt, heißt: „Er wird durch sie leben." Betreffend Hurerei und Blutvergießen wird diese Möglichkeit nicht vorgeschlagen. Es folgt aber eine Auseinandersetzung: die Vergewaltigung einer Verlobten darf man auch durch Opferung des Lebens des Vergewaltigenden verhindern, wie man einen Mord durch das Leben des Mörders zurückhalten darf, und man muß sich eher töten lassen als die Verlobte vergewaltigen (nach einer anderen Lesart soll die Verlobte eher getötet als vergewaltigt werden), wie man sich eher töten lassen muß als morden. Obgleich man aus diesem Prinzip nicht direkt den Franklschen Schluß ziehen kann, ist der Gedankengang sehr ähnlich. Außerdem meinte ja Frankl damals in Auschwitz zwischen Hurerei (von seiner Frau begangen) und Blutvergießen (das sie treffen würde) wählen zu müssen, wobei er entscheiden mußte, welches schlimmer und also auf Kosten des anderen zu vermeiden war.

---

[119] Frankl 1988, 63-64.

[120] Frankl 1995b, 68-69.

Zu der Auffassung, daß der Ehemann, der in dieser Situation seiner Frau nicht seine Absolution zugebilligt hätte, an ihrem Tod mitschuldig geworden wäre, ist der Talmud-Traktat *Šebuôth* 47b zu vergleichen: Šimon ben Tryphon begründet das Verbot der Kuppelei damit, daß man das Ehebrechen im Gebot auch als ehebrechen *lassen* verstehen kann. Analog mit diesem Gedankengang hätte der Ehemann Verantwortung dafür, daß seine Frau nicht ehebricht, und es hat also einst in Auschwitz not getan, daß er darauf verzichtete, diese seine Pflicht zu erfüllen.

In einer Auseinandersetzung mit dem modernen Lebensrhythmus, dessen Folge es ist, daß die Menschen keine Zeit haben, ihre Gedanken zu Ende zu denken, heißt es, auch in „The Will to Meaning":

> What then happens has been described by the psalmist. *"Vel per noctem me monet cor meum."* Even at night his heart admonishes him. Today we would say that at night the repressed existential problems return. Conscience reminds him of them.[121]

Die nicht angegebene Stelle ist Psalm 16,7. Im ganzen lautet der Vers: „Ich preise den Herrn, weil er Einsicht mir gab,/ weil das Herz mich mahnt sogar in der Nacht." Wir sehen also, daß Frankls Zitat aus dem Zusammenhang gerissen ist. Andererseits begegnen wir hier wieder einem Zitat mit dem Schlüsselwort „Herz", das in Frankls Denken in erster Linie mit dem *Schema Israel* verbunden sein mag. Auch in den obigen Beispielen wurden Ausdrücke mit diesem Wort meistens aus ihrem Zusammenhang gelöst angeführt.

Weiter wird ein Gespräch zwischen Frankl und einem Patienten wiedergegeben. Es handelt sich um einen Siebzehnjährigen, der gerettet worden war, als die Nazis eine Gruppe von Juden hinrichteten. Später war er in Israel in ein Geisteskrankenhaus eingewiesen worden, weswegen er Gott anklagte. Frankl aber weist auf den Propheten Jona hin, der im Bauch des großen Fisches gefangen war und erst da seine Lebensaufgabe erkannte. So mag es auch sein, daß Gott durch die Jahre, die der Patient im Krankenhaus hat verbringen müssen, diesem seine Aufgabe zeigen wollte. Wie Jona zuerst die Aufgabe, in Nineve zu predigen, abgelehnt hatte, nach der Gefangenschaft im Bauch des Fisches sie aber erfüllte, so mag auch der Patient, „a little Jonah", nach seinem Spitalaufenthalt zu einem tieferen Verständnis der Weisheit des Talmuds gelangt sein. „For now you have

---

[121]Frankl 1988, 97-98.

been purified, the way gold and silver, as is said in the Psalms (or somewhere else), is purified in the furnace."¹²²

Dieses Gespräch ähnelt dem oben angeführten mit dem alten Rabbiner, als auch hier Patient wie Therapeut Überlebende des Holocausts sind. Wieder ist zu bemerken, wie Frankl die Möglichkeiten, die die gemeinsame Tradition darbietet, gleich ausnützt. Der Patient soll sein Leiden als sinnvoll verstehen, und Frankl malt dies mit einem Bild aus der hebräischen Bibel aus. Vor allem ist aber der Sinn, den er dem Leiden zuschreibt, ein gutes Zeugnis des Talmuds! Im vorhergehenden Kapitel wurde bezüglich der Propheten angemerkt, daß auf das Buch Maleachi hingewiesen wurde, zu welchem nun eine Verbindung entsteht.

Vom Läuterungsprozeß ist im Buch Maleachi 3,3 die Rede: "und er wird sitzen und das Silber schmelzen und reinigen und wird die Kinder Levi reinigen und läutern wie Gold und Silber."

Im selben Zusammenhang fragt sich Frankl, ob der depressive Patient mit seinem Leiden nicht eine Sinnerfüllung erlebt, und zitiert einen Psalm: "... the Lord is nigh unto them that are of a broken heart; and saveth such as be of a contrite spirit." "Is it not a characteristic of the developmental curve of schizophrenic patients that it is 'broken'? Is it not a characteristic of manic-depressive patients that they are 'contrite'?"¹²³ Die Stelle ist Psalm 34,19. Obwohl Frankl also den Schwerpunkt auf die Wörter „broken" und „contrite" legt, begegnen wir nichts desto weniger wieder dem Wort „Herz"!

Frankl führt in den in dieser Untersuchung behandelten Büchern die hebräische Bibel insgesamt 46mal an. Dabei sind Beispiele, in denen dieselbe Bibelstelle mit derselben Auslegung wie in einem früheren Werk angeführt wird, nicht beachtet worden. Auch die autobiographische Skizze „Was nicht in meinen Büchern steht" ist außer acht gelassen worden; in ihr sind drei Anspielungen auf die Bibel enthalten,¹²⁴ die aber ausdrücklich autobiographischer Natur sind. Zwei von ihnen wurden übrigens im Kapitel 1 behandelt. Die größte Anzahl Bibelzitate ist in dem „Leidenden Menschen" enthalten: 12; die zweitgrößte in „The Will to Meaning": 10; und die drittgrößte in dem „Unbewußten Gott": 8. Da diese Bücher zu den

---

¹²²Frankl 1988, 129-130.

¹²³Frankl 1988, 139.

¹²⁴Frankl 1995b, 36, 61-62, 73.

umfangreicheren gehören, kann man eigentlich – was die Zahl der Bibelzitate betrifft – keine signifikanten Unterschiede zwischen den Büchern nachweisen; doch hatten wir schon bemerkt, daß in der „Ärztlichen Seelsorge", Frankls erstem Buch, ursprünglich keine Anführungen aus der Bibel enthalten waren. Auch in seinem zweiten Buch „Ein Psycholog erlebt das Konzentrationslager" finden sich nur zwei. In den noch früher erschienenen Artikeln kommen auch keine Bibelzitate vor.

Das Bibelbuch, das Frankl am meisten anführt, ist der Psalter; er wird 16mal zitiert. Frankl hat den Psalter sehr geliebt;[125] unter seinem Nachlaß gibt es eine große Anzahl von verschiedenen Sonderausgaben dieses Bibelbuches, wie ich es habe selber feststellen können. Dies steht auch in Einklang mit seiner Hochschätzung des Gebetes; der Psalter besteht ja gerade aus Gebeten. Sechsmal zitiert Frankl den Exodus oder spielt auf ihn an, fünfmal zitiert er das Buch Hiob. Nimmt man die Propheten als eine Einheit, werden sie siebenmal angeführt. Die Bücher der hebräischen Bibel, die angeführt werden, sind: Genesis, Exodus, Deuteronomium, Das 1. Buch Samuelis, Das 1. Buch der Könige, Jesaja, Amos, Jona, Habakuk, Maleachi, der Psalter, Hiob, Das Buch der Sprüche, Der Prediger und Das Hohelied.

Die Art und Weise, in welcher Frankl die Bibel anwendet, variiert sehr. Es kommen regelrechte Auslegungen vor, wie diejenige vom Kainszeichen. Manchmal lassen sich Kontaktpunkte mit dem Talmud und den Midraschim nachweisen. Andererseits kommen oberflächliche Assoziationen vor, wie diejenige zwischen dem blendenden Effekt des Scheinwerfers und Gott, der sich in der Finsternis versteckt. Eine dritte Gruppe machen die Hinweise auf prägnante Ausdrücke aus. Unter ihnen sind besonders diejenigen zu bemerken, die auf das „Herz" bezogen sind. Doch ist es allen diesen Arten gemein, daß die Bibel *nicht* den Ausgangspunkt der Erörterungen darstellt, sondern umgekehrt: die Erörterungen werden mit Hinweisen auf die Bibel gestützt. Andererseits ist zu bemerken, daß Frankl sich niemals polemisch gegenüber der Bibel äußert; es wäre denn in dem Fall von „Aug um Auge, Zahn um Zahn", aber auch diesem Spruch tritt er mit einem anderen Bibelwort entgegen.

---

[125]Frau Eleonore Frankl im Gespräch mit dem Verfasser am 21.4.1999.

3.3.2. Das Neue Testament

Manchmal kommen in Frankls Büchern auch Anführungen aus dem Neuen Testament vor. Doch sind diese bei weitem nicht so zahlreich wie die aus der hebräischen Bibel.

In „Ein Psycholog erlebt das Konzentrationslager" schildert er seine Gefühle und Gedanken bei der Fronarbeit in der Morgendämmerung. Im gleichen Augenblick, da er seine Fragen nach einem letzten Sinn mit einem „Ja" von irgendwoher beantwortet erlebt, leuchtet ein Licht in einem fernen Fenster auf. Hier fügt er ein Bibelwort ein: „*et lux in tenebris lucet*', und das Licht leuchtet in der Finsternis." Die nicht angegebene Stelle ist das Evangelium nach Johannes, 1,5. Es folgt keine Auslegung und kein Kommentar.[126]

Da wir annehmen dürfen, daß Frankl ganz spontan an dieses Bibelwort gedacht hat, möglicherweise sogar im geschilderten Augenblick damals im KZ, zeigt dies, daß ihm auch das Neue Testament vertraut war. Andererseits sollte man nicht übersehen, daß dieses Wort, wie der ganze sog. Johannesprolog, auf den Schöpfungsbericht in der Genesis anspielt: „Finsternis lag über dem Abgrund, und der Geist Gottes schwebte über den Wassern. Da sprach Gott: ‚Es werde Licht!' Und es ward Licht" (Genesis 1,2.3). Also ist die Franklsche Bibelassoziation an diesem Punkt nicht ohne Anknüpfungspunkt in der hebräischen Bibel.

In dem „Unbewußten Gott" schreibt Frankl, daß das Gewissen den Menschen befähigt, bei ethischen Entscheidungssituationen „das Eine, was not tut" zu sehen.[127] Dies scheint eine Anspielung auf Jesu Worte im Evangelium nach Lukas 10,42 zu sein: „Martha, Martha, du sorgst und beunruhigst dich um viele Dinge. Doch weniges ist notwendig, nur eines." Hierbei handelt es sich doch um einen auch im üblichen Sprachgebrauch verankerten Ausdruck. Doch zitiert Frankl ihn mit Anführungszeichen, was zeigt, daß es ihm bewußt ist, daß es um ein Bibelzitat geht.[128]

---

[126] Frankl 1995a, 70.

[127] Frankl 1991, 28-29; s. auch 1982a, 56; 1996a, 29; 1998, 78.

[128] Es ist zuzugeben, daß es sich um einen Grenzfall handelt. In einem anderen Zusammenhang heißt es: „Und wer sich von Neurose 100prozentig frei weiß, werfe den ersten Stein" (Frankl 1997a, 108-109). Auch hier begegnen wir einem Grenzfall, und zwar einem, der sich auf der anderen Seite der Grenze befindet, d. h. ich habe ihn außer acht gelassen, da ich ihn nur als ein Beispiel für den allgemeinen (zwar von der Bibel beeinflußten) Sprachgebrauch ansehe. S. auch Frankl 1959, 110. Eine andere Art Grenzfall findet sich in Frankl 1946c, 49:

In dem „Leidenden Menschen" vergleicht Frankl den autistisch Leidenden mit dem Pharisäer: „Sagt der Pharisäer: Seht her, wie brav ich bin – so der autistisch Leidende: Seht her, wie arm ich bin."[129] Dies ist eine Anspielung auf das Gleichnis Jesu vom Pharisäer und Zöllner (Lukas 18,9-14). Er zögert also nicht, auch einen Text, der einen frommen Juden in polemischem Licht darstellt, einzubeziehen. Doch muß man sich fragen, ob er daran gedacht hat, daß der Pharisäer ja ein frommer Jude war, und nicht eher das von diesem gezeichnete negative Bild ohne Hinblick auf dessen Glauben und Herkunft angewandt hat.

Wenn Frankl sich in einem Vortrag vom Jahre 1983, der in demselben Buch enthalten ist, damit auseinandersetzt, daß die anständigen Menschen in der Minorität sind, stellt er fest: „Die Welt liegt im argen; aber es wird alles nur noch viel ärger werden, wenn nicht jeder einzelne sein möglichstes tut."[130] Dabei scheint er den ersten Johannesbrief 5,19 im Sinn zu haben. Der ganze Vers lautet: „Wir wissen, daß wir von Gott sind, und die ganze Welt liegt im Argen" (Übersetzung von Martin Luther). Er eignet sich gut als eine Illustration der Idee von der anständigen Minderheit unter der unanständigen Mehrheit, und es ist denkbar, daß der Vers wegen seiner drastischen Formulierung eine Art Schlagwort geworden war, das Frankl durch den allgemeinen Sprachgebrauch kennengelernt hatte. Es fragt sich, ob eine solche Feststellung nicht eigentlich weder mit dem Christentum noch mit dem Judentum vereinbar ist. Eventuell könnte man sie so verstehen, daß mit der Welt die nichtchristliche gemeint ist. Mit dem modernen Judentum, und am allerwenigsten mit dem Reformjudentum, ist aber die Idee von der Bosheit der ganzen nichtjüdischen Welt auch kaum vereinbar. Doch scheint es, als ob es Frankls oft wiederholter Gedanke von der Seltenheit der anständigen Menschen ist, der in diesem Zusammenhang das Bibelzitat hervorruft. Dieser Gedanke ist seinerseits durch seine Erfahrungen als Opfer des Holocausts entstanden. Ob er darüber hinaus eher jüdisch als christlich ist oder umgekehrt, ist m. E. eine müßige Frage.

In der „Theorie und Therapie der Neurosen" schließt Frankl an seine Erläuterung des sog. Fadenkreuzes (s. o. 2.2.6.) an: „Mit anderen Worten: in den Augen des Homo faber muß der Triumph des Homo patiens Torheit und Ärgernis sein."[131]

---

hier wird ein Vortrag eines Gefangenenhausseelsorgers angeführt und in Verbindung damit der Brief an die Galater zitiert.

[129] Frankl 1996a, 213.

[130] Frankl 1996a, 63.

[131] Frankl 1993, 181; s. auch 1997a, 82; 1998, 134.

Damit spielt er offenbar auf den ersten Brief an die Korinther, 1,23, an: „...predigen wir Christus, den gekreuzigten, den Juden ein Ärgernis, den Heiden eine Torheit." Wieder wendet er also ein neutestamentliches Wort an, das den Gegensatz zwischen dem Christentum und Judentum einbezieht. Zwar entspricht es ziemlich genau dem Franklschen Thema, das gerade mit dem Bild vom Faden*kreuz* dargestellt wird: in schwerstem Mißerfolg kann sich größte Erfüllung vollziehen. Wieder ist aber zu bemerken, daß Frankl nur das Bild, nach dem ein Mißerfolg unter einem anderen Gesichtswinkel gesehen als ein Triumph erscheinen kann, aufnimmt, aber seinen Sitz im Leben in der frühen christlich-jüdischen Polemik übersieht.

In einer Gedenkrede über Rudolf ALLERS, die 1964 gehalten wurde und in der „Logotherapie und Existenzanalyse" enthalten ist, sagt Frankl:

> Als Allers uns auf ein Photo von sich eine Widmung schrieb, kleidete er sie in die Worte ein: „Die Wahrheit wird euch frei machen." Und so ist es auch: nicht die Freiheit – von der Neurose – macht uns schon wahr – macht aus uns die Wahrheit erkennende oder gar für sie sich entscheidende Menschen; sondern die Wahrheit ist es, die uns noch triumphieren läßt über die Tragik, die zum Wesen menschlichen Daseins gehört, und insofern macht die Wahrheit uns frei vom Leiden – während unser bloßes Freisein vom Leiden uns noch lange nicht an die Wahrheit heranzubringen vermöchte.

Dasselbe Bibelzitat, als „the Biblical promise" bezeichnet, und eine ähnliche Auslegung sind auch in „The Will to Meaning" und „The Unheard Cry for Meaning" enthalten.[132] Die betreffende Bibelstelle ist Johannes 8,32, ein Wort Jesu an die Juden, die an ihn glaubten, aber trotzdem mit ihm in Disput gerieten: „Die Wahrheit wird euch frei machen." Worauf Frankl aber eher anzuspielen scheint, ist eine unter Christen übliche, auf diesen Bibelvers gegründete Redensart; in der Gedenkrede ist der Vers als ein Zitat von Allers wiedergegeben – erst in den späteren amerikanischen Büchern weist Frankl auf die Bibel hin. Hinzu kommt noch, daß seine Auslegung nicht auf das Bibelwort, sondern ganz und gar auf seine Beobachtungen als Psychotherapeut bezogen ist.

---

[132]Frankl 1979, 50; 1988, 133; 1998, 225-226.

Frankl führt also in den von uns untersuchten Büchern das Neue Testament sechsmal an. Wie es bei den Anführungen der hebräischen Bibel der Fall ist, bildet auch das Neue Testament in keinem Beispiel den Ausgangspunkt seiner Erläuterungen. Darüber hinaus kann man aber feststellen, daß wir hier einer weitaus oberflächlicheren Anwendung begegnen. Keine Auslegung kommt vor, und in wenigstens zwei Fällen („das Eine, was not tut"; und „Die Wahrheit wird euch frei machen") geht es um neutestamentliche Ausdrücke, die im allgemeinen Sprachgebrauch verankert sind. Obwohl Frankl auch die hebräische Bibel oft zitiert, ohne die Stelle anzugeben, ist es zu bemerken, daß er bei den neutestamentlichen Zitaten nicht einmal das betreffende Bibelbuch angibt.

Andererseits hat er tatsächlich Stellen aus dem Neuen Testament, die im Hinblick auf den jüdisch-christlichen Gegensatz keineswegs neutral sind, angeführt. Dieses deutet darauf hin, daß er sich nicht bewußt entschieden hat, das Neue Testament so wenig – wie es der Fall ist – anzuführen. Dies könnte man als eine für einen Wiener Juden geradezu charakteristische Haltung bezeichnen.[133] Daß das Ergebnis unserer Analyse so einleuchtend ist – die hebräische Bibel ist 46mal angeführt, das Neue Testament sechsmal – läßt vermuten, daß er mit der letzterwähnten Schrift nicht besonders vertraut war, während sich betreffend der ersterwähnten eher das Gegenteil behaupten läßt. Er war und blieb Jude, und die Bibel war und blieb für ihn die hebräische, das Alte Testament.

3.4. Der Talmud und das Gebetbuch

Es kommt auch vor, daß Frankl den Talmud zitiert. Wenn er in „...trotzdem Ja zum Leben sagen" die Einmaligkeit des Daseins und die Einzigartigkeit jedes Menschen und des Sinns seines Lebens unterstreicht und „zusammenfassend in eine Formel zu bringen" versucht, heißt es:

> ...dann könnten wir auf einen Ausspruch zurückgreifen, den Hillel, einer der Begründer des Talmud, vor fast zweitausend Jahren zu seinem Wahlspruch gemacht hat. Dieser Spruch lautet: „Wenn ich es nicht tue – wer sonst wird es tun? Wenn ich es aber nur für mich tue – was bin ich dann? Und wenn ich es nicht jetzt tue – wann denn soll ich es tun?" – „Wenn nicht ich..." – darin steckt die Einzigartigkeit jeder einzelnen Person;

---

[133] Vgl. Berkley 1988, 53.

„wenn für mich.." – darin steckt die Wertlosigkeit und Sinnlosigkeit solcher Einzigartigkeit, sofern sie nicht eine dienende ist; „und wenn nicht jetzt..." – darin steckt die Einmaligkeit jeder einzelnen Situation![134]

In „Psychotherapy and Existentialism" werden dieselben Worte, obwohl in anderer Reihenfolge, im Zusammenhang mit einer Auseinandersetzung mit der Vergangenheit etwas anders ausgelegt:

"If I do not do this job – who will do it? And if I do not do this job right now – when shall I do it? But if I carry it out only for my own sake – what am I?" The first two parts of this saying suggest that each man is unique and each man's life is singular; by the same token, no man can be replaced and no man's life can be repeated. Both this very uniqueness of each human being and the singularity of his existence – and the singularity of each moment which holds a specific and particular meaning to fulfill – add to the responsibleness of man in which logotherapy sees the essence of his existence. The third part of Hillel's dictum grapples with the fact that self-transcendence is the foremost and paramount trait and feature of human existence insofar as man's life always points to something beyond himself; it is always directed toward a meaning to fulfill (rather than a self to actualize, or one's potentialities to develop).[135]

Diese Worte sind im Mischnatraktat *Pirqê 'Abôt* 1,14 enthalten. In einem Interview behauptet Frankl sogar, daß man sie in jeder Bibel nachschlagen kann.[136]

Wenn Frankl in „‚...trotzdem Ja zum Leben sagen" davon spricht, daß die vorbildlichen Menschen in der Minorität sind, weist er auf „einen alten Mythos" hin, nach dem „die Existenz der Welt darauf beruhe, daß zu jeder Zeit 36

---

[134]Frankl 1996b, 100; s. auch 1982a, 89 Anm. 1.

[135]Frankl 1970, 89-90; s. auch 1988, 55; hier paraphrasiert Frankl tatsächlich im selben Stück, wo er Hillel zitiert, Augustin: „man's heart is restless unless he has found, and fulfilled, meaning and purpose in life" (*...inquietum est cor nostrum, donec requiescat in te* [Confessiones lib. I, cap. I.1]).

[136]Frankl & Kreuzer 1997, 57.

wahrhaft gerechte Menschen in ihr sind."[137] Dieser alter Mythos ist von der Lehre von den *Lamed vav zaddikim* hergeleitet worden, die in *Sanhedrin* 97b und *Sukkah* 45b ausgesprochen wird. Sie wird dort mit Jesaja 30,18 begründet: „Heil allen, die auf ihn harren!" Der Zahlenwert des hebräischen Wortes *lô* (‚ihn') ist nämlich 36.[138]

In dem „Leidenden Menschen" greift Frankl die Frage nach der Einseitigkeit der Existenzanalyse auf und schiebt ein:

> Vielleicht ist es nicht unangebracht, an dieser Stelle der sinnigen Überlieferung zu gedenken, welche die zwei ersten, miteinander konkurrierenden Talmudschulen, die Schule Hillel und die Schule Schammai betrifft: Sie hatten so lange rivalisiert, bis eine himmlische Stimme die Schule Hillel würdigte, daß nach ihr entschieden werde. Dies geschah nun mit der Begründung, daß die Schule Hillel demütig neben ihren Ansichten auch die der Schule Schammai lehrte.[139]

Die Worte, auf die Frankl hinweist, finden sich in *Êrubin* 13b, wo die *Bat qôl*[140] bestimmt, daß sowohl die Worte der Schule Hillel als auch die der Schule Schammai Worte des lebendigen Gottes sind, daß aber die Halakha[141] nach der Schule Hillels zu entscheiden sei.

Im selben Buch setzt Frankl sich mit der Euthanasie-Politik der Nazis auseinander, und stellt fest:

> Soll diese Zeit nicht wiederkehren, dann werden wir uns an eine Losung halten müssen, die sich im Talmud findet: „Wer auch nur eine einzige Seele zerstört, ist gleich zu erachten einem, der eine ganze Welt zerstören würde; wer auch nur eine einzige Seele rettet, ist gleich zu erachten einem, der eine ganze Welt erretten würde."[142]

---

[137]Frankl 1996b, 84-85.

[138]Betreffend *Lamed vav zaddikin*, s. Encyclopaedia Judaica 1971 Bd. 10, 1367-1368.

[139]Frankl 1996a, 173-174.

[140]Zu diesem Begriff, s. Rothkoff 1971, 324-325.

[141]Regelungen für die Befolgung der Tora.

[142]Frankl 1996a, 216; s. auch 1995b, 36, 1997b, 134.

Diese Losung findet sich in *Mischna Sanhedrin* 4,5. Es sollte nicht übersehen werden, daß dieses Zitat in einem Vortrag enthalten ist, den Frankl 1949 oder 1950 an der Universität Wien gehalten hat. Einige Jahre nach dem Ende der Nazizeit stellt er also öffentlich fest, daß die Rettung vor der Drohung einer Wiederkunft des Alptraums darin zu finden ist, daß man sich an die Worte des Talmuds hält.

In „Zeit und Verantwortung" erinnert Frankl daran, daß der Mensch „aus dem Nichts kommt und ins Nichts geht – aus dem Nichts geboren, ins Sein ‚geworfen', vom Nichts bedroht."[143] Es scheint, als ob er auf *Pirqê 'Abôt* 3,1 angespielt hat:

> Merke auf drei Dinge und du wirst in die Gewalt keiner Übertretung kommen: Wisse, woher du kamst und wohin du gehst und vor wem du einst Rechenschaft und Rechnung ablegen mußt. Woher kamst du? Aus einem übelriechenden Tropfen. Wohin gehst du? Zu Maden und Würmern. Und vor wem mußt du einst Rechenschaft und Rechnung ablegen? Vor dem König der Könige der Könige, dem Heiligen, gepriesen sei er!

In der „Theorie und Therapie der Neurosen" setzt Frankl sich mit dem Wiederunbewußt-Machen vom bewußt Gemachten bzw. Unbewußt-Bleiben des Unbewußten auseinander:

> Wir verstehen aber auch, daß das Wieder-unbewußt-Werden, das Vergessen, einen wesentlichen Schutzmechanismus darstellt, und wir begreifen die tiefe Weisheit, die aus einer Legende des Talmud spricht, derzufolge jedes neugeborene Kind, sobald es zur Welt kommt, von einem Engel einen Schlag auf seinen Mund bekommt, woraufhin es sofort vergißt, was es vorgeburtlich gelernt und gesehen hat.[144]

Die Stelle ist *Nidda* 30b. Da heißt es vom neugeborenen Kind: „...es schaut und sieht von einem Ende der Welt bis zum andren Ende...", und: „Sobald er in den Weltenraum gekommen ist, kommt ein Engel, klapst ihn auf den Mund, und macht ihn die ganze Gesetzlehre wieder vergessen..." Das Schauen und Sehen

---

[143] Frankl 1997b, 47.
[144] Frankl 1993, 177; s. auch 1998, 178.

von einem Ende der Welt bis zum anderen Ende liegt offenbar hinter Frankls Gedanken davon, daß das Kind etwas vorgeburtlich gelernt und gesehen hat, während er das Bild vom Engel, der das Kind auf den Mund klapst, genau wiedergegeben hat, nur daß das, was es vergessen soll, die *Tora* ist.

Frankl nennt dieselbe Talmudstelle auch im Vorwort zur 2. Auflage des „Unbedingten Menschen" von 1975. Da stellt er fest, daß diese Legende „von einem präexistenten Wissen um eine Wahrheit, um *die* Wahrheit" handelt. Er führt sie übrigens mit den Worten „irgendwo im Talmud soll geschrieben stehen..." an,[145] welches darauf deuten mag, daß er diese Erkenntnis seiner jüdischen Tradition verdankt.

Einmal zitiert Frankl auch das jüdische Gebetbuch, den *Siddur*:

> Man cannot break through the dimensional difference between the human world and the divine world but he can reach out for the ultimate meaning through faith which is mediated by trust in the ultimate being. But God is "high above all the blessings and hymns, praises and consolations, which are uttered in the world," as it is said in the famous Hebrew prayer for the dead, Kaddish. That is to say, again we meet a dimensional difference, one comparable with that what Martin Heidegger calls the ontological difference, the essential difference between things and being.[146]

Die Anführung des Totengebetes mag ihre Vorgeschichte haben. Gegen Ende der Lagerzeit hatten Frankl und ein anderer Häftling den Auftrag, drei Leichen zu begraben. In seinem Bericht nennt er das „kurze Totengebet", das er und sein Kamerad sprachen, als sie die ersten Schollen auf die Leichen hinabfallen ließen. (Tatsächlich beteiligt sich auch der Wachtposten an ihm.)[147] Dieses Gebet war aller Wahrscheinlichkeit nach gerade das *Kaddisch* oder ein Auszug aus ihm. Sind wir im Recht, schließen sich an das *Kaddisch* Erinnerungen an, die mit Frankls Ringen um den Sinn angesichts der äußersten Sinnlosigkeit verbunden waren. Dazu ist zu bemerken, wie er das Totengebet als Ausdruck der

---

[145] Frankl 1996a, 68.

[146] Frankl 1988, 145-146.

[147] Frankl 1995a, 98-99.

Ablehnung des Anthropomorphismus versteht und auf dem Hintergrund seiner Gedanken von verschiedenen Dimensionen des Seins auslegt.

Wir begegnen also in den Büchern von Frankl deutlichen Zitaten von zwei Stellen im Talmud, dazu drei expliziten Anspielungen auf ihn und dazu möglicherweise noch einer etwas vageren Anspielung. Darüber hinaus wird auch das Gebetbuch einmal zitiert. Haben wir oben von den Bibelzitaten gesagt, daß sie niemals den Ausgangspunkt für sein Denken bilden, verhält es sich m. E. anders mit seiner Anwendung des Talmud. Zwar könnte man anmerken, daß er *Pirqê 'Abôt* 1,14 von seinen Ideen ausgehend etwas kühn auslegt; doch scheint es mir keineswegs ausgeschlossen, daß *Pirqê 'Abôt* tatsächlich Frankls Denken an diesem Punkt geformt hat. Und die Wahrheit der Worte in *Mischna Sanhedrin* 4,5 zu erfahren, hat ihn ja beinahe das Leben gekostet.

3.5. Schlußfolgerungen

Dieses Kapitel wurde durch eine Auseinandersetzung mit dem Gottesbild Frankls eingeleitet. Es hat sich gezeigt, daß es darin einerseits um eine Auffassung geht, die sich scharf gegen den Anthropomorphismus wendet. Andererseits wendet sich Frankl aber auch gegen eine Intellektualisierung des Gottesglaubens, wenn er, im Anschluß an Martin BUBER, Gott als das ewige Du bezeichnet, *von* dem man eigentlich nicht sprechen kann, da man nur *zu* ihm sprechen kann. Schließlich plädiert er für eine Art Universalmonotheismus, eine Gemeinschaft der monotheistischen Konfessionen. All dies, hat sich gezeigt, kann man als jüdisches Gedankengut bezeichnen. Damit ist nicht gesagt, daß solche Gedanken in christlichem Kontext undenkbar wären; sie spiegeln aber Betonungen wider, die im Judentum stärker hervortreten.

Was Frankl von den Konfessionen sagt, stimmt mit seinen Äußerungen über den Gottesglauben überein: sie sind Stützen für das eigentliche Wesen des Glaubens, welches im persönlichen Verhältnis jedes einzelnen Menschen zu Gott besteht. Schließlich hat er, trotz seiner Schätzung des Christentums, klar gemacht, daß er sich persönlich ihm nicht anschließe.

Frankls Denken gründet sich nicht explizite auf die Bibel. Er zitiert sie aber ziemlich häufig. Dabei ist es bemerkenswert, daß er die hebräische Bibel ungleich öfter als das Neue Testament anführt. Dazu kommt, daß es bei den neutestamentlichen Zitaten und Anspielungen nie zur Auslegung kommt, welches dagegen mehrfach der Fall ist, wenn er die hebräische Bibel anwendet. Manchmal sind diese seine Auslegungen ganz offenbar mit zentralen Aussagen im Talmud vereinbar, vielleicht sogar aus ihnen herzuleiten, und auch sonst zeigen sie, wie gut Frankl die hebräische Bibel kennt.

Über die Bibel hinaus zitiert Frankl auch den Talmud und das Gebetbuch oder spielt auf den erstgenannten an. Es zeigt sich, daß er den Talmud gut kennt, etwas, was keineswegs bei jedem Wiener Juden der Fall war.[148] Auch wenn sich eine Lücke in seinen Kenntnissen zeigt, ist es eine genuin jüdische Lücke: er rechnet den Talmud zur Bibel!

---

[148]Beller 1989, 73-74, 84-85.

4. Zusammenfassung

In dieser Untersuchung haben wir uns mit dem Schrifttum Viktor E. Frankls im Hinblick auf sein Verhältnis zur Religion und besonders zum Judentum auseinandergesetzt. Im 2. Kapitel wurden Frankls zentrale Themen erläutert, wobei besonders sein Menschenbild beleuchtet wurde, so wie es uns in seinen Darstellungen der Logotherapie und Existenzanalyse begegnet.

Um seines Wohlseins willen hat der Mensch das Bedürfnis, sich über den Sinn seines Lebens klar zu werden. Dieser Sinn ist für jeden Menschen einmalig und einzigartig. Er ist vorhanden, unabhängig davon, ob man ihn kennt und nach ihm fragt oder nicht. Es gilt für jeden Menschen zu lernen, was der Sinn seines Lebens ist. Darüber, wie dieser Sinn bestimmt worden ist, äußert sich Frankl nicht. Es ist doch m. E. schwer vorstellbar, daß es einen solchen Sinn gäbe, ohne eine höhere Macht vorauszusetzen, die den einmaligen und einzigartigen Sinn eines jeden bestimmt.

Frankls Anthropologie gründet sich auf eine trichotomische Menschenauffassung: der Mensch besteht aus Leib, Seele und Geist. Obwohl eine derartige Trichotomie sowohl im Judentum als auch im Christentum vorkommt, hat er sie offenbar von dem Philosophen Nicolai HARTMANN übernommen. Frankl hebt den Vorrang des Geistes hervor: die Logotherapie ist eine Therapie, die mit dem Geistigen im Menschen rechnet. Obwohl er in seinem früheren Denken auch Gott in die Erläuterungen über den Geist einbezog, hat er in seinen späteren, amerikanischen Werken ausdrücklich eine derartige Assoziation abgelehnt.

Der Mensch ist nach Frankl verantwortlich, weil er frei ist: frei gegenüber seinen Anlagen und seiner Umgebung. Diese Freiheit hebt er in einem bewußten Gegensatz zur Psychoanalyse und Individualpsychologie hervor. Die Betonung der Verantwortlichkeit weckt die Frage, vor was oder wem der Mensch verantwortlich ist. Von Anfang an sieht Frankl hier Gott als eine mögliche Instanz, und schon in den vierziger Jahren wird es klar, daß er es persönlich vorzieht, daß man sich eben vor Gott verantwortlich betrachtet, obwohl er darauf beharrt, daß die Logotherapie weder die Gläubigkeit des Patienten noch die des Arztes voraussetzt.

Seine Betonung der Verantwortlichkeit läßt auch erkennen, daß wir es mit einem jüdischen Denker zu tun haben. Ein zentrales Thema in der jüdischen Anthropologie ist nämlich die Lehre von *jætsær ra'* und *jætsær tov*, der Neigung zum Bösen und der zum Guten. Der Mensch ist nach der jüdischen Theologie dafür verantwortlich, daß er der guten Neigung folgt und die böse unterdrückt. Auch manche andere Themen bei Frankl, mit denen wir uns auseinandergesetzt haben, spiegeln seine Verankerung im Judentum wider, wie z. B. seine kategorische Verwerfung des Selbstmordes. Auch wird deutlich, daß Frankls Theorien in den Konzentrationslagern getestet worden sind; dieser Hintergrund tritt mehrfach in seinen Darstellungen zutage.

Wir haben beobachtet, wie Frankl bei fast allen erörterten Themen die Grenze zwischen immanenten und transzendenten Kategorien überschreitet und sich „so weit hinein ins Philosophische wagt, daß er die Grenzen zum Theologischen hin erreicht", um es noch mal mit den Worten Uwe BÖSCHEMEYERs auszudrücken.[149] Wer mit Frankl mithalten will, hat es nicht leicht, ohne einen eigenen religiösen Glauben mit seinem Leben zurechtzukommen. Dies bedeutet jedoch keineswegs, daß dieser Glaube ein jüdischer sein muß, obwohl wir im 1. Kapitel nachgewiesen haben, daß Frankls eigener Glaube gerade als ein jüdischer zu bezeichnen ist. Doch muß es sich um einen monotheistischen Glauben handeln. Darüber hinaus sind die transzendenten Elemente der Logotherapie durchaus mit der Feststellung Frankls vereinbar, daß man durch das Medium jeder Religion hindurch zu dem einen Gott finden kann.

Hiermit ist jedoch noch lange nicht gesagt, daß im Franklschen Denken ein Mensch hervortritt, der einfach an Gott glaubt, ohne von irgendeiner religiösen Tradition beeinflußt zu sein. Es ist nicht Frankls Anliegen, das Judentum zu verkündigen, seine Erörterungen aber lassen deutlich erkennen, daß er fest in seiner religiösen Tradition verankert war, besonders in der des Reformjudentums, dem ja sein Vater anhing.

Obwohl Frankl sich in seinem Schrifttum mit psychotherapeutischen und anthropologischen Fragen auseinandersetzt, äußert er sich auch mehrfach über den Gottesglauben, was im 3. Kapitel behandelt wurde. Dabei tritt einerseits ein Abrücken von allem Anthropomorphismus, andererseits eine Ablehnung einer Intellektualisierung zugunsten einer Betonung auf die *Beziehung* zutage. Ersteres ist als ein genuin jüdischer Zug zu bezeichnen, während letzteres zweifellos auf die Philosophie Martin BUBERs zurückzuführen ist.

In seinen Schriften zitiert Frankl verhältnismäßig oft die Bibel. Dabei ist eine frappante Diskrepanz zwischen der hebräischen Bibel und dem Neuen Testament zu bemerken. Die neutestamentlichen Zitate zeigen, sowohl was ihr Vorhandensein als auch ihren Charakter betrifft, daß Frankl keine Abneigung gegenüber dem Neuen Testament hegte. Die betreffende Diskrepanz beruht offenbar darauf,

---

[149]Böschemeyer 1977, 123.

daß er ungleich besser mit der hebräischen Bibel vertraut war. Darüber hinaus, daß er sie weitaus öfter anführt, kommen auch regelrechte Auslegungen vor, was niemals bezüglich des Neuen Testaments der Fall ist. Seine Auslegungen weisen auch mehrfach deutliche Ähnlichkeiten mit der rabbinischen Literatur auf.

Außerdem kommen auch direkte Zitate aus dem Talmud und Anspielungen auf ihn vor. Auch an diesem Punkt wird bei Frankl eine Vertrautheit mit der rabbinischen Literatur deutlich, die kaum bei einem nichtjüdischen Nichttheologen vorstellbar ist.

Ein Thema, das bei Frankl stets anwesend ist, ist der Holocaust. Da es sich bei ihm um einen Überlebenden der Konzentrationslager handelt, ist dies durchaus verständlich. Es bedeutet aber auch, daß wir einer Verfasserschaft begegnen, die tief vom zentralsten Teil der modernen jüdischen Geschichte beeinflußt worden, ja von ihm durchdrungen ist.

Zusammenfassend kann man feststellen, daß das Schrifttum Viktor E. Frankls unverkennbar einen Urheber spüren läßt, der im Judentum des frühen 20. Jahrhunderts fest verankert war.

5. Quellenverzeichnis

ADLER, ISRAEL
    1971   "Man, the Nature of. In the Bible". *EJ 11*, 842-846. Jerusalem.

ALBERTZ, RAINER
    1992   „Mensch. II. Altes Testament". *TRE 22*, 464-474. Berlin.

ALLERS, RUDOLF
    1929   *Das Werden der sittlichen Person. Wesen und Erziehung des Charakters.* Freiburg im Breisgau.

ANSBACHER HEINZ L.
    1971   "Adler, Alfred". *EJ 2*, 271-272. Jerusalem.

BELLER, STEVEN
    1989   *Vienna and the Jews 1867-1938. A cultural history.* Cambridge.

BERKLEY, GEORGE E.
    1988   *Vienna and Its Jews. The tragedy of success 1880s-1980s.* Cambridge.

Die Bibel
    1968   *Die Bibel. Die heilige Schrift des Alten und Neuen Bundes. Deutsche Ausgabe mit den Erläuterungen der Jerusalemer Bibel [...]. 2. Auflage. Freiburg am Breisgau.*

    1978   *Die Bibel oder die ganze heilige Schrift des Alten und Neuen Testaments nach der Übersetzung Martin Luthers.* Stuttgart.

Biblia Hebraica Stuttgartensia
    1977   *Biblia Hebraica Stuttgartensia* [...] Editio funditus renovata adjuvanitibus [...] cooperantibus [...] ediderunt K. Elliger et W. Rudolph. Deutsche Bibelstiftung. Stuttgart.

BLÜHDORN, JÜRGEN GERHARD
    1984   „Gewissen I. Philosophisch". *TRE 13*, 192-213. Berlin.

BÖSCHEMEYER, UWE
- 1977 *Die Sinnfrage in Psychotherapie und Theologie. Die Existenzanalyse und Logotherapie Viktor E. Frankls aus theologischer Sicht.* TBT 32. Berlin.

- 1979 *Logotherapie und Religion.* Die Psychologie des 20. Jahrhunderts. Band XV. Transzendenz, Imagination und Kreativität. Religion. Parapsychologie. Literatur und Kunst. Hrsg. von Gion Condrau, 295-301. Zürich

BOUSSET, WILHELM
- 1926 *Die Religion des Judentums im späthellenistischem Zeitalter.* 3. verbesserte Auflage. Tübingen. HNT 21.

BUBER, MARTIN
- 1954 *Die Schriften über das dialogische Prinzip. Ich und Du / Zwiesprache. Die Frage an den Einzelnen. Elemente des Zwischenmenschlichen. Mit einem Nachwort.* Heidelberg.

CLAYTON, JOHN
- 1984 „Gottesbeweise III. Systematisch/Religionsphilosophisch". *TRE 13*, 740-784.

COHN, HAIM HERMANN
- 1971 "Suicide". *EJ 15*, 489-491. Jerusalem.

COHON, SAMUEL S.
- 1971 *Jewish Theology. A historical and systematic interpretation of Judaism and its Foundations.* Assen.

Computer-Konkordanz zum Novum Testamentum
- 1980 *Computer-Konkordanz zum Novum Testamentum Graece. Von Nestle-Aland, 26. Auflage und zum Greek New Testament, 3rd Edition.* Berlin.

COSER, LEWIS A.
- 1971 "Scheler, Max Ferdinand". *EJ 14*, 952-953. Jerusalem.

EBNER, FERDINAND
    1963   *Fragmente Aufsätze Aphorismen. Zu einer Pneumatologie des Wortes.* Schriften. Erster Band. München.

Encyclopaedia
Judaica
    1971   "Afterlife".*EJ 2*, 336-339. Jerusalem.

                "Death". *EJ 5*, 1420-1424. Jerusalem.

                "Lamed vav zaddikin". *EJ 10*, 1367-1368. Jerusalem.

                "Malachi, the book of". *EJ 11*, 1057-1058. Jerusalem.

                "Pittsburgh Platform". *EJ 13*, 570-571. Jerusalem.

                "Scrolls, the five". *EJ 14*, 1057-1058. Jerusalem.

FABRY, JOSEPH &
LUKAS, ELISABETH
    1995   *Auf den Spuren des Logos. Briefwechsel mit Viktor E. Frankl. Mit einem Epilog von Eugen Thurnher.* Berlin.

FLECKENSTEIN, KARL-HEINZ
    1975   *Am Fenster der Welt. Im Gespräch mit: Heinz Rühmann, Robert Jungk, Ota Sik, Leo Schürmann, Léopold Senghor, Thor Heyerdahl, Kurt Waldheim, Viktor E. Frankl, Luise Rinser, Gundula Janowitz, Eddi Merckx, Rudolf Kirchschläger, Franz König, Wernher von Braun.* München.

FLÜELER, CHRISTOPH/
IMBACH, RUEDI
    1992   „Mensch VI. Mittelalter". *TRE 22*, 501-509. Berlin.

FRANKL, VIKTOR E.
    1925   „Psychotherapie und Weltanschauung. Zur grundsätzlichen Kritik ihrer Beziehungen." *Internationale Zeitschrift für Individualpsychologie 3*, 250-252.

    1946a   *Ärztliche Seelsorge.* Wien.

1946b	*Ärztliche Seelsorge*. Dritte, ergänzte Auflage. Wien.
1946c	*...trotzdem ja zum Leben sagen. Drei Vorträge gehalten an der Volkshochschule Wien-Ottakring*. Wien.
1947a	*Die Existenzanalyse und die Probleme der Zeit*. Wien.
1947b	*Zeit und Verantwortung. Ein Vortrag gehalten in Innsbruck am 19. Februar 1947*. Wien.
1949	*Der unbedingte Mensch. Metaklinische Vorlesungen*. Wien.
1950	*Homo Patiens. Versuch einer Pathodizee*. Wien.
1951	*Logos und Existenz. Drei Vorträge*. Wien
1959	*Das Menschenbild der Seelenheilkunde. Drei Vorlesungen zur Kritik des dynamischen Psychologismus*. Stuttgart.
1965	*Man's Search for Meaning: an Introduction to Logotherapy.* [...] revised and enlarged by the author. New York.
1966	*Ärztliche Seelsorge. Grundlagen der Logotherapie und Existenzanalyse*. Siebente, neu bearbeitete und ergänzte Auflage. Wien.
1967	"Comment on Vatican II's Pastoral Constitution in the Modern world". *World, 13*. Chicago.
1970	*Psychotherapy and Existentialism. Selected Papers on Logotherapy.[...] with contributions by James C. Crumbaugh, Hans O. Gerz. Leonard T. Maholick*. London.
1979	*The Unheard Cry for Meaning. Psychotherapy and Humanism*. London.
1982a	*Ärztliche Seelsorge. Grundlagen der Logotherapie und Existenzanalyse*. Zehnte, ergänzte Auflage. Wien.

1982b	*Die Psychotherapie in der Praxis. Eine kasuistische Einführung für Ärzte.* Vierte, erweiterte und neu bearbeitete Auflage mit 16 Abbildungen. Wien.
1988	*The Will to Meaning. Foundations and Applications of Logotherapy.* Expanded edition. New York.
1991	*Der unbewußte Gott. Psychotherapie und Religion.* 8. Auflage. München.
1992	*Psychotherapie für den Alltag. Rundfunkvorträge über Seelenheilkunde.* 5. Auflage. Neuausgabe. Freiburg.
1993	*Theorie und Therapie der Neurosen. Einführung in Logotherapie und Existenzanalyse.* München.
1995a	*...trotzdem Ja zum Leben sagen. Ein Psychologe erlebt das Konzentrationslager.* Vorwort von Hans Weigel. 7. Auflage. München.
1995b	*Was nicht in meinen Büchern steht. Lebenserinnerungen.* 2. Auflage. München.
1996a	*Der leidende Mensch. Anthropologische Grundlagen der Psychotherapie.* Zweite, unveränderte Auflage. Bern.
1996b	*Die Sinnfrage in der Psychotherapie. Mit einem Vorwort von Franz Kreuzer. Mit 7 Abbildungen.* Erweiterte Neuausgabe. 6. Auflage. München.
1997a	*Das Leiden am sinnlosen Leben. Psychotherapie für heute.* 8. Auflage der Neuausgabe. Freiburg.
1997b	*Der Wille zum Sinn. Ausgewählte Vorträge über Logotherapie. Mit einem Beitrag von Elisabeth S. Lukas. Mit 16 Abbildungen.* Erweiterte Taschenbuchausgabe. 4. Auflage. München.
1997c	*Auf dem Weg zu einer Psychotherapie mit „Menschlichem Antlitz".* Vortrag am Weltkongreß Evolution of Psychotherapy, Hamburg 1994. Toncassette.

1997d   *70 Jahre miterlebte „Evolution der Psychotherapie".* Vortrag am Weltkongreß Evolution of Psychotherapy, Hamburg 1994. Toncassette.

1998   *Logotherapie und Existenzanalyse. Texte aus sechs Jahrzehnten.* 3., neu ausgestattete Auflage. Weinheim.

FRANKL, VIKTOR E./ KREUZER, FRANZ
1997   *Im Anfang war der Sinn. Von der Psychoanalyse zur Logotherapie. Ein Gespräch.* 4. Auflage. München.

FREEDMAN, DAVID NOEL
1982   „יהוה" JHWH. I. Das Wort". *TWAT 3*, 533-534. Stuttgart.

FRIEDMAN, THEODORE
1971   "Man, the Nature of. In Rabbinic Thought". *EJ 11*, 846-849. Jerusalem.

FRIEDRICH, GERHARD
1990   „Das erste Brief an die Thessalonicher." *Die Briefe an die Galater, Philipper, Kolosser, Thessalonicher und Philemon*, 202-251. NTD 8. Göttingen.

FRIES, HEINRICH
1963   *Handbuch theologischer Grundbegriffe.* Unter Mitarbeit zahlreicher Fachgelehrter herausgegeben von Heinrich Fries. Band II Laie bis Zeugnis. München.

GAHBAUER, FERDINAND R.
1992   „Mensch V. Alte Kirche". *TRE 22*, 497-498. Berlin.

GIMPL, GEORG (HRSG.)
1996   *Ego und Alterego. Wilhelm Bolin und Friedrich Jodl im Kampf um die Aufklärung. Festschrift für Juha Manninen.* Frankfurt am Main.

GLATZER, NAHUM N.
1971   "Zunz, Leopold". *EJ 16*, 1236-1240. Jerusalem.

GREENBERG, MOSHE
    1971   "Decalogue (The Ten Commandments)". *EJ 5*, 1435-1446. Jerusalem.

GREIVE, HERMANN
    1983   „Freiheit II/2. Traditionelles Judentum". *TRE 11*, 502-505. Berlin.

HARTMANN, NICOLAI
    [1942]   *Neue Wege der Ontologie*. Stuttgart.

HATCH, EDWIN &
REDPATH, HENRY A
    1897   *A Concordance to the Septuagint and the Other Greek Versions of the Old Testament (Including the Apocryphal Books)*. Oxford.

HEBBLETHWAITE, BRIAN
    1986   „Höchstes Gut". *TRE 15*, 435-441. Berlin.

HEIDEGGER, MARTIN
    1977   *Sein und Zeit*. Vierzehnte, durchgesehene Auflage [...]. Tübingen.

HEINRICHS, JOHANNES
    1995   „Ontologie". *TRE 25*, 244-252. Berlin.

HESCHEL, ABRAHAM J.
    1952   *Man is not Alone. A Philosophy of Religion*. New York.

    1966   *Who is Man?* Stanford.

HOLTZ, TRAUGOTT
    1986   *Der erste Brief an die Thessalonicher*. EKK 13. Neukirchen-Vluyn.

JACOBS, LOUIS
    1971   "Shema, reading of". *EJ 14*, 1370-1374. Jerusalem.

KLAPPER (WILON), NAOMI
    1973   *On Being Human. A Comparative study of Abraham J. Heschel and Viktor E. Frankl.* Unveröffentlichte Abhandlung.

KOLBE, CHRISTOPH
    1986   *Heilung oder Hindernis. Religion bei Freud, Adler, Fromm, Jung und Frankl.* Stuttgart.

LÄNGLE, ALFRIED
    1998   *Viktor Frankl. Ein Porträt.* München.

LEXIKON FÜR THEOLOGIE UND KIRCHE
    1937   *Lexikon für Theologie und Kirche.* Zweite, neubearbeitete Auflage des kirchlichen Handlexikons. Hrsg. von Michael Buchberger. 9. Band. Freiburg im Breisgau.

MANNHEIMER, ISAAC NOAH
    1906   *תפלות ישראל. Gebete der Israeliten.* Uebersetzt und mit erklärenden Anmerkungen versehen von I. N. Mannheimer. Wien.

MARSHALL, I. HOWARD
    1990   *1 and 2 Thessalonians.* NCB. Grand Rapids.

MARTIN, BERNARD
    1974   *A History of Judaism. Volume II. Europe and the New World.* New York.

MAUSBACH, JOSEPH
    1953   *Katholische Moraltheologie.* 3. Band, 2. Teil. Neunte, neubearbeitete Auflage von […] Gustav Ermecke. München.

Mechiltha
    1909   *Mechiltha. Ein tannaitischer Midrasch zu Exodus.* Erstmalig ins Deutsche übersetzt und erläutert von Jakob Winter und Aug. Wünsche. Leipzig.

MEIER, RABBI LEVI
    1988   *Jewish Values in Psychotherapy. Essays on Vital Issues on The Search for Meaning.* Lanham.

MEYER, MICHAEL A.
> 1988 *Response to Modernity. A History of the Reform Movement in Judaism.* SJH. Oxford.

Der Midrasch Bereschit
Rabba
> 1967 *Der Midrasch Bereschit Rabba. Das ist die haggadische Auslegung der Genesis.* BR. 2., 4., 5., 8., 10., und 11. Lieferung. Hildesheim.

Der Midrasch Kohelet
> 1967 *Der Midrasch Kohelet.* BR. 1. und 3. Lieferung. Hildesheim.

Der Midrasch Schemot Rabba
> 1967 *Der Midrasch Schemot Rabba. Das ist die allegorische Auslegung des zweiten Buches Mose.* BR. 12., 15., 17., und 18. Lieferung. Hildesheim.

Midrasch Tehillim
> 1967 August Wünsche: *Midrasch Tehillim oder haggadische Erklärung der Psalmen.* Nach der Textausgabe von Salomon Buber zum ersten Male ins Deutsche übersetzt und mit Noten und Quellenangaben versehen. Hildesheim.

MIGNE, JACQUES-PAUL
> *Sancti Aurelii Augustini Hipponensis episcopi opera omnia* [...] *accurante J.-P. Migne.* PL 32. Thurnholti.

MILLER, LOUIS
> 1971 "Freud, Sigmund". *EJ* 7, 161-164. Jerusalem.

Mischna 'Aḇôṯ
> 1927 *'Aḇôṯ (Väter). Text, Übersetzung und Erklärung. Nebst einem textkritischen Anhang.* Von Karl Marti & Georg Beer. (Die Mischna hrsg von G. Beer und O. Holtzmann. IV. Seder. Neziqin. 9. Traktat.) Gießen.

Mischna Sanhedrin Makkōṯ

    1933   *Sanhedrin (Hoher Rat). Makkōṯ (Prügelstrafe). Text, Übersetzung und ausführliche Erklärung. Nebst einem textkritischen Anhang.* Von Samuel Krauß. (Die Mischna hrsg von G. Beer, O. Holtzmann, S. Krauß. IV. Seder. Nᵉziqin. 4. u. 5. Traktat.) Gießen.

NEUDECKER, REINHARD
    1992   „Mensch III. Judentum". *TRE* 22, 474-481. Berlin.

PETUCHOWSKI, JAKOB J.
    1971   "Reform Judaism". *EJ 14*, 23-28. Jerusalem.

PHILO VON ALEXANDRIEN
    1896   *Philonis Alexandrini Opera qvae svpersvnt.* Vol. I. Edidit Leopoldvs Cohn. Berolini.

    1962   *Die Werke in deutscher Übersetzung.* Hrsg von Leopold Cohn, Isaak Heinemann, Maximilian Adler und Willy Theiler. Band I. 2. Auflage. Berlin.

RABINOWITZ, LOUIS ISAAC
    1971a   "Freedom". *EJ 7*, 117-119. Jerusalem.

    1971b   "Prophets and Prophecy. In the Talmud". *EJ 13*, 1175-1176. Jerusalem.

ROSENBLATT, SAMUEL
    1971a   "Inclination, Good and Evil". *EJ 8*, 1318-1319. Jerusalem.

    1971b   "Olam Ha-Ba". *EJ 12*, 1355-1357. Jerusalem.

ROTHKOFF, AARON
    1971   "Bat Kol". *EJ 4*, 324-325. Jerusalem.

SCHELER, MAX
    1966   *Der Formalismus in der Ethik und die materiale Wertethik. Neuer Versuch der Grundlegung eines ethischen Personalismus.* Fünfte, durchgesehene Auflage [...]. Bern.

1976   *Die Stellung des Menschen im Kosmos.* Späte Schriften 7-71. Bern.

SCHOLEM, GERSCHOM G.
1969   *Major Trends in Jewish Mysticism.* New York.

SCHUBERT, KURT
1992   *Die Religion des Judentums.* Leipzig.

SCHWARZSCHILD, STEVEN S.
1971   "Suffering". *EJ 15*, 485-486. Jerusalem.

Septuaginta
1977   *Septuaginta. Id est Vetus Testamentum Graece iuxta LXX interpretes ed. A. Rahlfs.* Stuttgart (1935).

SHATZ-UFFENHEIMER, RIVKA
1971   "Teachings of Hasidism". *EJ 7*, 1407-1413. Jerusalem.

SPIEGELBERG, HERBERT
1960   *The Phenomenological Movement. A Historical Introduction.* Volume one. Phaenomenologica 5. The Hague.

SULER, BERNARD /
Encyclopaedia Judaica
1971   "Mannheimer, Isaac Noah". *EJ 11*, 890-891. Jerusalem.

Talmud
1933   *Der Babylonische Talmud mit Einschluß der vollständigen Mišnah.* Herausgegeben [...] von Lazarus Goldschmidt. Haag.

Erster Band: Berakhot, Mišnah, Zraîm, Šabbath.

Zweiter Band: Êrubin ,Pesahim, Joma.

Dritter Band: Sukkah, Jom-Tob, Roš-hašanah, Tânith, Megilla, Moêd-qatan, Hagiga, Šeqalim.

Fünfter Band: Nazir, Sota, Gittin, Qiddušin.

Sechster Band: Baba qamma, Baba meçiâ, Baba bathra.

Siebenter Band: Synhedrin, Makkoth, Šebuôth, Âboda-zara, Horajoth, Edijoth, Aboth.

Neunter Band: Bekhrohoth, Ârakhin, Temura, Kerethoth, Meîla, Tamid, Middoth, Qinnim, Nidda, Mišnah Taharuth.

THOMA, CLEMENS
    1984   „Gott III. Judentum". *TRE 13*, 626-645. Berlin.

THOMPSON, HENRY O.
    1992   "Yahweh". *ABD 6*, 1011-1012. New York.

Tosefta
    1976   *Die Tosefta. Seder IV: Nezikin. 3: Sanhedrin – Makkot.* Übersetzt und erklärt von Børge Salomonsen. Mit Beiträgen von Karl Heinrich Rengstorf. Stuttgart.

TWEEDIE, DONALD F.
    1965   *Logotherapy and the Christian Faith. An Evaluation of Frankl's Existential Approach to Psychotherapy.* Michigan.

URBACH, EFRAIM E.
    1975   *The Sages. Their Concepts and Beliefs.* Jerusalem.

VESELY, FRANZ
    1998   „Bemerkungen zu Alfried Längles Buch ‚Viktor Frankl – Leben und Wirkung'." *The International Journal of Logotherapy and Existential Analysis 6/2*, 108-110. Vienna.

Vulgata
    1965   *Biblia Sacra vulgatae editionis.Sixti V Pont. Max. iussu recognita et Clementis VIII auctoritate edita* [..]. Turin.

WALL, ROBERT W.
    1992   "Conscience". *ABD I*, 1128-1130. New York.

WERBLOWSKY, R.J. ZWI
    1971   "Anthropomorphism". *EJ 13*, 50-56. Jerusalem.

WICKI, BEDA
    1991   *Die Existenzanalyse von Viktor E. Frankl als Beitrag zu einer anthropologisch fundierten Pädagogik.* SGPPE 13. Bern.

WISTRICH, ROBERT S.
    1990   *The Jews of Vienna in the Age of Franz Joseph.* Oxford.

WOLTER, MICHAEL
    1984   „Gewissen II. Neues Testament". *TRE 13*, 213-218. Berlin.

WYLLER, EGIL A.
    1996   „Plato/Platonismus". *TRE 26*, 677-693. Berlin.

ZUNZ, LEOPOLD
    1913   תורה נביאים כתובים. *Die vier und zwanzig Bücher der heiligen Schrift. Nach dem masoretischen Texte.* Unter der Redaction von Dr. Zunz übersetzt von H. Arnheim, Dr. Julius Fürst, Dr. M. Sachs. 16. Auflage. Frankfurt a. M.

6. Abkürzungen

ABD	The Anchor Bible Dictionary
BR	Bibliotheca rabbinica. Eine Sammlung alter Midraschim. Zum ersten Male ins Deutsche übertragen von August Wünsche.
EJ	Encyclopaedia Judaica
EKK	Evangelisch-katholischer Kommentar zum Neuen Testament
HNT	Handbuch zum Neuen Testament
NCB	New Century Bible Commantary
NTD	Das Neue Testament Deutsch
PL	Patrologiae latinae
SGPPE	Studien zur Geschichte der Pädagogik und Philosophie der Erziehung
SJH	Studies in Jewish History
TBT	Theologische Bibliothek Töpelmann. Herausgegeben von K. Aland, K. G. Kuhn, C. H. Ratschow und E. Schlink.
TRE	Theologische Realenzyklopädie
TWAT	Theologisches Wörterbuch zum Alten Testament

7. Autorenverzeichnis

Adler 76
Albertz 158
Allers 83, 84, 181
Ansbacher 14
Beller 11, 12, 14, 188
Berkley 12-14, 32, 182
Blühdorn 80
Böschemeyer 11, 12, 75, 47, 53, 60, 65, 71, 75, 190
Bousset 66
Buber 99, 100-103, 114, 120-123, 129, 130, 187, 190
Clayton 126
Cohn 107
Cohon 47, 55, 66, 71, 75, 76, 80, 81, 136, 158
Coser 65
Ebner 100, 102
Fleckenstein 11, 22, 24, 54, 62, 80, 95, 99, 131, 132, 136, 141, 142
Flüeler 66
Freedman 156
Friedman 60, 71, 72
Friedrich 65
Fries 132
Gahbauer 66
Glatzer 152
Greenberg 25
Greive 75
Imbach 66
Hartmann 63-65, 189
Hebblethwaite 125
Heidegger 45, 65, 88, 105, 186
Heinrichs 65
Heschel 55, 90
Holtz 65
Jacobs 26
Klapper 55
Kolbe 39
Längle 13, 17, 18, 22, 24, 32
Mannheimer 27, 145
Marshall 65
Martin 13, 113, 138, 160
Mausbach 25, 107
Meier 80
Meyer 113
Miller 14

Neudecker 66, 71
Petuchowski 13
Rabinowitz 75, 147
Rosenblatt 71, 136, 149
Rothkoff 147, 184
Scheler 56-58, 63-65, 67, 83, 84
Scholem 66
Schubert 66, 129, 136
Schwarzschild 96
Shatz-Uffenheimer 66
Spiegelberg 65
Suler 27
Thoma 134
Thompson 156
Tweedie 11, 47, 53, 67, 90, 93
Urbach 60, 66, 71, 81, 96, 136, 158
Vesely 18
Wall 80
Werblowsky 134
Wicki 32, 53, 65, 116
Wistrich 12, 14
Wolter 80
Wyller 66
Zunz 152, 153, 155, 158, 159, 162, 165-167, 169

**Europäische Studien zur Ideen- und Wissenschaftsgeschichte /
European Studies in the History of Science and Ideas**

Herausgegeben von Juha Manninen und Georg Gimpl

Band 1   Juha Manninen: Feuer am Pol. Zum Aufbau der Vernunft im europäischen Norden. 1996.

Band 2   Erkki Patokorpi: Rhetoric, Argumentative and Divine. Richard Whately and His Discursive Project of the 1820s. 1996.

Band 3   Arve Brunvoll: "Gott ist Mensch". Die Luther-Rezeption Ludwig Feuerbachs und die Entwicklung seiner Religionskritik. 1996.

Band 4   Timo Kaitaro: Diderot's Holism. Philosophical Anti-Reductionism and Its Medical Background. 1997.

Band 5   Hans Gerald Hödl: Decodierung der Metaphysik. Eine religionsphilosophische Interpretation von Ferdinand Ebners Denkweg auf der Grundlage unveröffentlichter Manuskripte. 1998.

Band 6   Juhani Ihanus: Multiple Origins. Edward Westermarck in Search of Mankind. 1999.

Band 7   Maria Suutala: Zur Geschichte der Naturzerstörung. Frau und Tier in der wissenschaftlichen Revolution. 1999.

Band 8   Nikolai N. Veresov: Undiscovered Vygotsky. Etudes on the pre-history of cultural-historical psychology. 1999.

Band 9   Risto Nurmela: Die innere Freiheit. Das jüdische Element bei Viktor E. Frankl. 2001.

Peter Lang · Europäischer Verlag der Wissenschaften

Christian Henning / Erich Nestler (Hrsg.)

Religionspsychologie heute

Frankfurt/M., Berlin, Bern, Bruxelles, New York, Wien, 2000. 378 S.
Einblicke. Beiträge zur Religionspsychologie.
Herausgegeben von Christian Henning, Erich Nestler und Walter Sparn. Bd. 2
ISBN 3-631-35981-0 · br. DM 98.–*

Mit diesem Buch wird die aktuelle Forschung auf dem Gebiet der Religionspsychologie dokumentiert. Der Leser erhält Einblick in den Stand der Religionspsychologie in den USA, in Skandinavien und in Deutschland. Grundlagentheoretische Arbeiten informieren über methodische Probleme und geistesgeschichtliche Hintergründe der Religionspsychologie. Zahlreiche Einzelstudien (u.a. zur Entwicklung von Religiosität, zu Okkultismus, Bekehrung und Mystik) vermitteln ein anschauliches Bild der gegenwärtigen Forschungslage.

Aus dem Inhalt: Der Band vereinigt Berichte über die aktuelle Lage der Religionspsychologie in den USA, Skandinavien und Deutschland, grundlagentheoretische Beiträge sowie zahlreiche empirische Studien u.a. zur Mystik, Bekehrung und zum Okkultismus.

Frankfurt/M · Berlin · Bern · Bruxelles · New York · Oxford · Wien
Auslieferung: Verlag Peter Lang AG
Jupiterstr. 15, CH-3000 Bern 15
Telefax (004131) 9402131
*inklusive Mehrwertsteuer
Preisänderungen vorbehalten